EXERCISE IN ACTION

YOGA

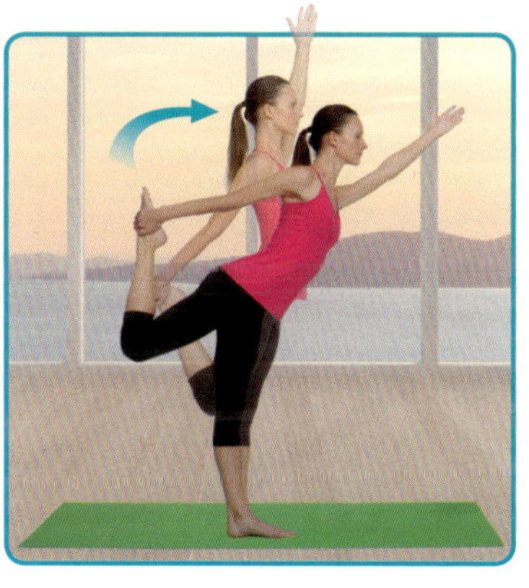

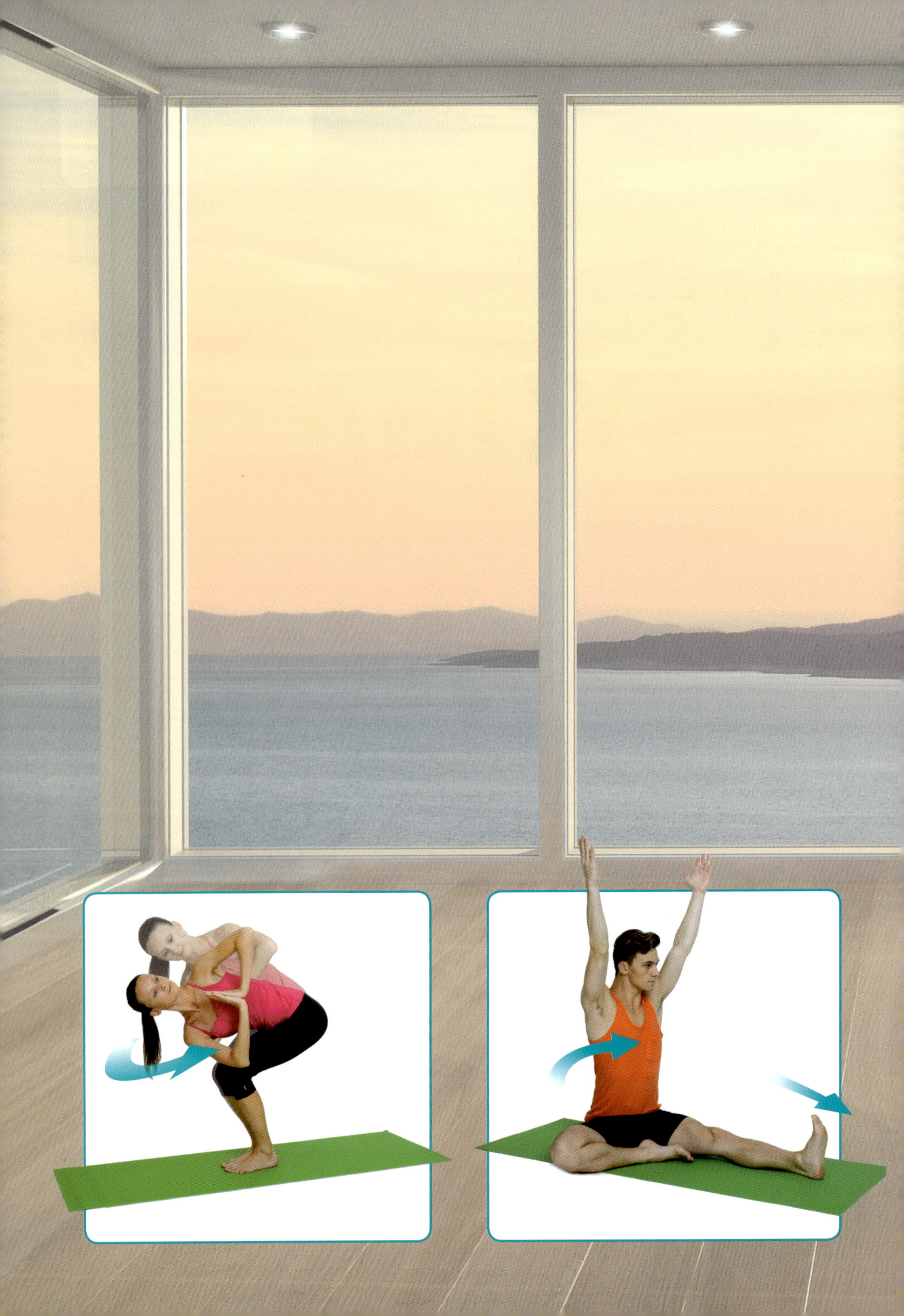

EXERCISE IN ACTION

몸의 쓰임을 바르게 해주는

요가 무브먼트

EXERCISE IN ACTION

YOGA

Betsy Kase

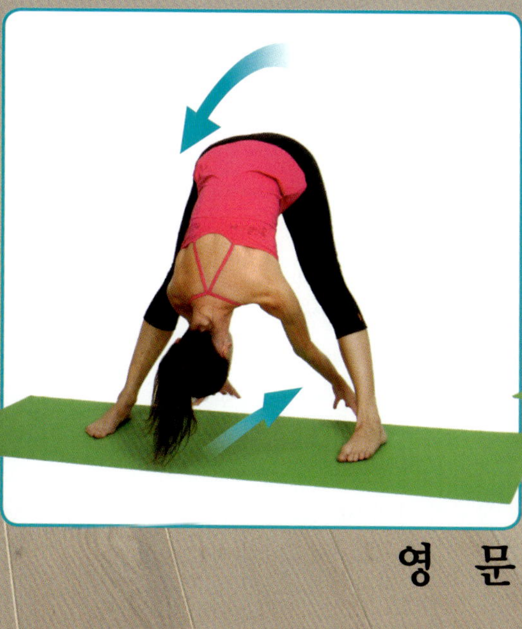

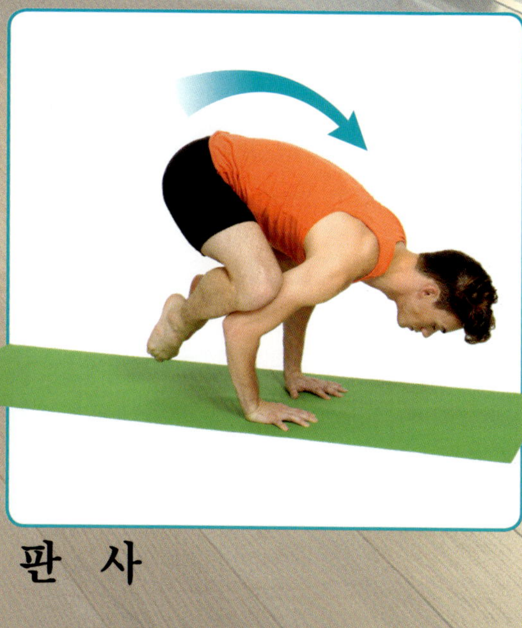

영 문 출 판 사

■ 역자 대표

김미영 PT, Ph.D.

자격사항
- Yoga Alliance 요가지도자.
  Patanjali international yoga foundation, INDIA.
- 신경계 재활 물리치료사.
  Licensed physiotherapist in UAE and Korea.
- 연세대 심리학과, 고려대 물리치료과 졸업.
- 용인대 물리치료학과 박사 졸업.

경력사항
- (현) UoS대학 물리치료학과 교수.
  Assistant Professor at University of Sharjah, UAE
- (전) Advanced Center for Daycare Surgery, UAE 물리치료실장.
- (전) 두바이 물리치료재활센터 물리치료팀장.
  Dubai Physiotherapy & Rehabilitation Center, UAE
- (전) 용인대학교 물리치료학과 겸임교수.

정연옥
- 동원대학교 보건건강운동관리과 교수
- 요가 & 필라테스 & PT & GX 지도 경력 30년
- AFAA(미국체력협회) Consultant 26년

■ 공동 역자

양상진
- 동원대학교 보건건강운동관리과 교수
- 전)서울아산병원 스포츠건강의학센터
- 서울 백병원스포츠건강의학센터
- 건국대병원 스포츠의학센터

김정한
- 동원대학교 보건건강운동관리과 겸임교수
- 국제피트니스전문지도자 협회 협회장
- ILPY 필라테스 대표

황선정
- 동원대학교 보건건강운동관리과 겸임교수
- 요가 & 필라테스 지도경력 20년
- 강남문화재단 스포츠전문지도자

EXERCISE IN ACTION YOGA
by Betsy Kase

면책사항

이 책의 내용은 일반인을 대상으로 유용한 정보의 제공을 목적으로 한다. 글, 그림, 사진 등을 포함한 모든 내용은 정보 제공의 목적이므로 특정한 의료적 상태에 대한 의료적 진단, 조언, 치료 등을 대신할 수 없다. 전반적 또는 특정한 건강 상의 문제가 있는 경우를 포함하여 모든 독자는 운동 프로그램을 적용하기 이전에 전문가의 의료 서비스 및 의사의 조언을 얻어야 한다. 저자 및 출판사는 특정 치료, 시술, 조언, 또는 특정 책의 내용을 권장하거나 홍보하지 않는다. 이 책의 내용을 적용하여 직간접적으로 발생 가능한 결과나, 또는 어떤 사법적 책임, 손해, 위험, 개인에 대해 저자와 출판사는 어떠한 책임도 지지 않는다.

목차
CONTENTS

소개
Introduction

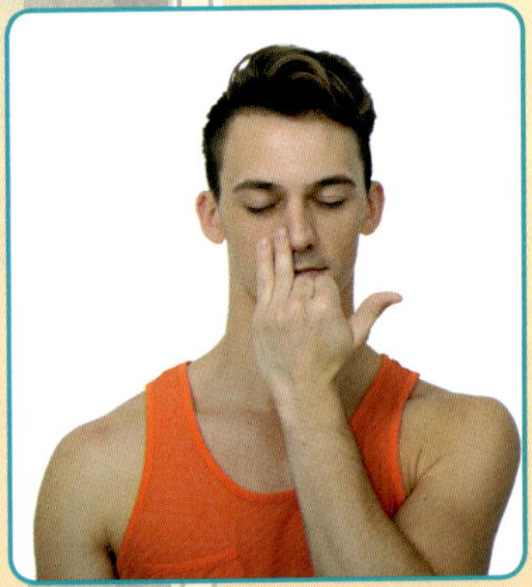

신체 부위를 듣고 인지하고 움직이는 단순한 행동은 기존에 가지고 있는 습관을 깨뜨리고, 우리로 하여금 완전히 순간에 몰입하도록 한다. 반복적인 단순 동작이나 호흡에 지속적으로 주의를 집중할 수 있는가? 그때 느낌은 어떠한가?

서구 요가란 무엇인가?

서구에서 요가를 수련하는 방법은 요가의 발상지에서 과거에 해오던 방식과 매우 다르다. 서구에서 요가를 배우게 되는 계기는 신체적인 요인이 대부분이고, 그러다 보면 요가 초보 입문자들은 쉬이 신체적인 접근을 하게 된다. 현대인의 생활 방식 또한 몸을 많이 자주 움직이지 않기 때문에 쉽게 불편감을 느끼거나, 짧아지고 약한 근육으로 인한 문제를 갖게 된다. 서구에서 접하는 요가 수업은 빠른 보조의 연속 동작 위주의 요가이며, 때때로 따뜻하거나 더운 온도의 피트니스 센터나 요가 스튜디오에서 이루어진다. 게다가 각기 다른 신체적 문제를 가지고 있는 초보자부터 숙련자까지 전 범위의 수련자들이 한 명의 강사의 지시에 따라 한 공간에서 수업을 하는 일 또한 흔한 볼 수 있다. 산 자세나 전사 자세와 같은 자세의 산스크리트 이름들을 배우기 시작할 때 매우 어색하게 느끼기도 한다. 그러나 많은 사람들은 요가 수업에서 몸의 스트레칭 이상의 것을 발견한다. 크고 작은 근육에 의식을 집중하다 보면 어느새 마음의 고요를 가져오는 환경이 조성된다. 신체 일부에 집중하여 듣고 인지하고 움직이는 간단한 행동은 기존에 가지고 있던 습관을 깨뜨리고 우리로 하여금 완전히 순간에 몰입하도록 한다. 반복적인 단순 동작이나 호흡에 지속적으로 주의를 집중할 수 있는가? 그때 느낌은 어떠한가? 그 순간 우리의 몸은 우리 자신보다 더 크고 위대한 무언가에 연결하는 진입 통로가 된다.

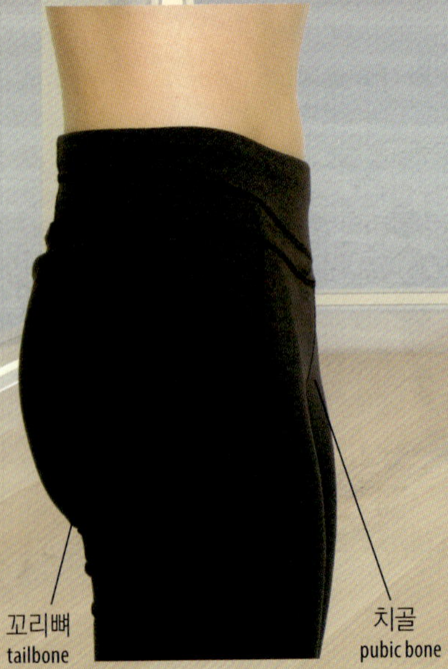

몸에 어느 부위에 치골(두덩뼈, pubic bone)과 미골(꼬리뼈, tailbone)이 위치하는가? 이 두 부위의 인식은 서거나 누워서 자세를 취하는 동안 몸의 신체 부위의 위치를 잘 느낄 수 있게 해준다.

해부학 개론

이 책을 읽는 동안이나 요가 수업에 참여하다 보면 지시사항에 대해 추가적인 설명이 필요할 때가 있을 것이다. 요가에서 언급하는 신체 기본 표지부위(landmark)들은 일반인에게는 생소하다고 할 수 있다. 신체 특정 부위에 주의를 기울이면, 신체 인식력을 향상되고 더 안전하게 동작을 할 수 있으며 정신을 집중할 수 있다.

몸에 어느 부위에 치골(두덩뼈, pubic bone)과 미골(꼬리뼈, tailbone)이 위치하는가? 이 두 부위를 정확히 알면, 서거나 누워서 자세를 취하는 동안 신체 부위의 세부적인 위치를 잘 느낄 수 있다. 이는 요추를 열어주어 자세를 더욱 안전하게 취하는데 필수적이다. 양쪽 좌골(sitting bone)은 어디에 위치하는가? 좌골은 우리가 바닥에 앉을 때 엉덩이에서 바닥에 닿는 뼈 부위이다. 이 뼈는 골반의 기저이고 여러 요가 자세에서 안으로 바깥으로 움직이도록 지시되는 부위이다. 때때로 궁둥뼈(sitz bones)라 일컬어진다.

골반의 어느 부분이 엉덩이의 앞뒤를 가르는 경계가 되는가? 골반 양쪽에 앞으로 튀어나온 뼈 부위가 엉덩이의 앞뒤 경계이다. 이 두 뼈를 자동차의 전조등이라고 생각하자. 이 뼈의 정렬이 올바른지 알고 싶다면, 두 전조등의 균형이 맞는지, 같은 방향을 가리키고 있는지를 확인하면 된다.

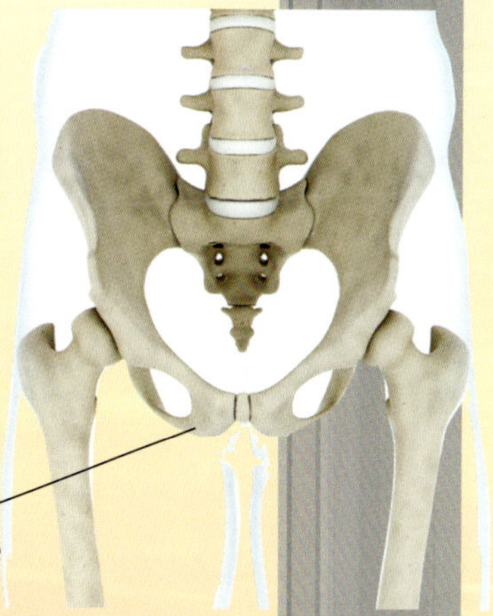

좌골(궁둥뼈, ischiadic)은 골반의 기저이고 여러 요가 자세에서 안으로 바깥으로 움직이도록 지시되는 부위이다.

"배꼽을 척추로 끌어당기기"는 무슨 뜻일까? 이 또한 요가 수업에서 자주 듣게 되는데, 허리와 골반의 안정성을 위해 지시된다. 이 동작은 큰 복부 근육들을 쥐듯 조이는 것과는 다르다. 배꼽 및 1, 2 인치 아래 부위에 집중하고 그 부위의 근육을 사용할 수 있는지 느껴보자. 그러는 동안 호흡이 가능해야 한다. 이 동작을 하면서 호흡이 어렵다면, 근육을 너무 많이 수축시킨 것이다.

역자 주:

뼈 근육 이름 등의 의학용어는 신용어와 구용어 중 더 널리 쓰여 친숙한 단어를 사용하였고, 괄호 안에 덜 사용되는 용어와 영문 이름을 기재하였음.

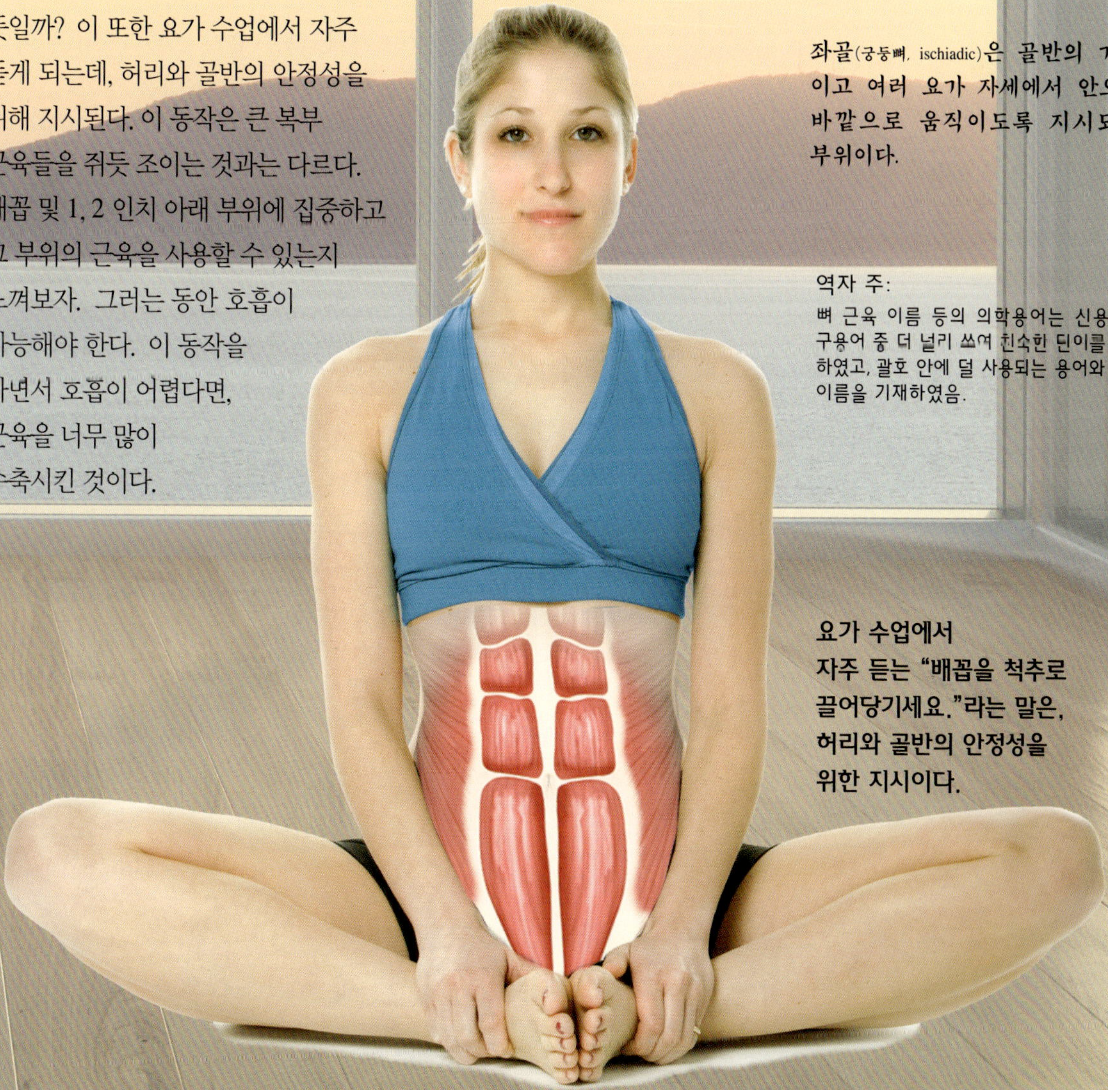

요가 수업에서 자주 듣는 "배꼽을 척추로 끌어당기세요."라는 말은, 허리와 골반의 안정성을 위한 지시이다.

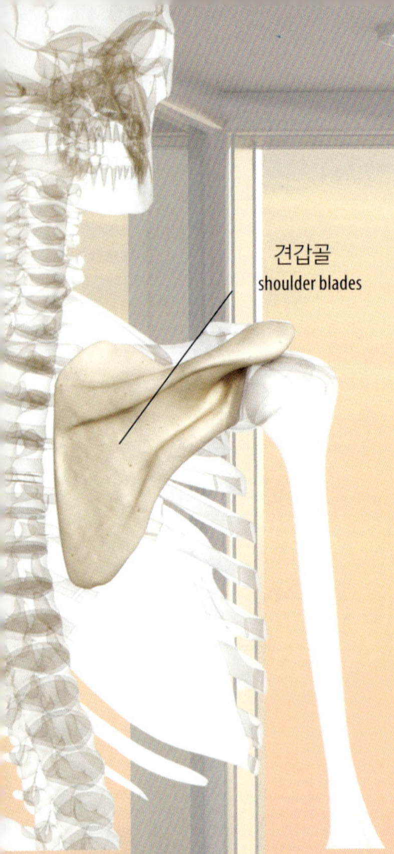

견갑골은 겨드랑이 아래, 등 상단에 위치하는 두 개의 삼각형 모양 뼈이다. 요가 수업에서 듣는 "견갑골을 당겨 모으세요."라는 말은 이 두 개의 뼈 사이 근육을 사용하라는 뜻이다. 이 부위의 근력을 키워야만 선 자세가 커지고 가슴을 열어주어 바른 정렬을 유지할 수 있다.

"견갑골을 당겨 모으세요."라는 말은 이 두 개의 뼈 사이 근육을 사용하라는 뜻이다.

소도구 / Props

요가 수련은 미끄럽지 않은 바닥 위에서 해야 한다. 구할 수 있는 요가 매트는 다양하지만, 처음부터 지나치게 비싼 고품질의 매트가 필요하지는 않다. 양 손, 양 발로 바닥을 움켜쥐는 능력은 요가의 기본이므로, 양말을 벗는다.

수업에 갈 때, 본인의 매트를 가져가자. 많은 요가 스튜디오들은 이미 블록, 수건, 스트랩 등 기본적인 소도구들이 구비되어 있을 것이다. 만약 편히 앉기 위해 수건이 필요하고, 런지 자세를 위해 블록이 필요한 경우에는 해당 소도구를 구입하는 것도 좋다. 소도구를 사용하는 것은 얕은 꾀를 부리는 것이 아니라는 것을 기억하라. 소도구는 바른 정렬을 통해 보다 안전하게 자세를 취하도록 도움을 주는 도구이다.

대부분의 요가 스튜디오에는 이미 블록, 수건, 스트랩 등 기본적인 소도구들이 구비되어 있지만, 수업에 갈 때는 가급적 본인의 매트를 가져가자.

수업 에티켓 및 옷차림

요가를 할 때는 움직임이 편안하고 쉬운 옷을 입는다. 여럿이 하는 공개된 수업이라면, 여러 불안정한 자세를 취해야 하는 것을 고려해서 신체 부위를 잘 가려주는 옷차림을 준비하자. 또한 수련의 마지막에 취하는 송장 자세(깊은 이완)를 위해 추가적으로 덮을 것을 준비하는 것도 좋다. 체온이 떨어질 것이고 몸을 따뜻하게 유지하는 것이 이완에 중요하기 때문이다.

다음은 수업을 등록할 때 미리 알아야 할 사항이다. 본인 수준에 적합한 수업에 등록한다. 요가가 처음이라면 반드시 초보자 수업에 등록한다. 정시에 수업에 도착한다. 수업에 늦게 도착하는 것은 다른 사람들과 강사에게

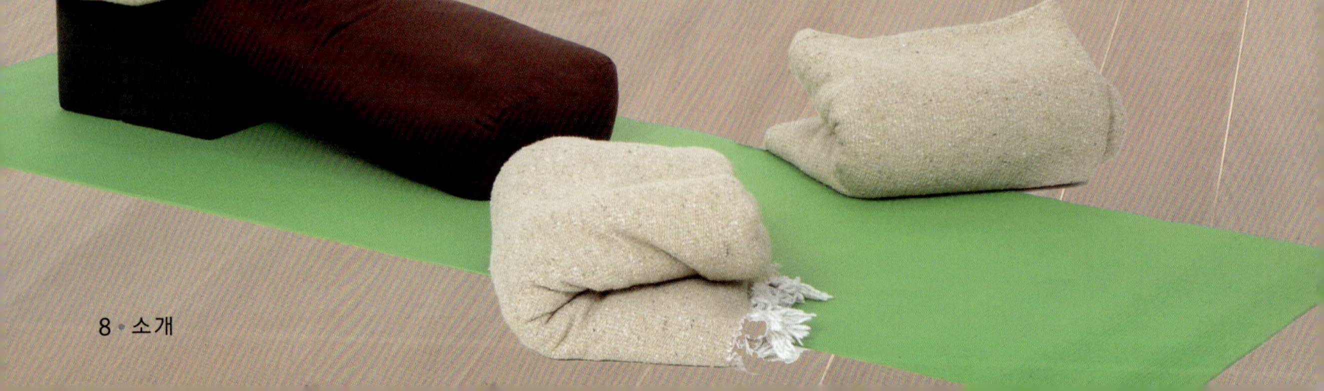

방해가 될 뿐만 아니라, 수업 초반, 중심화와 준비운동을 놓치게 한다. 이 부분은 수업의 끝에 취하는 사바사나 savasana (송장 자세, 깊은 이완)와 마찬가지로 매우 중요하다. 이 마지막 부분 이전에 수업을 떠나는 것은 신체에 매우 유해하다. 사바사나는 수업 동안 했던 모든 요가 자세들의 유익한 장점을 통합하는 시간이다. 부득이하게 수업에 늦게 도착하거나 일찍 떠나야만 한다면, 소리를 내지 않도록 유의하자. 매트를 조용히 펼치거나 말고, 다른 사람들을 방해하지 않도록 한다. 다른 사람에게는 일주일 동안에 유일하게 조용한 시간일 수 있다는 것을 기억하자.
같은 공간에 있는 모든 사람들을 민감하게 배려하도록 한다.

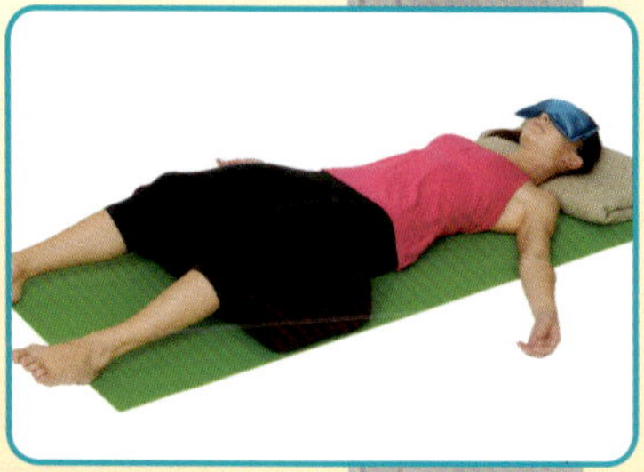

수업의 마지막 부분인 사바사나는 깊은 이완을 위해서 매우 중요하다.

근육통 및 그 외 통증

요가 수련을 할 때 중요한 감각은 무엇인가? 한 번도 해보지 않은 또는 오랫동안 하지 않은 방식으로 몸을 움직이는 것은 이따금 강한 감각을 일깨운다. 사람의 몸은 작고 큰 스트레칭, 통증, 기쁨 등 다양한 종류의 감각을 가지고 있다. 요가 수련을 하면서 여러 종류의 감각을 각각 다른 단어로 구별하는 법을 배워 보자. 처음에는 유익한 스트레칭의 느낌과 통증을 구분하는 것이 쉽지 않을 수 있지만 다음을 참고로 그 느낌을 비교해보자. 대개 스트레칭의 느낌은 아주 작은 부위에 분리되어 적용되지 않고, 등이나 다리와 같은 보다 큰 신체 부위나 진신석으로 적용된다. 통증은 대개 무릎 안 깊숙한 곳과 같이 특정 국소 부위에 집중적으로 느껴진다.

또한 건이라고 불리는 근육의 양 끝에 근육이 뼈에 부착하는 부위에 대해 인식하는 것도 중요하다. 스트레칭은 건이 아니라 근육의 중간인 배 부위에서 느끼지는 것이 좋다. 스트레칭을 하지 않아야 할 부위를 늘리고 있다면, 건이나 관절 안에서부터 느낌이 전해져 올 수 있다. 이를 반복한다면 "이상한(cranky)" 느낌과 함께 손상을 가져올 수 있다. 이와 관련된 어떠한 의구심이 든다면 숙련된 요가 강사에게 자문을 구하여 감각을 식별할 수 있도록 한다.

수련을 거듭하고 시간이 지남에 따라 요가 동작이 더 편안하고 쉽게 느껴질 것이다. 몸이 더욱 유연해지고 강해질수록 명확하게 유쾌한 감각을 느끼게 될 것이다.

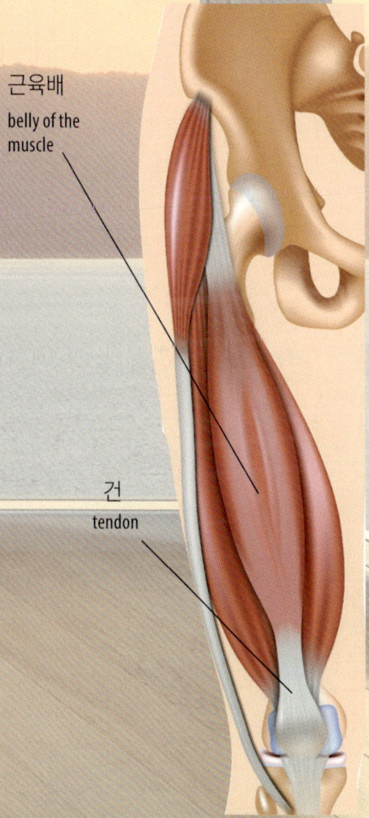

스트레칭을 할 때 근육의 중간 부위에서 당기는 느낌이 느껴져야 한다. 건이나 관절에서 당기는 느낌이 든다면 지나치게 스트레칭을 하고 있는지도 모른다.

요가 동작/자세전환과 부상

Movement/transitions in yoga and injuries

요즈음 요가와 관련된 부상을 자주 접하게 된다. 요가와 관련된 부상에는 많은 요소들이 작용한다는 것을 고려할 필요가 있다. 반복적인 동작은 언제나 부상의 가능성을 내포하고 있다. 정확한 대칭이나 완벽한 정렬을 가진 신체를 가진 사람은 아무도 없다. 부상을 막기 위해서는 우리의 습관과 행동, 우리가 어떻게 움직이고 어떻게 느끼는지에 대한 깊은 인식력에 주의를 기울여야 한다. 움직임이 우리 몸에 유익하게 느껴지는가?

자주, 손상은 한 자세에서 다른 자세로 전환하는 단계에서 일어난다. 특히, 자세에 대한 이해나 지시가 충분하지 않은 상태에서 특정 자세로 나가거나 들어갈 때, 또는 급하게 동작을 전환할 때, 신체 손상이 발생하기 쉽다. 척추를 전굴 자세에서 후굴 자세로, 비틀기 자세로, 선 자세로, 또는 팔 균형 자세로 빠르게 전환하는 동안 척추를 따라 위치한 근육들 특히나 척추를 잡아주는 인대와 건들에 스트레스를 주게 된다. 이는 사용 만료된 신용카드를 자르기 위해 앞뒤로 반복해서 접는 상황과 유사하다. 결국 반복적으로 반대 방향으로 접다보면 카드는 부러지게 될 것이다. 요가는 척추를 유연하고 강하게 해주는 운동이다. 그러므로 천천히 움직이고 인식력을 키우고 조심스럽게 자세 전환을 하도록 한다.

요가는 근력과 유연성을 증진시킨다. 척추의 과도한 스트레스 부하를 피하기 위해, 어떤 자세를 취하더라도 천천히 움직이도록 한다.

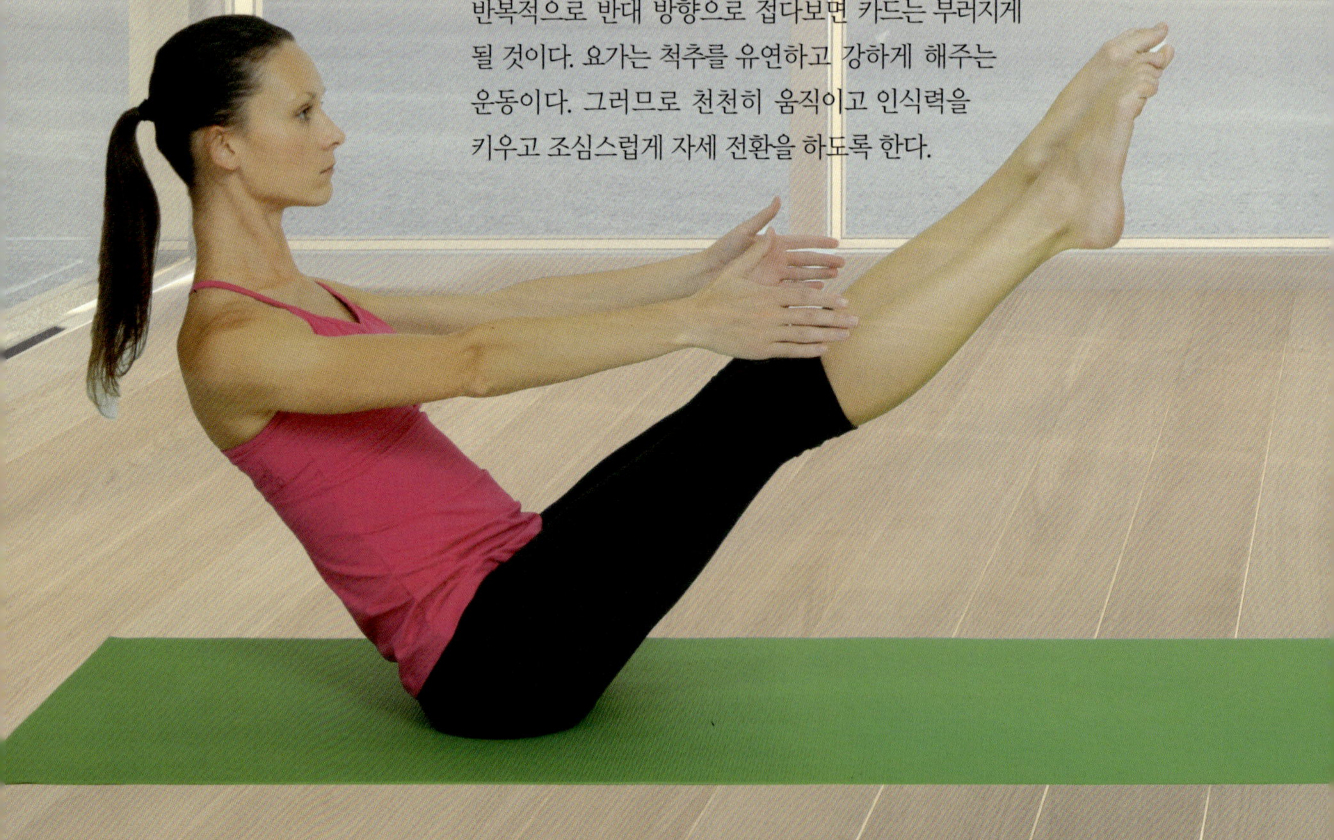

마음의 집중과 동작/자세 전환

Mindfulness and movement/transitions in yoga

모든 자세는 세 단계로 구성된다. 자세로 들어가고, 유지하고, 나가는 것이 그것이다. 이 세 단계는 모두 중요하므로 동일한 주의를 기울인다. 각각의 단계에서 안전하게 신체를 움직여야 하겠지만, 특히나 들어가는 단계에서는 완전한 집중을 통해 정확하게 지시를 따라야 한다. 본인이 가지고 있는 이미지와 동일하게 자세를 제대로 표현했다고 느낀다면, 그 다음으로는 자세를 유지하는 동안 지속적인 호흡과 자세를 관찰하는 감각에 집중한다. 나가는 단계에서는 이 단계에서 요구되는 근육이 무엇인지 집중하고 에너지의 흐름을 주시한다.

자세의 세 단계에 집중하면서 선택적이고 국소적인 신체 부위의 인식력이 향상된다. 또한, 주기적으로 반복되는 산만한 사념으로부터 마음이 어지럽혀지는 것을 멈추어 준다. 요가 수련을 통해 마음은 고요히 흐르고 또렷해진다. 신경계는 균형을 되찾고 그에 따라 순환계, 호흡계, 면역계, 내분비계를 포함한 다른 생리적 시스템들도 잇따라 균형을 되찾기 시작한다. 이러한 눈덩이 효과는 건강 증진, 정서 안정, 활력 증가, 및 그 외 신체적, 정서적, 심리적인 모든 측면에 긍정적 효과를 가져온다.

이것이 요가의 "마술"과도 같은 효과이다. 요가는 움직임으로부터 시작해서 우리에게 평화와 고요를 찾게 해준다.

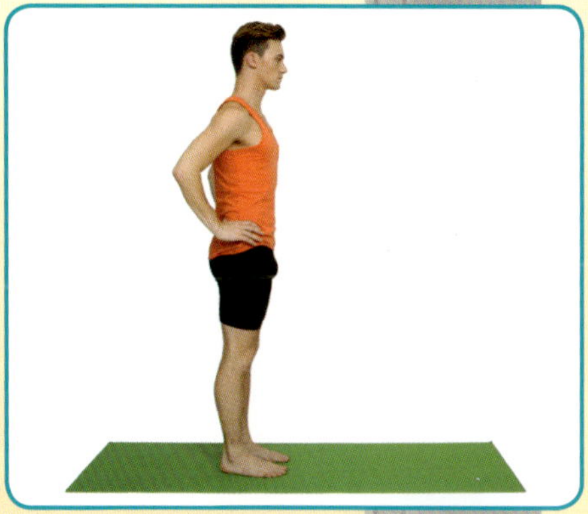

1 몸의 토대(신체가 바닥에 닿는 부위 또는 체중이 실리는 부위)에 의식을 집중한다(발로 바닥을 잘 지지하고 바로 선다). 신체와 호흡에 정신을 집중한다.

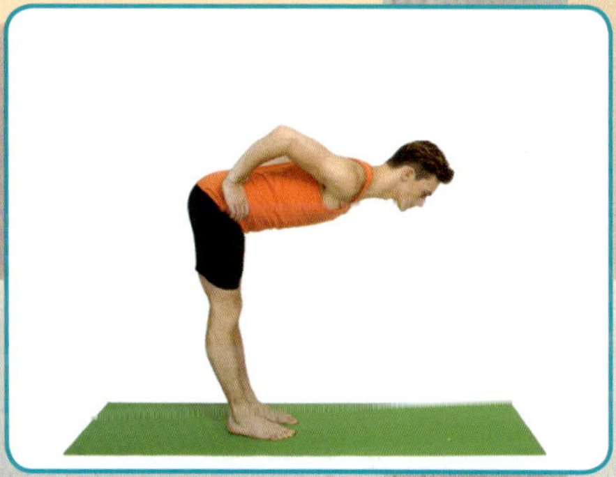

2 점점 정교하게 자세를 잡는다. 호흡을 안정적으로 유지하고, 몸에서 느껴지는 감각에 주의를 기울인다.

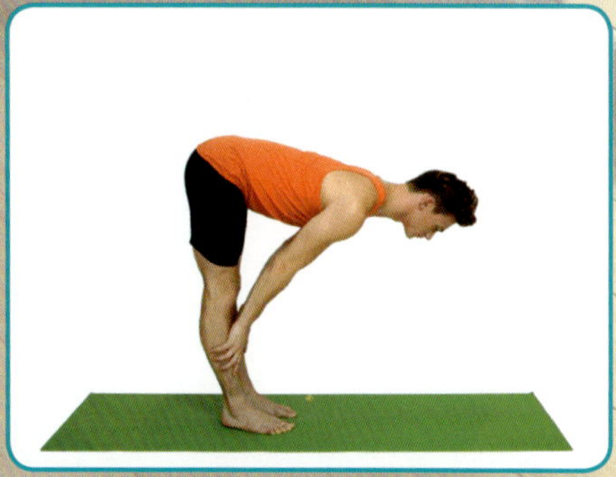

3 몸의 토대에 다시금 집중한다. 발을 통해 바닥을 누른다. 배꼽을 척추로 당겨 들어올린다.

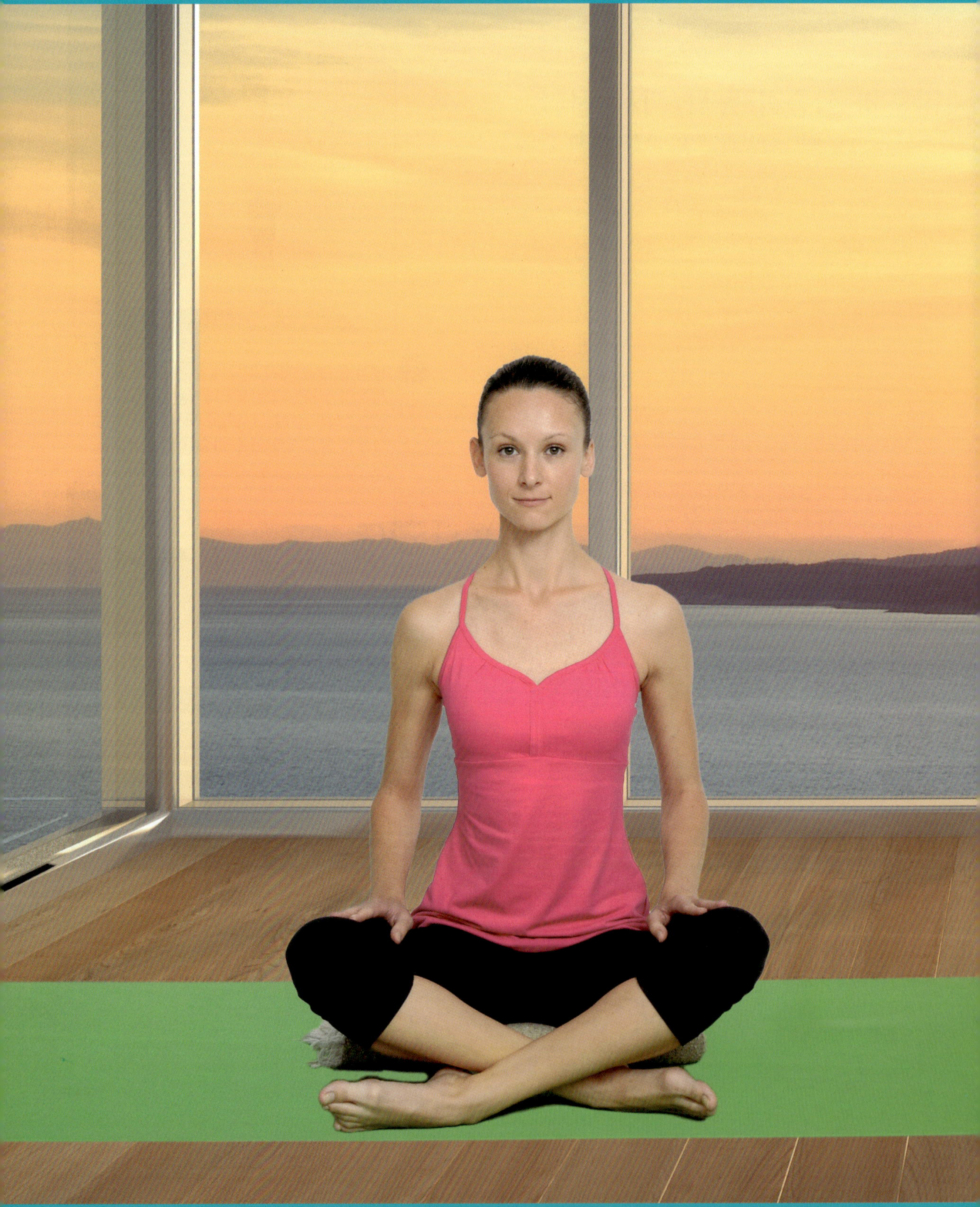

중심화와 준비운동
Centering and Warm-ups

영하에 날씨에 운전하기 전에 한동안 시동을 걸어 두어 차의 온도를 높이는 것처럼, 요가에서의 중심화와 준비운동은 몸과 마음의 시동을 거는 것이라 할 수 있다. 이것은 우리가 실제로 그 날을 어떻게 느낄 수 있는지를 감지를 시작할 수 있는 곳이다. 중심화를 통해, 하루를 어떤 느낌으로 보내고 있는지에 대해 자각할 수 있기 때문이다. 준비운동은 작은 동작을 통해 척추를 앞뒤, 양옆, 비틀기의 모든 방향으로 움직이는 것을 말한다. 중심화와 준비운동을 하는 동안 당신의 의식이 내부를 향하도록 하라. 조명의 밝기를 낮추고 눈을 감은 채 몸의 물리적 감각들, 호흡의 리듬, 에너지 수준과 접속하라. 중심화와 준비운동의 수련을 통해 생리적, 심리적, 감정적인 효과를 얻을 수 있다.

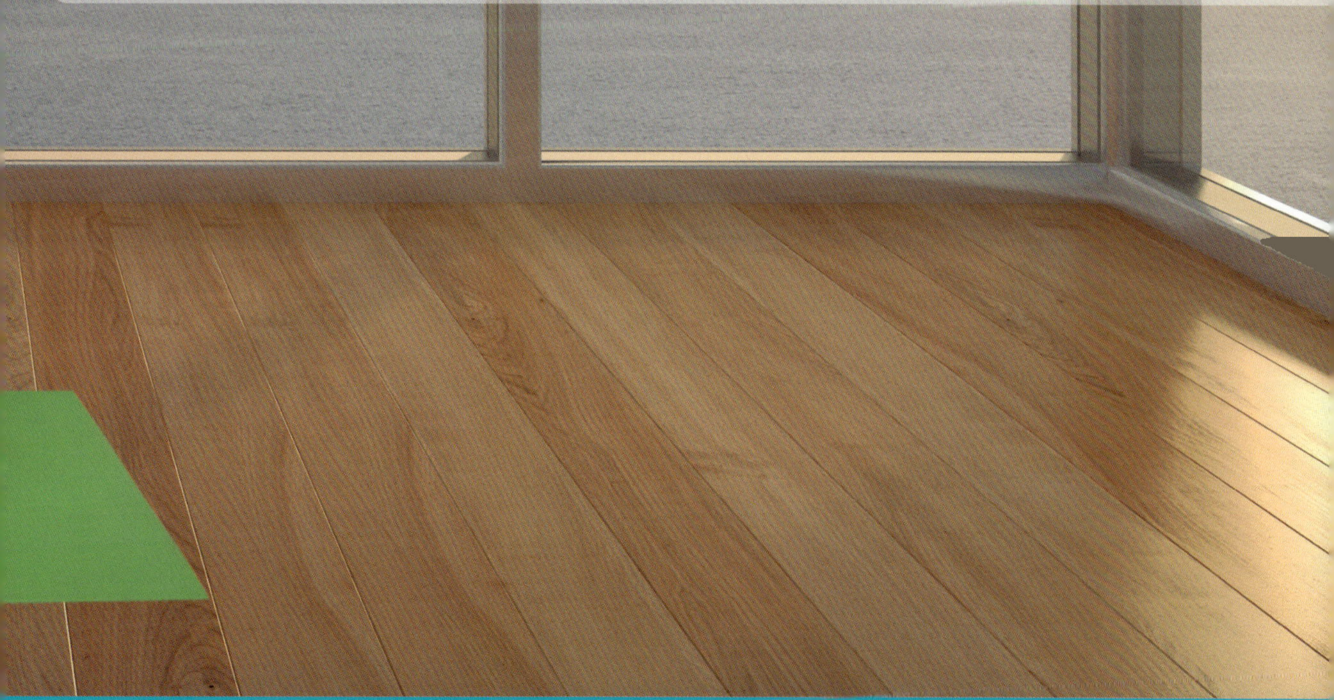

쉬운 앉기
Easy Seat
Sukhasana(수카사나)

처음에는 바닥에 앉기가 어려울 수도 있다. 요가 자세의 수련을 하면서 스트레칭과 근 강화가 이루어지면 점차적으로 편안히 앉을 수 있다. 만약 처음에 이 자세가 어렵다면, 인내심을 가져야 한다. 자세를 취하기 쉽도록, 체간이 치우치지 않게 지지하거나 벽에 기대는 방법을 쓸 수 있다.

1 단계 바닥에 놓인 매트 위에 앉는다.

2 단계 무릎을 구부리고 종아리를 교차한다.

3 단계 무릎은 고관절 보다 바닥에 가깝게 편안히 내려 놓는다. 이러한 정렬이 잘 이루어지지 않을 때는 포개 논 담요를 깔고 앉는다. (그림 참조)

4 단계 척추와 정수리를 길게 앉은 키를 늘리면서 엉덩이뼈가 매트 깊숙이 놓이는 걸 느낀다.

5 단계 상완을 뒤로 보내면서 가슴을 연다.

작용 근육

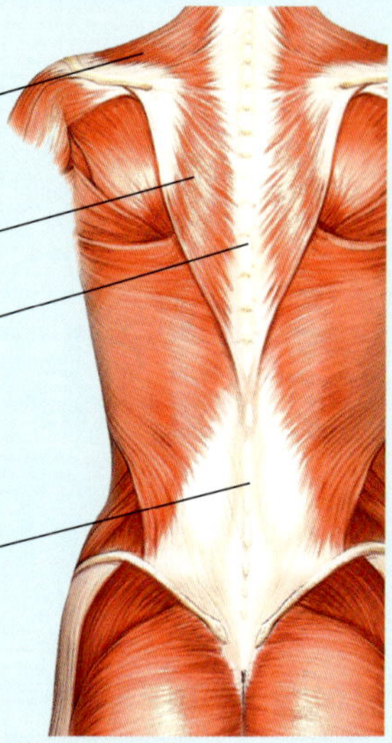

척추(SPINE)

주의사항

- 무릎이 불편하다면 블록이나 담요를 무릎 밑에 놓아 편안히 한다.

고려할 점

- 체중심의 균형이 잘 잡히도록 자세를 수정한다.

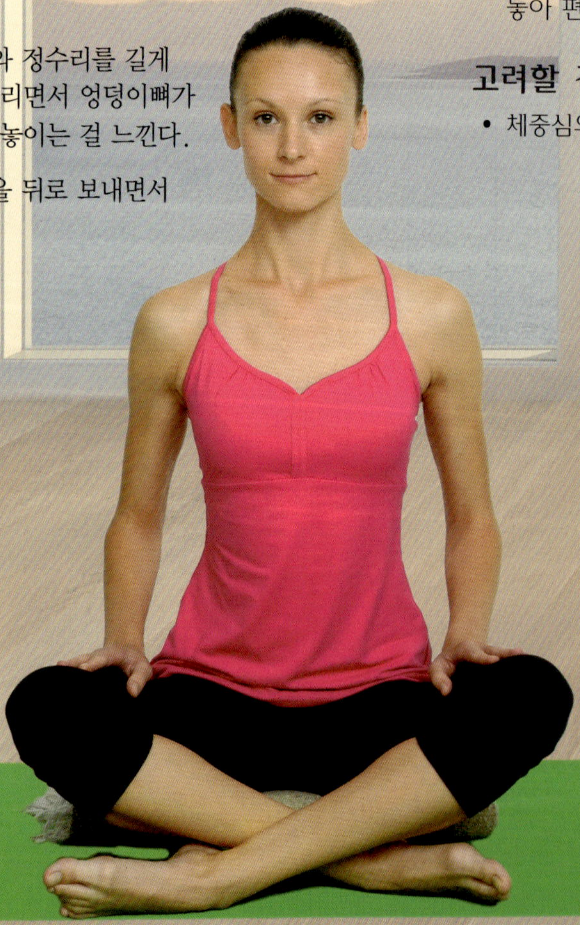

변형 동작

고관절, 허리, 슬괵근이 짧은 경우 담요를 깔고 앉는다. 허리와 등을 세워 똑바로 앉는 것이 어렵다면, 벽에 등을 기대 받치고 담요를 깔고 앉는다.

아기 자세
Child's Pose
Balasana(발라사나)

아기 자세는 훌륭한 쉬는 자세이다. 요가수업의 시작이나 끝, 또는 태양 경배 시퀀스(sun salutation) 중간 중간에 이 자세를 취할 수 있다. 이 자세를 요가 수련 중간의 휴식이라고 생각하라. 깊게 고관절을 굽혀 복부와 허벅지가 닿고 이마는 바닥에 내려놓음으로써 깊게 이완한다.

***1* 단계** 탁자 자세에서 시작한다. 고관절을 발뒤꿈치 방향으로 뒤로 보낸다. 머리를 바닥이나 블록, 또는 포갠 손 위에 두어 쉬게 한다.

***2* 단계** 두 팔을 앞으로 펴거나 교차한다.

작용 근육

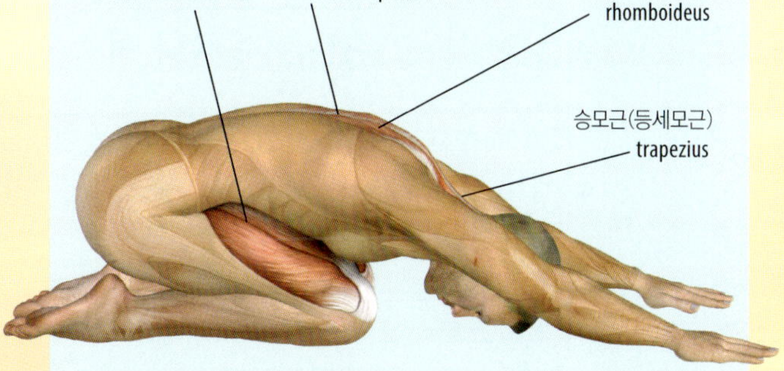

팔과 등근육
(ARMS AND BACK)

주의사항

- 무릎을 강제로 깊게 구부리지 않는다.

고려할 점

- 배가 허벅지 위에 편안히 놓여 있으면 신경계 또한 휴식을 취한다.

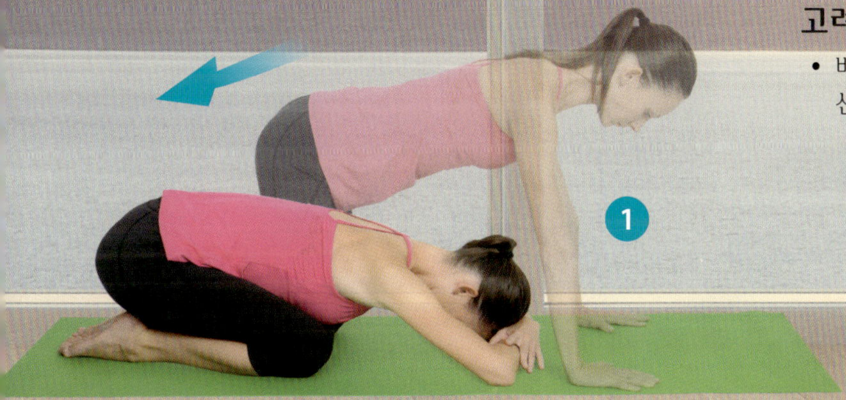

변형 동작

머리가 바닥에 닿지 않으면 말린 담요나 블록을 이마 아래 놓는다.

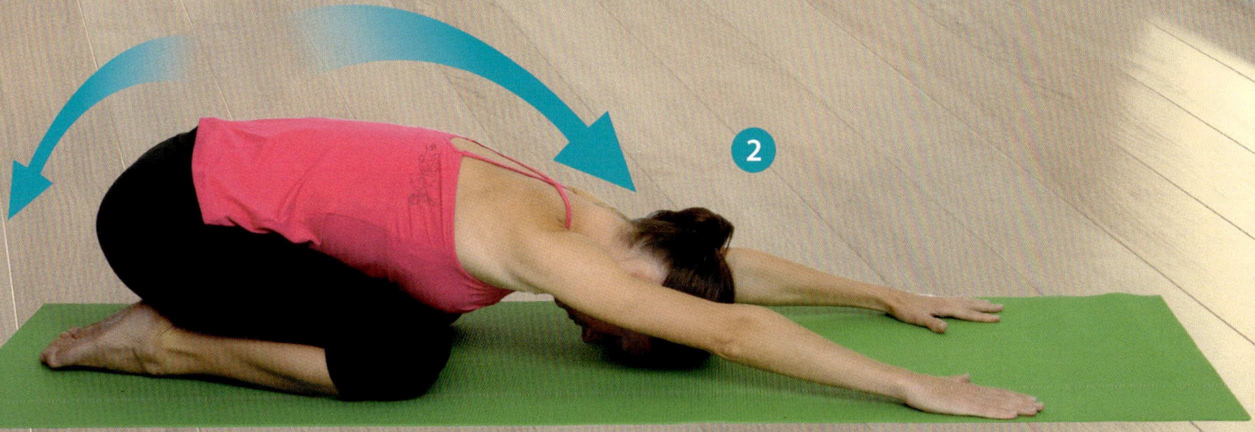

기지개 펴는 강아지 자세

Extended Puppy Pose

Uttana Shishosana(우타나 쉬소사나)

기지개 펴는 강아지 자세는 아기 자세와 아래를 향한 개 자세(20쪽)의 혼합 동작이다. 등, 광배근, 겨드랑이를 스트레칭하는 것은 몸을 깨우는 훌륭한 방법이다. 바닥을 향해 몸을 내려 놓으면서 아랫등을 낮춘다. 겨드랑이의 지나친 스트레칭은 피한다.

1 단계 탁자 자세에서 시작한다. 손을 앞으로 걸어 나가듯이 옮긴다. 손가락을 넓게 벌리고 팔을 늘린다.

2 단계 엉덩이를 뒤로 밀고, 가슴을 바닥을 향해 낮춘다. 양팔을 뒤로 어깨관절 안에 유지시킨다. 엉덩이가 무릎 위에 위치하도록 한다. 이마를 바닥에 내려 놓거나, 닿지 않을 경우 블록에 얹어 쉬게 한다.

작용 근육

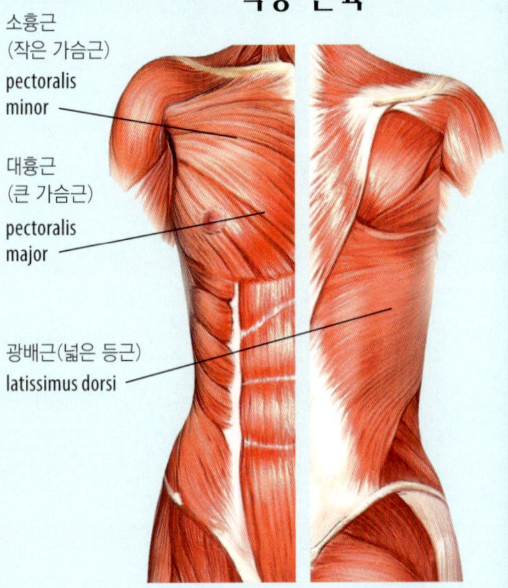

가슴과 등근육(CHEST AND BACK)

변형 동작

이마가 바닥에 닿지 않으면 블록이나 담요를 깐다.

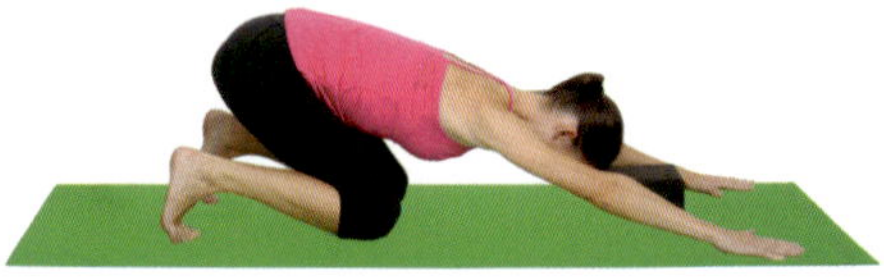

주의사항

- 어깨통증이 있는 경우 이 동작은 피한다.

고려할 점

- 하부 늑골을 몸의 중심으로 끌어당겨 바닥으로부터 멀리 떨어지게 한다.

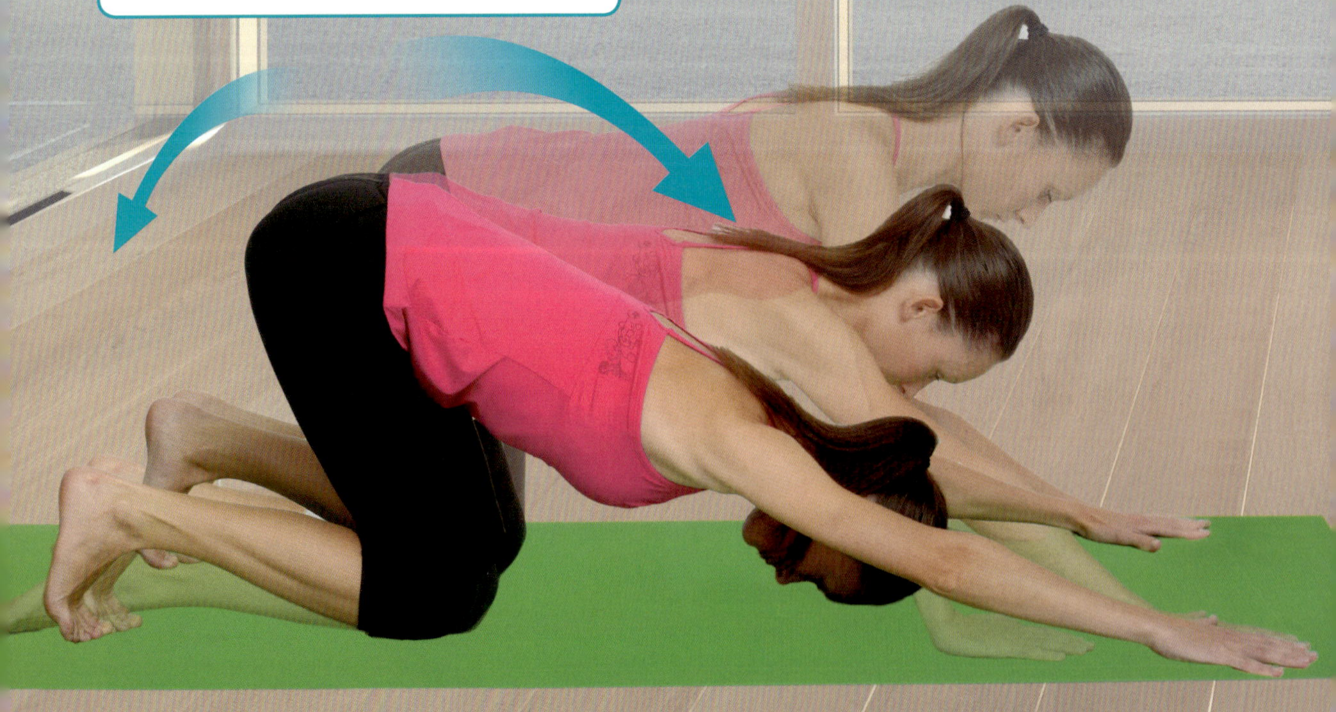

고양이 자세/개 자세

Cat Pose/Dog Pose

Bidalasana/Bitasana(비달라사나/비타사나)

몇 분의 시간 밖에 없다면, 이 간단한 빈야사(Vinyasa, 자세들 간의 연속 동작을 이용한 요가)가 훌륭한 선택이 될 수 있다. 굴곡에서 신전으로 다시 굴곡으로 움직이는 동작은 척추를 강하고 행복하게 해준다. 또한 호흡과 동작 간의 협응에 도움이 된다.

1 단계 척추를 중립위의 탁자 자세에서 시작한다. 양손은 어깨 아래에, 양 무릎은 엉덩이 아래에 놓고 손가락 끝은 앞을 향한다. 종아리뼈는 서로 평행하고 발가락은 뒤를 향한다.

2 단계 숨을 내쉬며, 꼬리뼈를 아래로 배꼽을 향해 말고, 배꼽을 척추로 당긴다. 턱을 가슴을 향해 당겨 넣고, 무릎에 시선을 향한다.

3 단계 숨을 들이쉬며, 꼬리뼈를 위로 몸 바깥쪽을 향해 들어올리고, 척추를 아래로 내려가게 한다. 머리를 들어올리고 위를 바라본다.

작용 근육

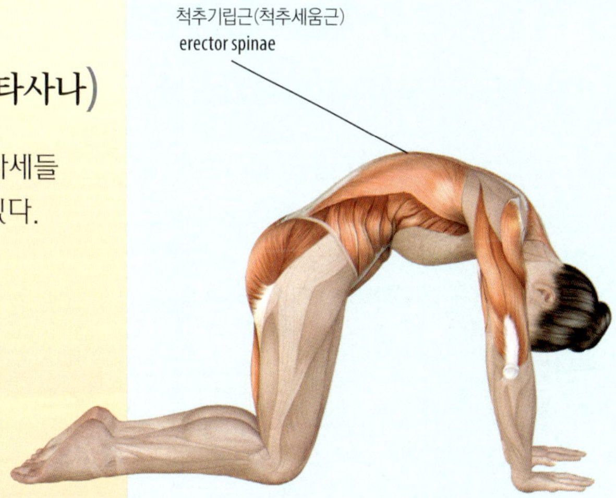

등근육(BACK)

고려할 점

- 파도처럼 움직이는 호흡과 척추의 협응을 즐기자. 눈을 감고 동작을 해보자.

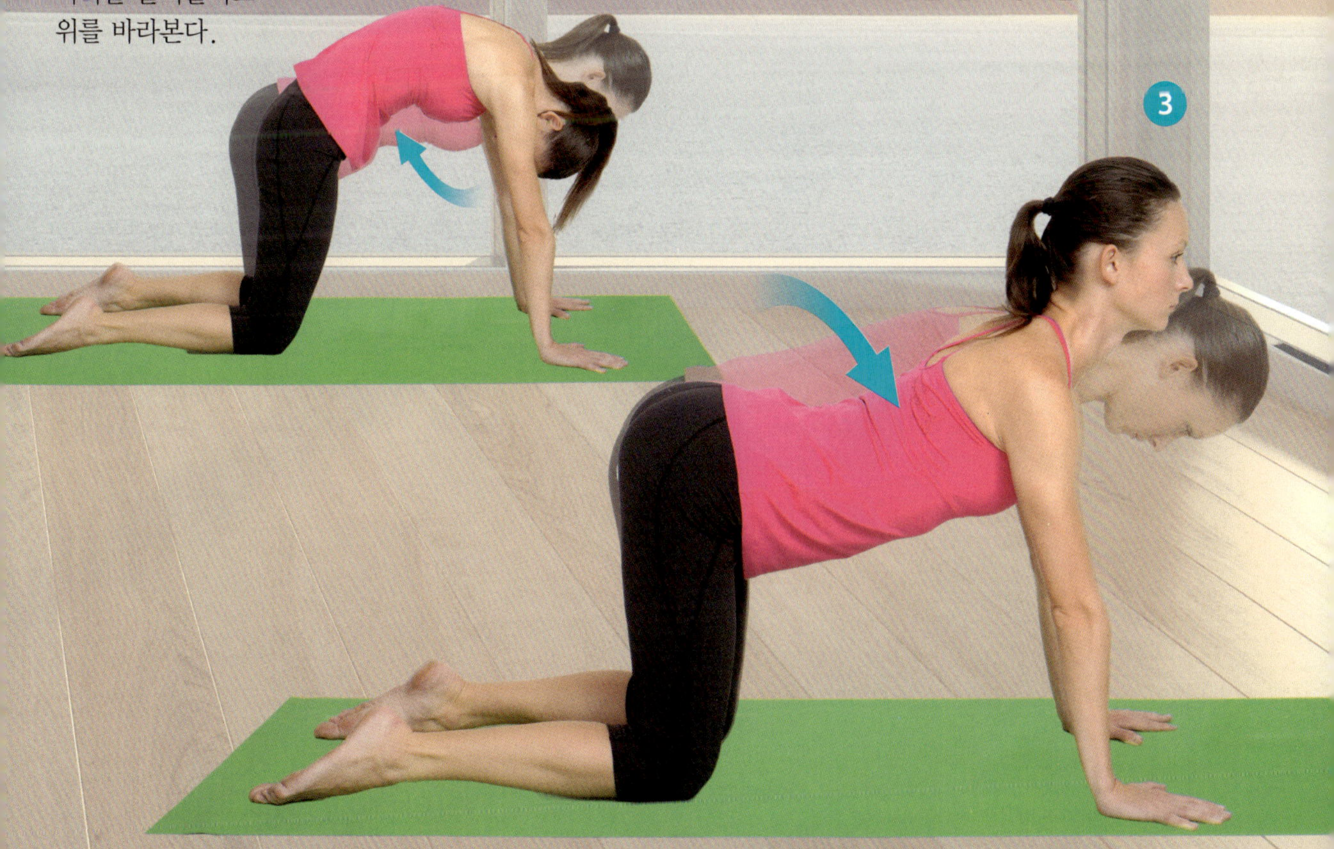

무릎 끌어당기기 자세 Knees-to-Chest

Apanasana(아파나사나)

이 동작은 침대에서 몸을 일으키지 않고도 할 수 있다. 이 동작을 통해 등이 이완되는 것을 느낄 수 있다. 중력작용의 도움으로 큰 노력없이 등, 엉덩이, 서혜부에 위치한 근육을 강하게 스트레칭할 수 있다.

1 단계 등을 대고 눕는다.

2 단계 숨을 내쉬고 양 무릎을 팔로 감싼다. 숨을 내쉴 때마다 무릎을 가슴으로 부드럽게 당긴다. 숨을 들이쉬며 당긴 무릎을 살짝 놓아준다.

작용 근육

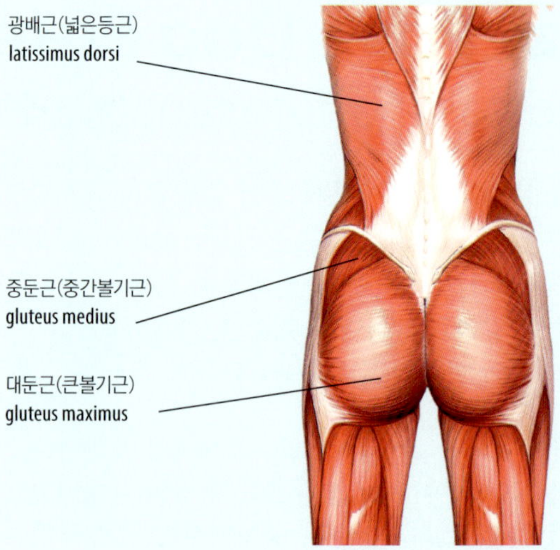

등근육과 둔근(BACK AND GLUTES)

고려할 점

- 양 무릎을 모았을 때 또는 벌렸을 때 그 차이를 느껴보자.

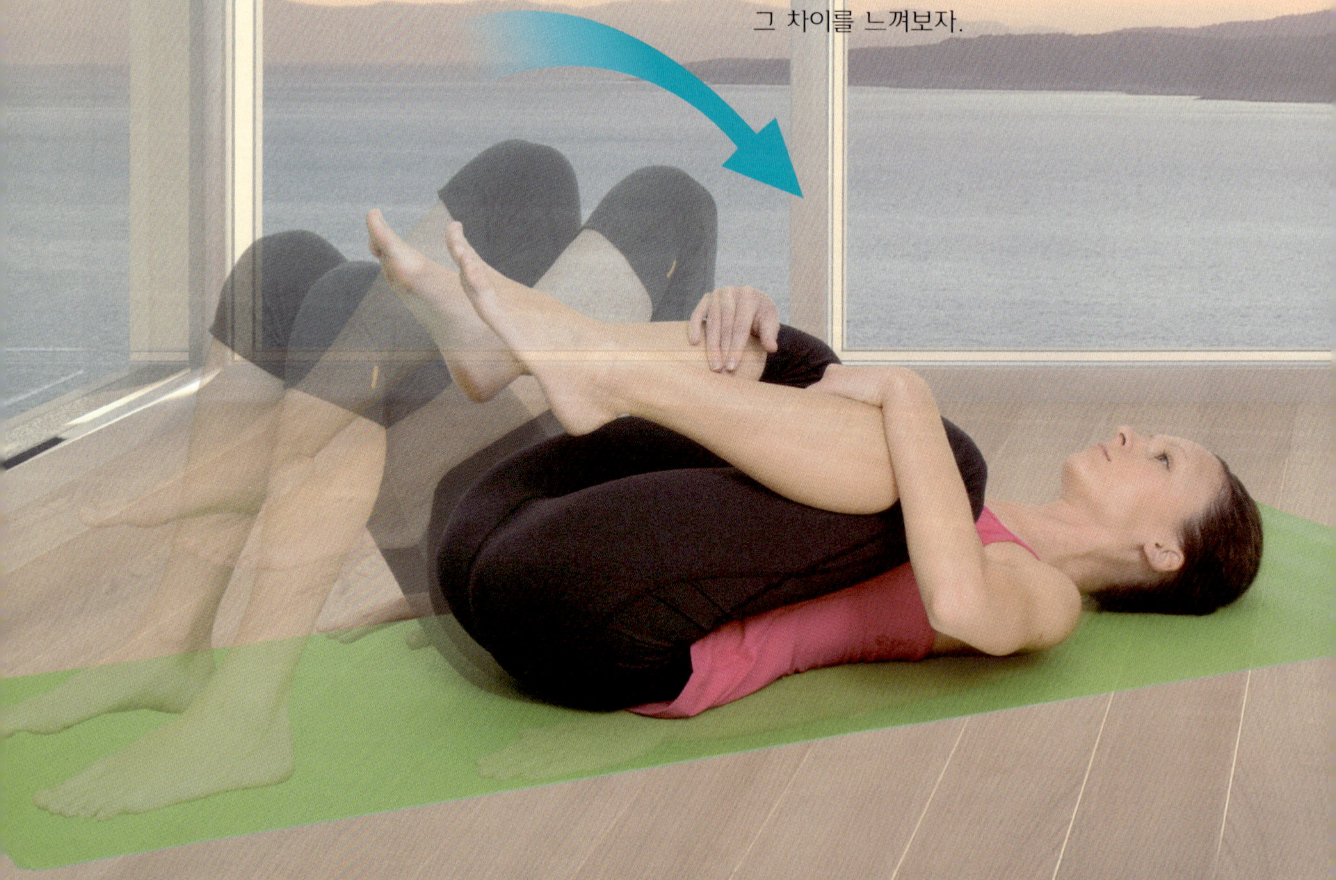

행복한 아기 자세
Happy Baby Pose
Ananda Balasana(아난다 발라사나)

행복한 아기 자세는 무릎 끌어당기기 자세보다 어렵지만, 양발을 잡음으로써 등과 서혜부를 깊게 스트레칭할 수 있다. 양발을 동시에 잡을 수 없다면 한 번에 한 발씩 잡고 자세를 취한다.
이 자세는 깊은 이완을 가져오고 뇌를 쉬게 한다.

1 단계 등을 대고 눕는다.

2 단계 숨을 내쉬고 양 무릎을 가슴으로 보낸다.
무릎을 펴고 양손으로 양발의 아치 안쪽을 움켜쥔다.

3 단계 발바닥이 천장을 향하게 한다.
무릎을 겨드랑이 아래로 가져온다.

4 단계 숨을 내쉬며 무릎을 겨드랑이로 끌어온다. 숨을 들이쉬며 가볍게 놓아준다.

고려할 점

- 동작을 하는 동안 등에서의 느낌을 즐겨보자.

작용 근육

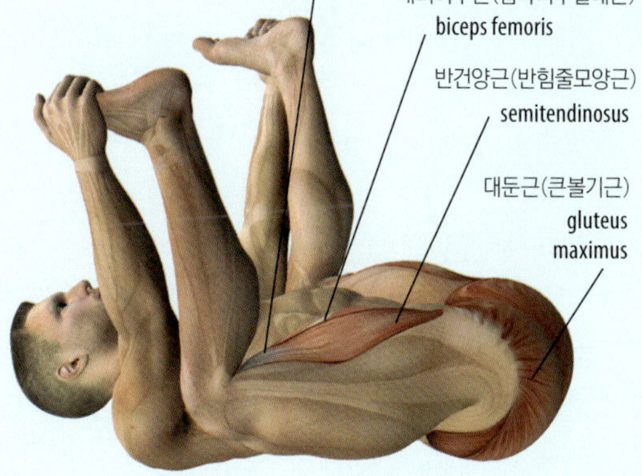

둔근과 슬괵근(GLUTES AND HAMSTRINGS)

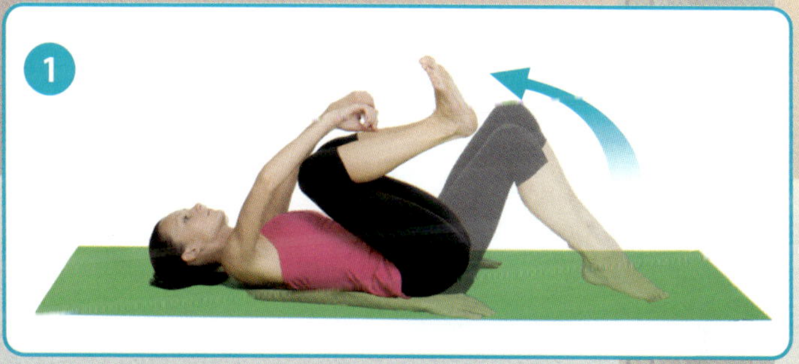

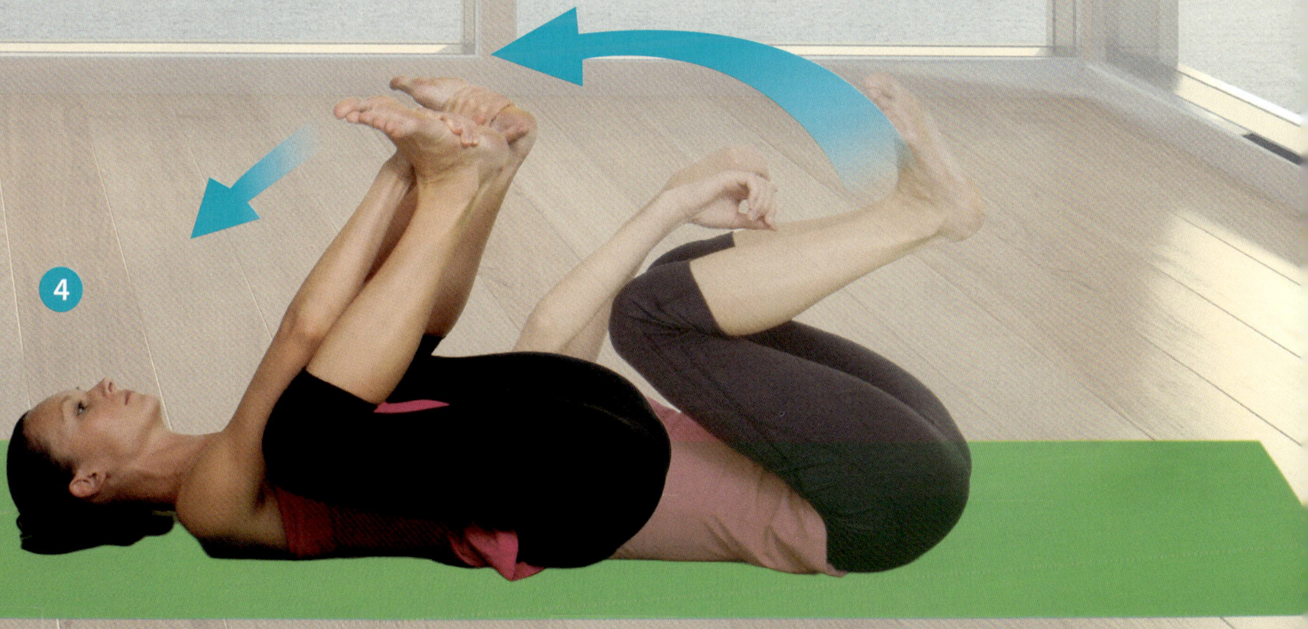

아래를 향한 개 자세
Downward Dog
Adho Mukha Svanasana(아도 무카 스바나사나)

아래를 향한 개 자세는 근력과 유연성 모두를 키워주는 대표적인 요가 자세 중 하나이다.
초보자라면 여러 호흡에 걸쳐 오랫동안 자세를 유지하기 어려울 수 있다. 지속적인 수련을 통해 유지 시간을 늘려보자. 이 자세는 보기에는 간단하지만 실제로는 전굴과 역 자세를 포함하는 복합적인 동작이다.

주의사항

- 심장질환이 있는 경우 이 동작은 피한다.

고려할 점

- 양손과 엉덩이를 서로 멀리 보내면서 척추의 길이를 늘린다.

1 단계 탁자 자세에서 시작한다.
팔을 한 손의 길이만큼 앞으로 놓는다.
양손은 어깨 간격으로 놓고 손가락은 벌린다. 상완을 외회전한다.
양발은 엉덩이 넓이로 벌리고, 발가락을 세워 바닥을 지탱한다.
양손과 발을 누르면서 다리를 편다.

1

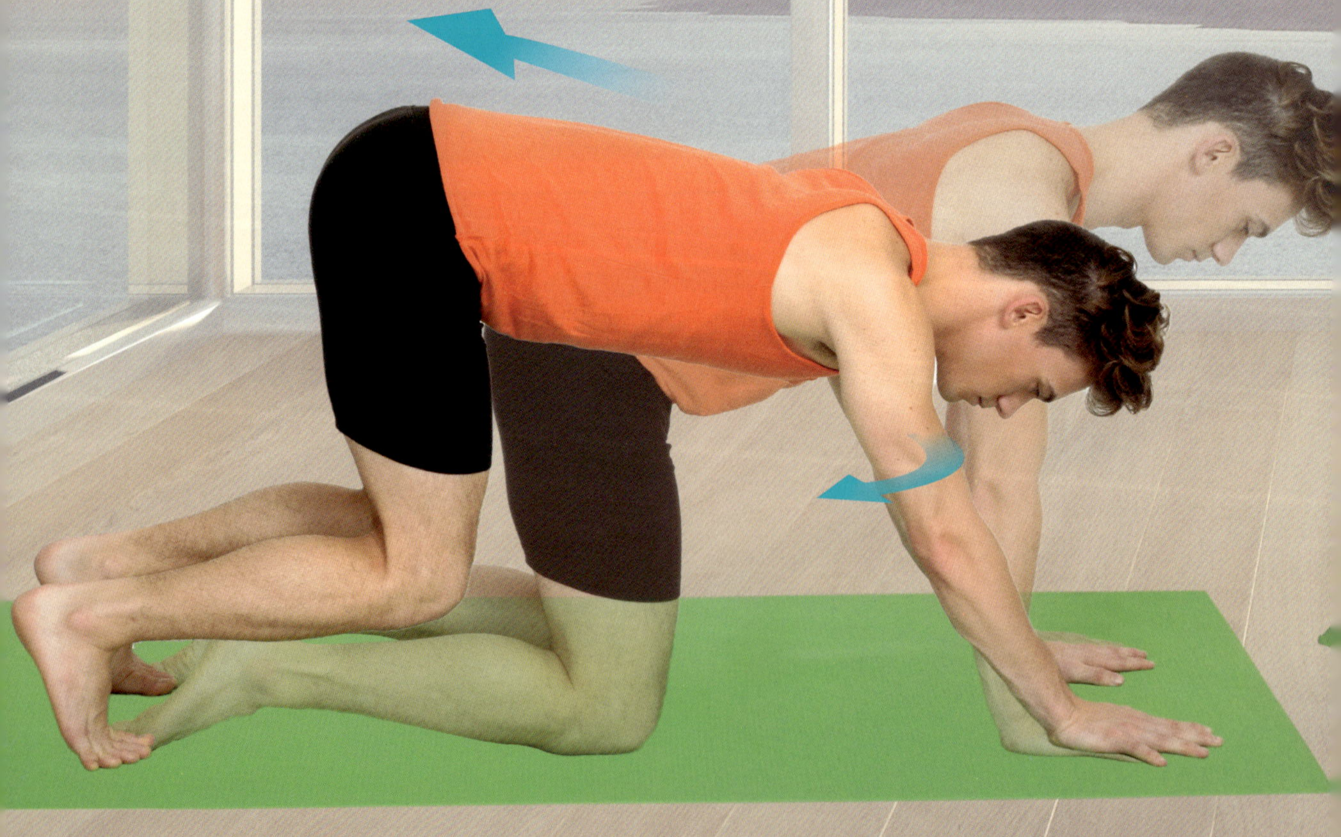

작용 근육

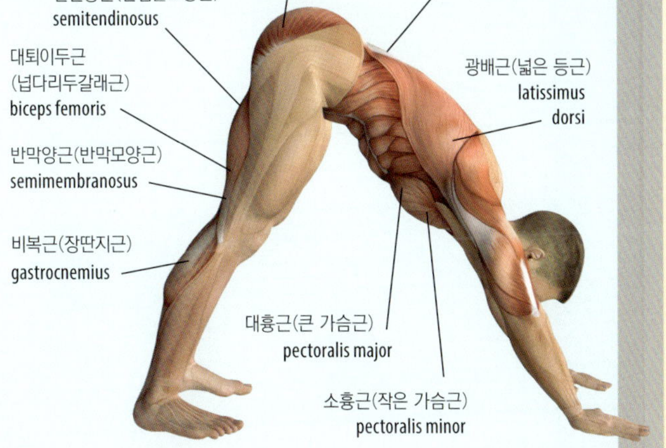

팔과 등근육(ARMS AND BACK)

2 단계 다리를 계속 길게 편다.
(발뒤꿈치가 바닥에 닿지 않아도 된다.)

3 단계 발은 서로 평행하고 다리의 근육을 활성화하면서 양 엉덩이뼈를 벌린다.

4 단계 팔을 힘차게 뻗고 엉덩이로부터 겨드랑이를 늘려준다.
다음 날숨에 무릎을 바닥을 향해 살짝 내려놓는다.

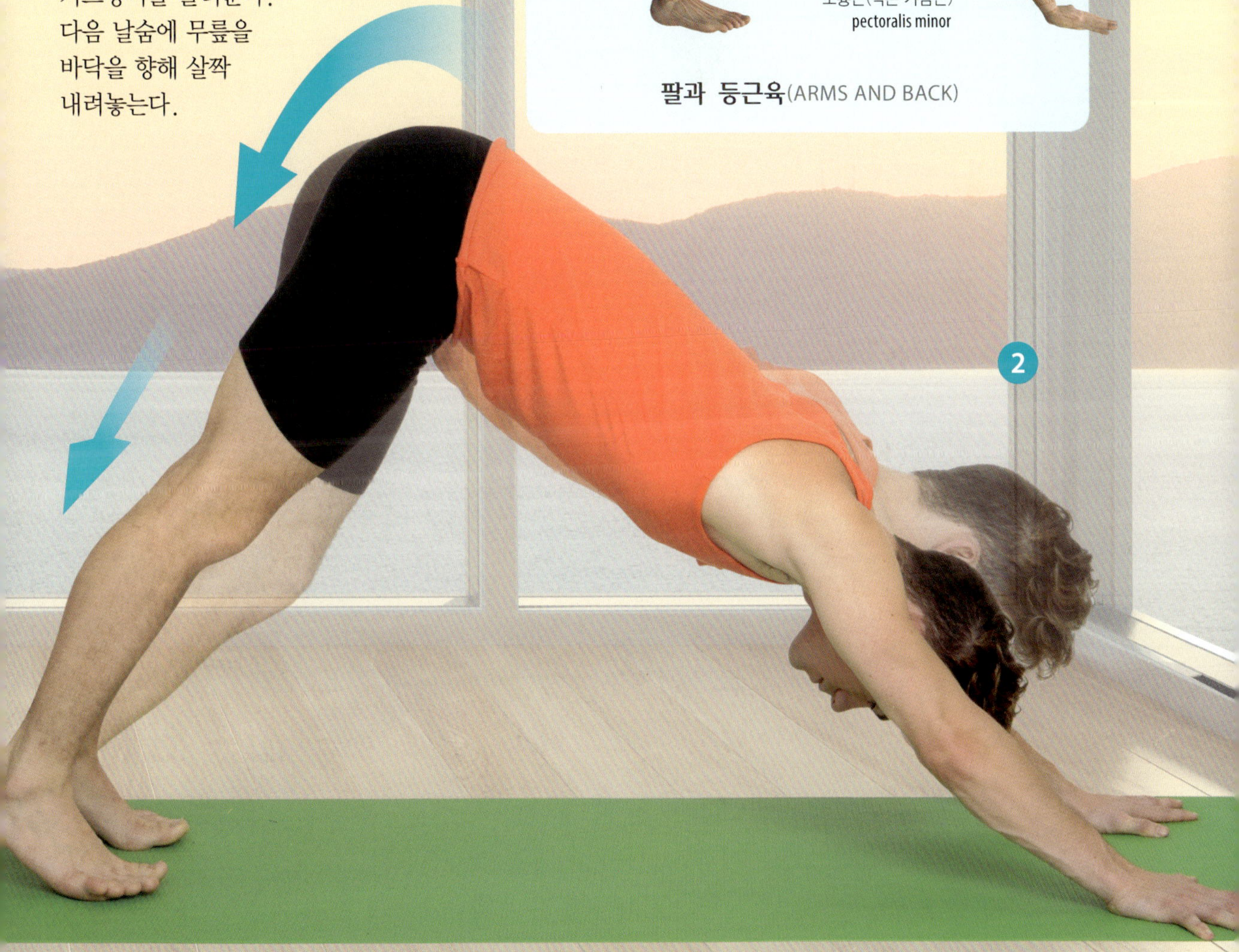

변형 동작

다리 뒤쪽 근육이 짧은 경우 뒤꿈치를 바닥에서 들어준다.

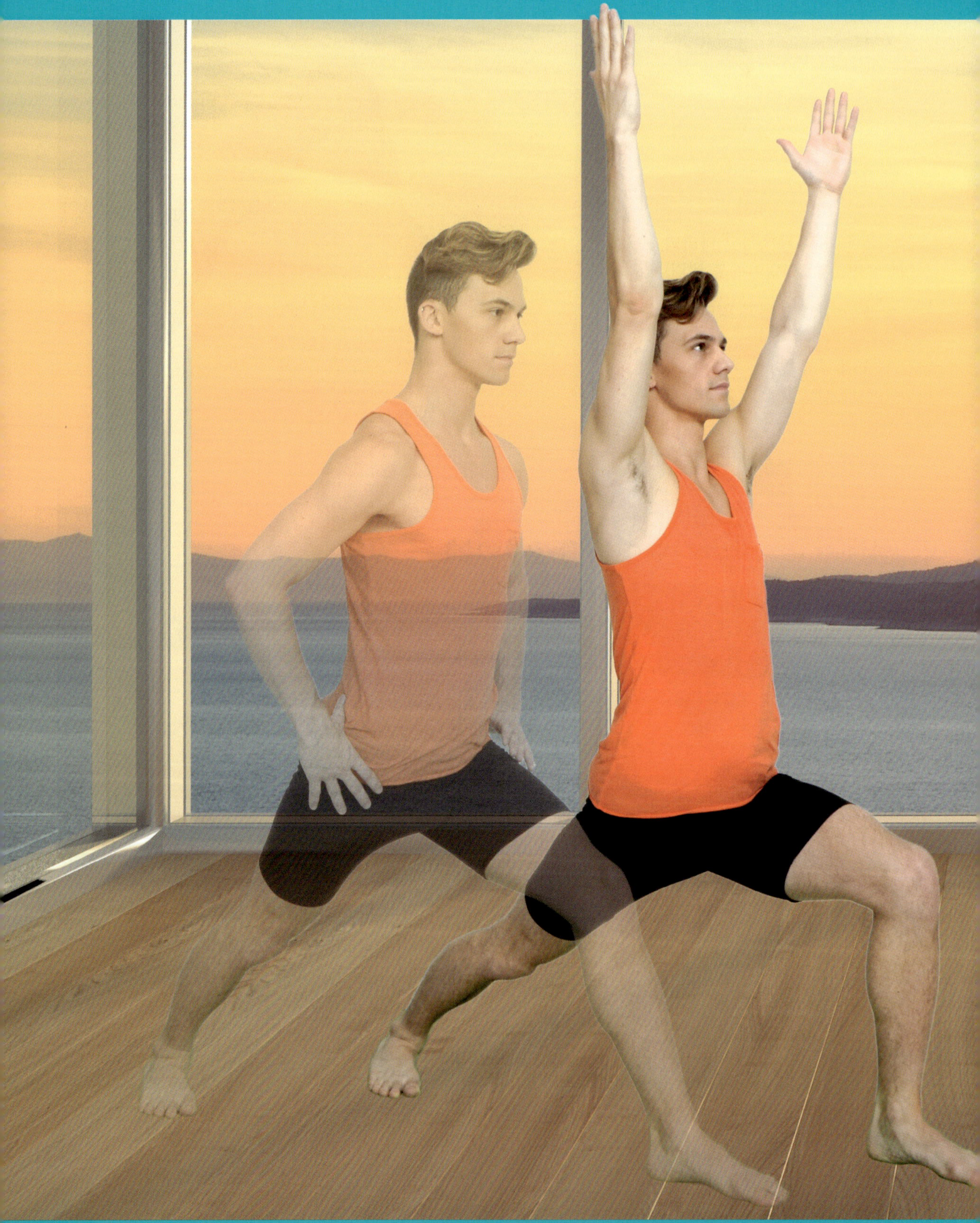

선 자세와 균형 자세
Standing and Balancing Poses

이 요가 자세들은 초보자부터 숙련된 사람들까지 모든 요가 수련자들에게 있어 기초가 되는 동작들이다. 집중, 협응, 균형, 포이즈(poise, 발과 상체의 균형), 근력, 신체의 토대의 안정성(groundedness)을 향상시킨다.
또한 다리와 고관절, 등과 목 어깨를 안정화하고 강화한다.
다리와 팔, 척추를 신장시키고 가슴을 확장시켜 준다. 그 외에도 순환과 호흡의 증진을 통해 체온, 전신의 에너지, 자신감, 안정성, 지구력을 향상시키고, 결과적으로 신경계의 활기를 북돋아 준다.

산 자세
Mountain Pose
Tadasana(타다사나)

산 자세는 "단순히 서있는" 것처럼 보일 수도 있으나 이 자세 안에 미세한 움직임에 고도의 집중이 필요한 수련 자세이다. 자세를 지지해주는 근육들을 선택적으로 긴장시키면서 신체의 움직임을 지속적으로 인식한다. 이 자세를 제대로 취하면, 많은 에너지와 스테미너가 소모된다.

1 단계 양발을 모으거나 안정성을 확보하기 위해 살짝 벌리고 선다. 발의 네 모서리를 통해 바닥을 지긋이 누른다. 발가락을 들어올린 뒤 활짝 펴서 매트 위에 놓는다.

2 단계 다리의 근육을 느끼면서 허벅지 근육을 위로 당기고 신체 중심선으로 끌어당긴다.

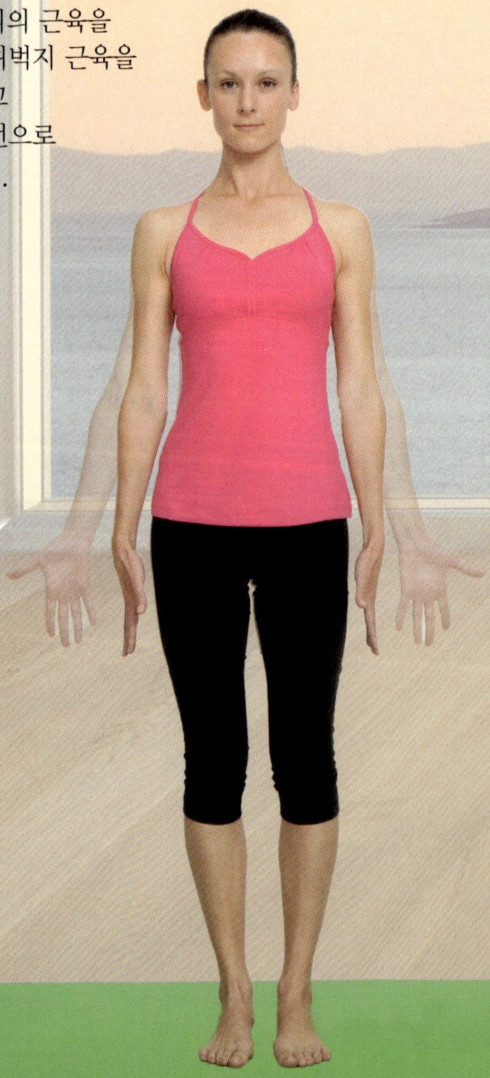

작용 근육

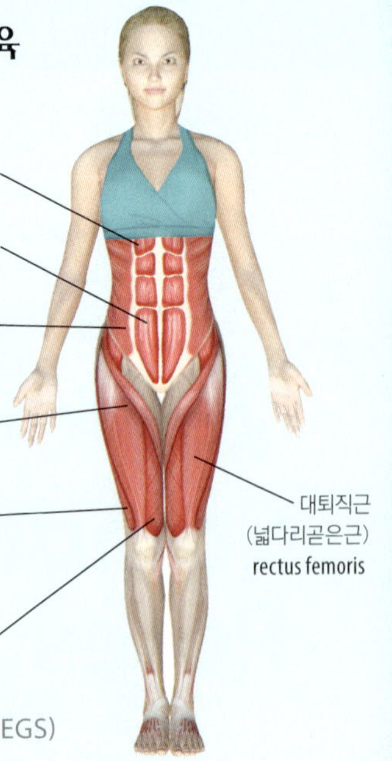

다리 근육(LEGS)

3 단계 골반을 중립위에 놓기 위해, 꼬리뼈를 길게 발뒤꿈치로 향하게 한 뒤 부드럽게 복부 근육을 긴장시킨다.

4 단계 늑골을 끌어올려 척추를 신장시킨다. 흉골을 들어올리고 등이 흔들리지 않도록 의식을 집중한다.

5 단계 팔의 근육을 활성화한다. 손바닥이 앞을 향하도록 하고, 손가락을 아래로 길게 뻗는다. 상완을 뒤로 당기고 머리는 꼬리뼈 위에서 위치하여 균형을 잡는다. 지속적으로 가슴을 열고 손바닥을 다시 몸을 향하도록 회전한다.

고려할 점

- 간단해 보이지만, 의도를 가지고 자세를 취하면 여러 신체 부위의 근육이 작용하는 자세이다.

위를 향한 경배 자세
Upward Salute
Urdhva Hastasana(우르드바 하스타사나)

이 자세 또한 쉬워 보이는 반면 실제로는 많은 노력이 필요한 자세이다. 산 자세를 취한 뒤 양팔을 머리 위로 들어올린다. 자세의 "형태"를 잘 유지하기 위해 근육을 적절히 사용하는 동시에, 불필요한 근육들을 사용하지 않기 위해 주의한다. 양 어깨의 윗부분, 목, 턱의 긴장을 풀고 자세를 유지한다.

작용 근육

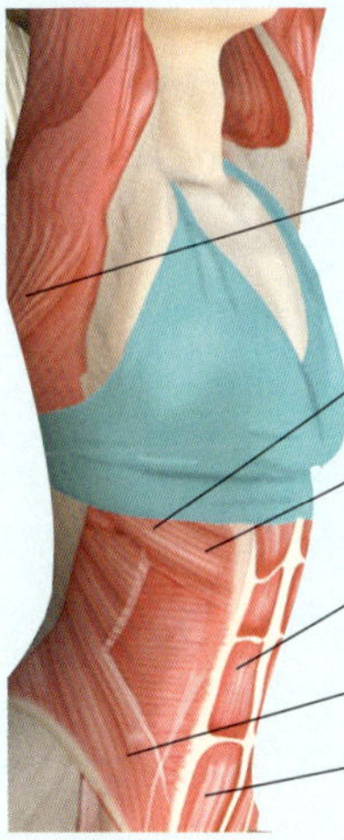

복부 근육(ABDOMINALS)

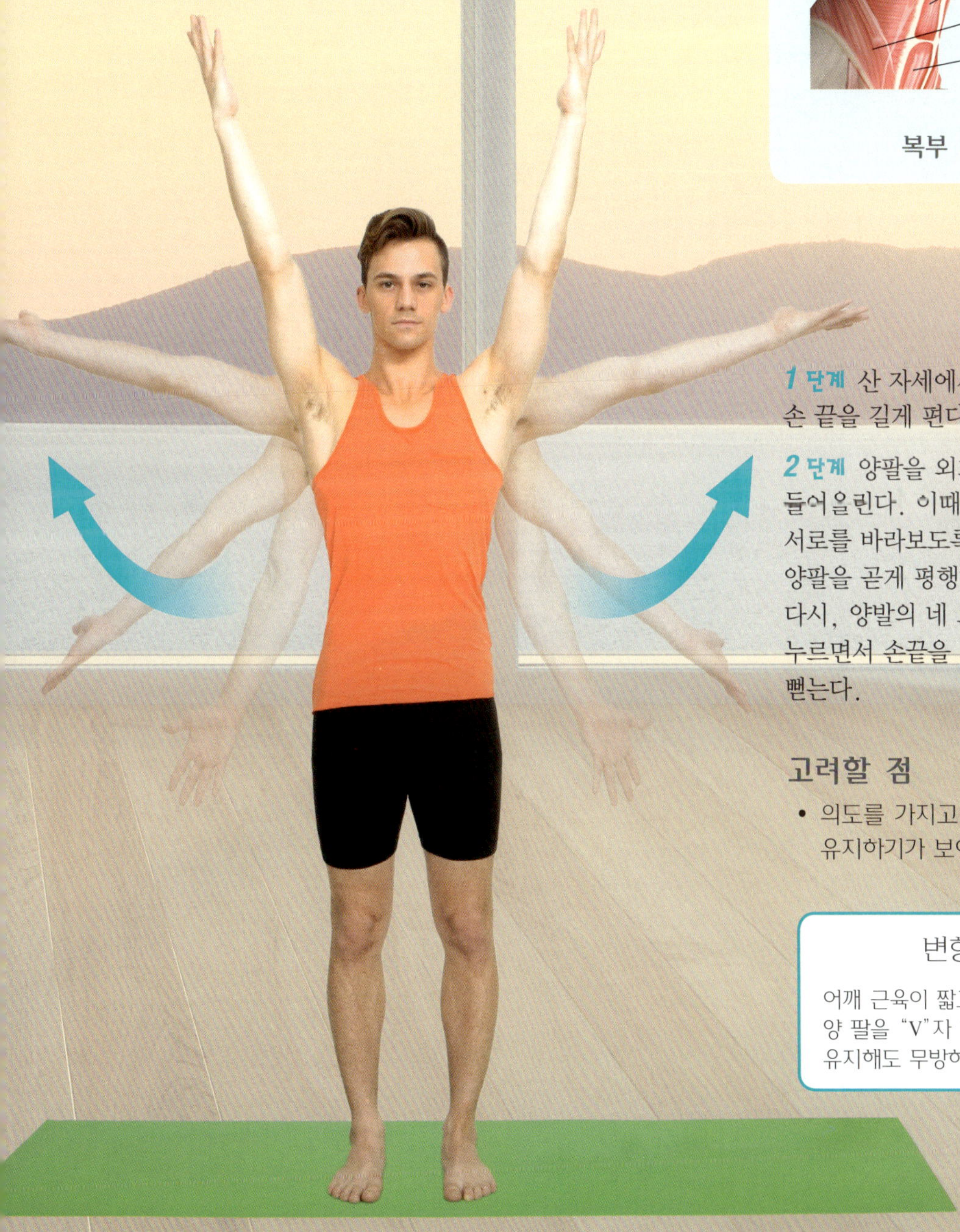

1 단계 산 자세에서 시작하여, 손 끝을 길게 편다.

2 단계 양팔을 외회전하고 머리 위로 들어올린다. 이때 양 손바닥이 서로를 바라보도록 한다. 양팔을 곧게 평행하게 유지한다. 다시, 양발의 네 모서리로 바닥을 누르면서 손끝을 천장으로 길게 뻗는다.

고려할 점

- 의도를 가지고 이 자세를 바르게 유지하기가 보이는 것처럼 쉽지 않다.

변형 동작

어깨 근육이 짧고 긴장되어 있다면 양 팔을 "V"자 형태로 넓게 유지해도 무방하다.

의자 자세
Chair Pose
Utkatasana(우트카타사나)

의자 자세는 발목, 무릎, 고관절을 경첩처럼 접는 법을 가르쳐준다. 자세 유지를 위해 전신 근력이 요구된다. 이 자세를 수련하게 되면, 대퇴사두근이 신체 어디에 위치하는지 확실하게 알게 될 것이다!
처음 이 자세를 취하는 경우, 몇 번의 호흡 동안 자세를 유지하는 것으로도 충분하다.
숙련자의 경우, 좀 더 오래 유지하면서 다리와 상체의 근력을 키우도록 노력하자.

***1* 단계** 서서 발을 모으고 산 자세를 취한다.

***2* 단계** 숨을 내쉬며, "앉는" 자세를 취하듯이 발목, 무릎, 고관절을 굽힌다.

***3* 단계** 숨을 들이쉬고 팔을 외회전한다. 양팔을 옆으로 들어올려 평행하게 한다. 이때 손바닥은 서로를 향하도록 한다.

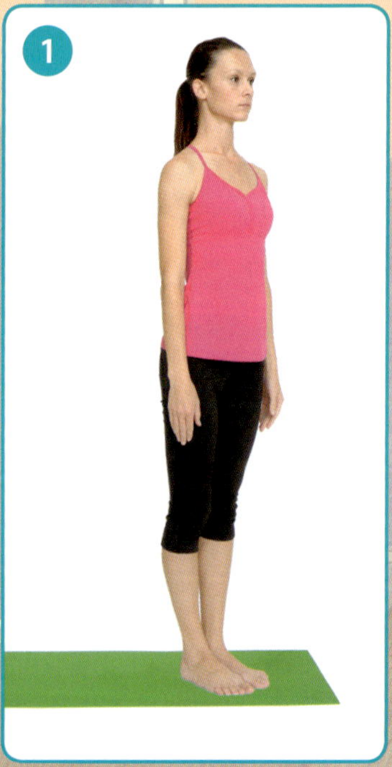

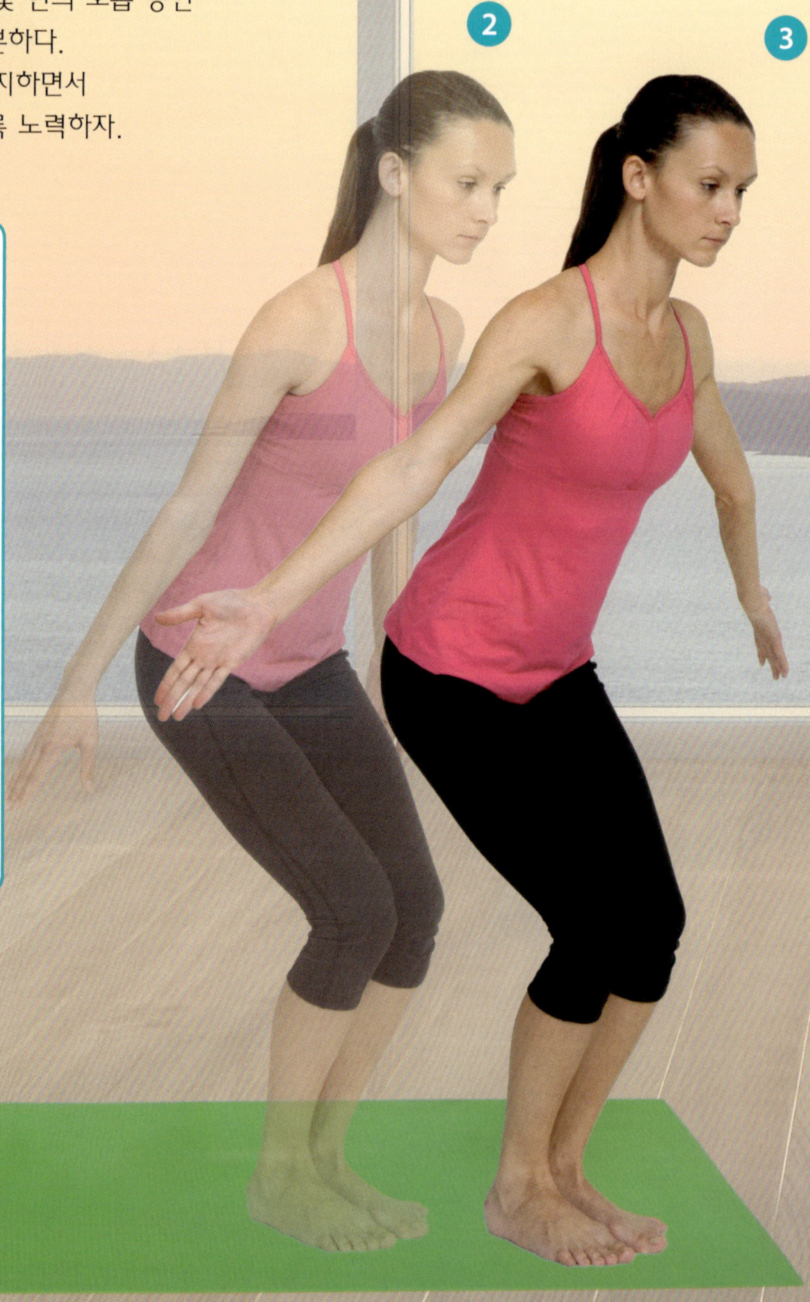

4 단계 등이 과도하게 아치형태가 되지 않도록 꼬리뼈를 감아 내린다(역자주: 골반을 후방경사의 방향으로 움직인다). 늑골의 측면과 가슴을 들어올리며, 뒤 목을 길게 유지한다. 이 자세에서 3~4번 호흡을 취한다.
그런 다음, 숨을 들이쉬며 발바닥으로 바닥을 지긋이 누르면서 산 자세로 돌아간다. 숨을 내쉬며 팔을 옆으로 내려 체간 측면에 위치시킨다.

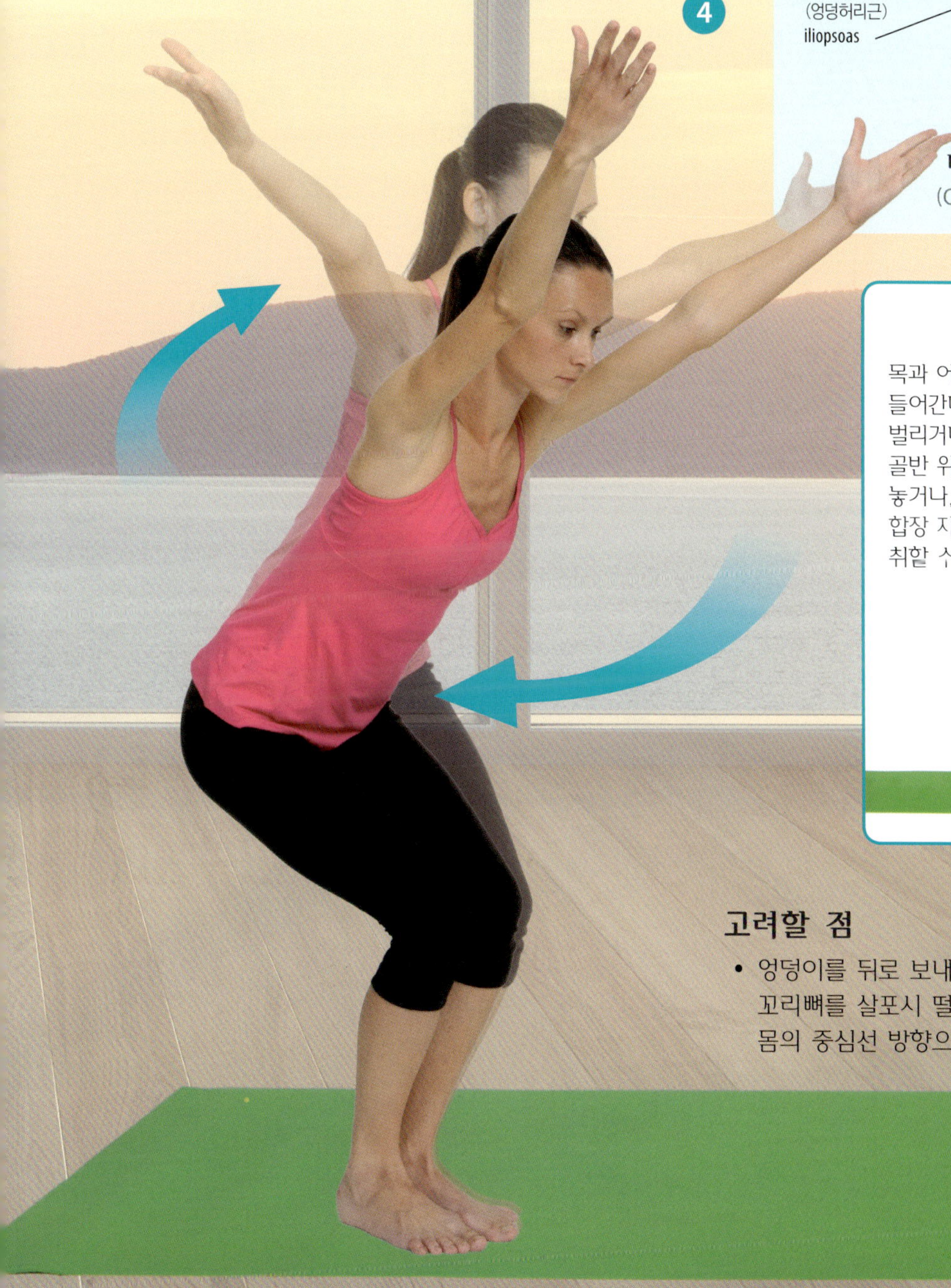

작용 근육

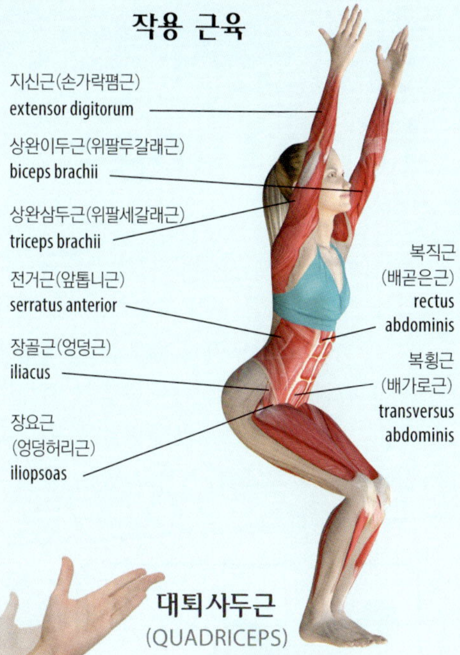

변형 동작

목과 어깨에 힘이 과도하게 들어간다면, 팔을 더 넓게 벌리거나, 양손을 골반 위에 놓거나, 또는 합장 자세를 취할 수 있다.

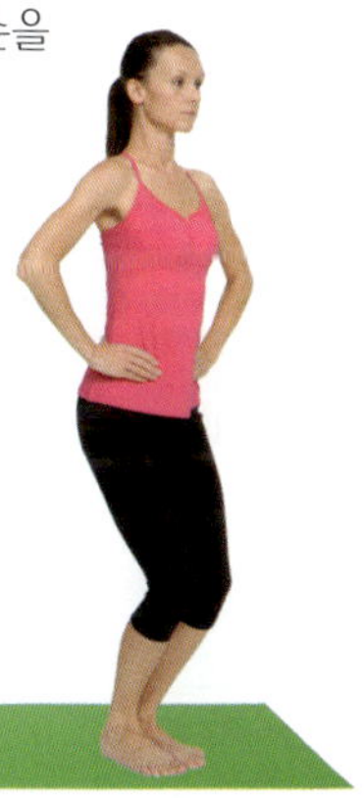

고려할 점

- 엉덩이를 뒤로 보내며 앉는 자세를 취할 때, 꼬리뼈를 살포시 떨어뜨리고, 양 다리를 몸의 중심선 방향으로 조이듯이 수축한다.

높은 런지
High Lunge

높은 런지 자세는 상부 대퇴근육과 서혜부의 근육을 스트레칭하는 데 매우 효과적이다. 장시간 앉아 있으면서 짧아진 근육들을 반대 방향으로 늘려주는 탁월한 자세이다. 또한, 오른쪽을 스트레칭하는 동안 왼쪽은 강화되는 일석이조의 효과를 가지고 있는 동작이다.

1 **단계** 산 자세로 선다.

2 **단계** 숨을 내시며 앞으로 몸을 굽혀 의자 자세를 취한다. 무릎을 굽혀 양손을 바닥에 놓는다.

3 **단계** 오른 무릎이 발목 바로 위에 위치하도록 왼발을 충분히 뒤로 보내 디딘다 (이때, 무릎은 바닥에 놓아도 좋다).

4 **단계** 손 끝에 힘을 빼고 앞을 바라보면서 가슴을 열어준다.

5 **단계** (뒤 다리의 무릎을 들어) 허벅지 뒤쪽이 천장을 향하도록 밀어준다. 동시에 발꿈치를 뒤 벽 방향으로 민다.

6 **단계** 뒤 다리를 앞으로 가져오면서 차례로 의자 자세, 산 자세로 돌아간다.

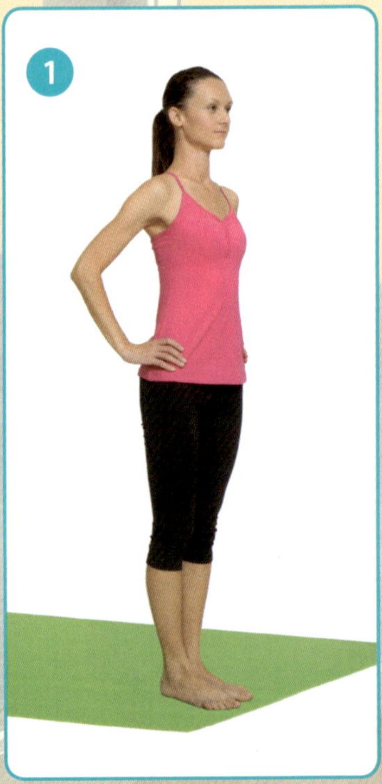

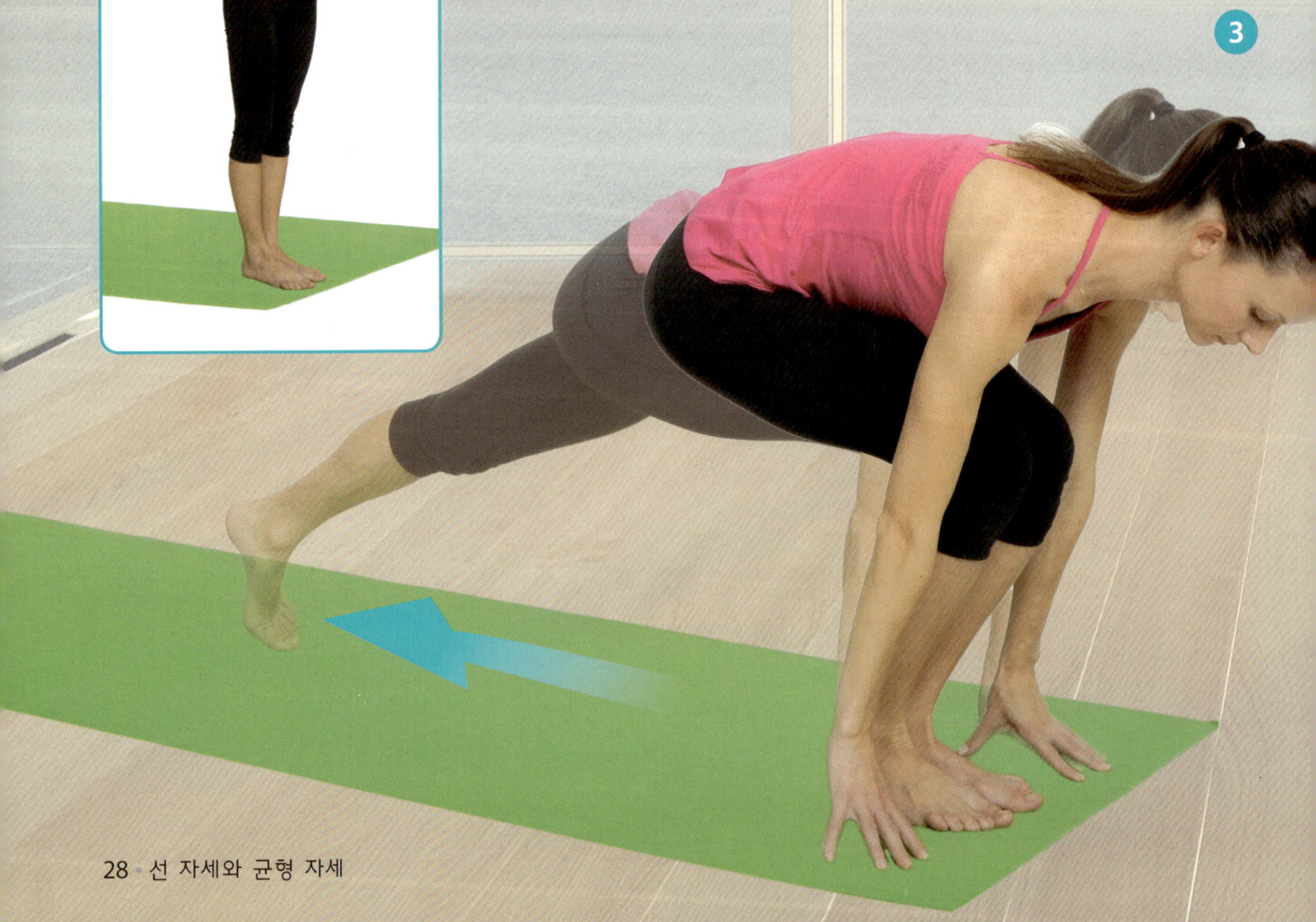

변형 동작

상부 등이 굽혀진 형태를 가지고 있는 사람의 경우, 블록을 사용해서 양손의 지지를 도와주면 가슴을 더 활짝 열 수 있는 공간을 쉽게 확보할 수 있다.

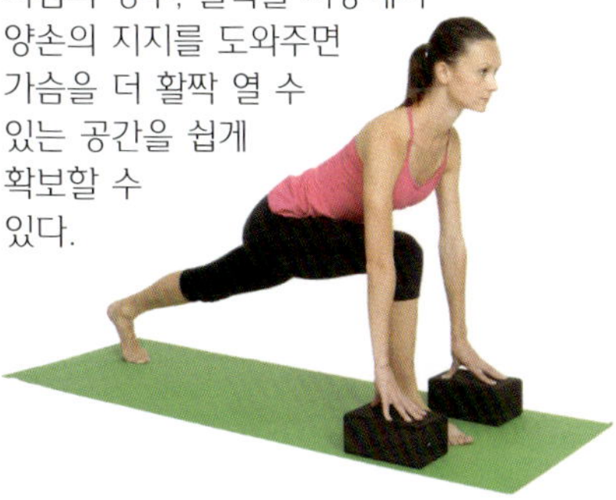

작용 근육

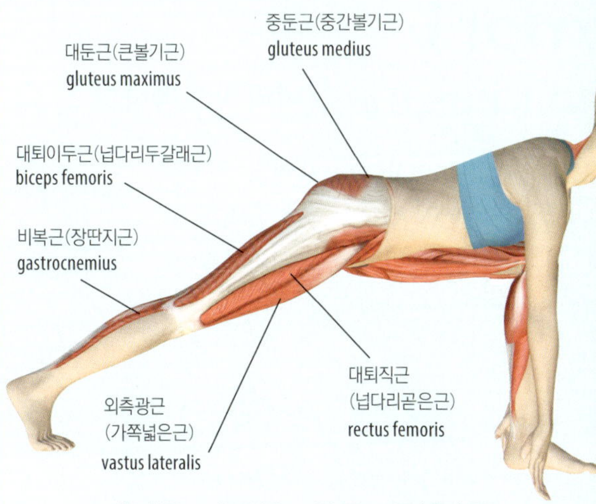

대퇴근, 슬괵근, 둔근, 종아리근
(THIGHS, HAMSTRINGS, GLUTES, AND CALVES)

고려할 점

- 뒤 다리의 무릎을 드는 것이 어려운 초보자의 경우, 동작을 하는 동안 무릎을 바닥에 놓는 것도 무방하다.

4

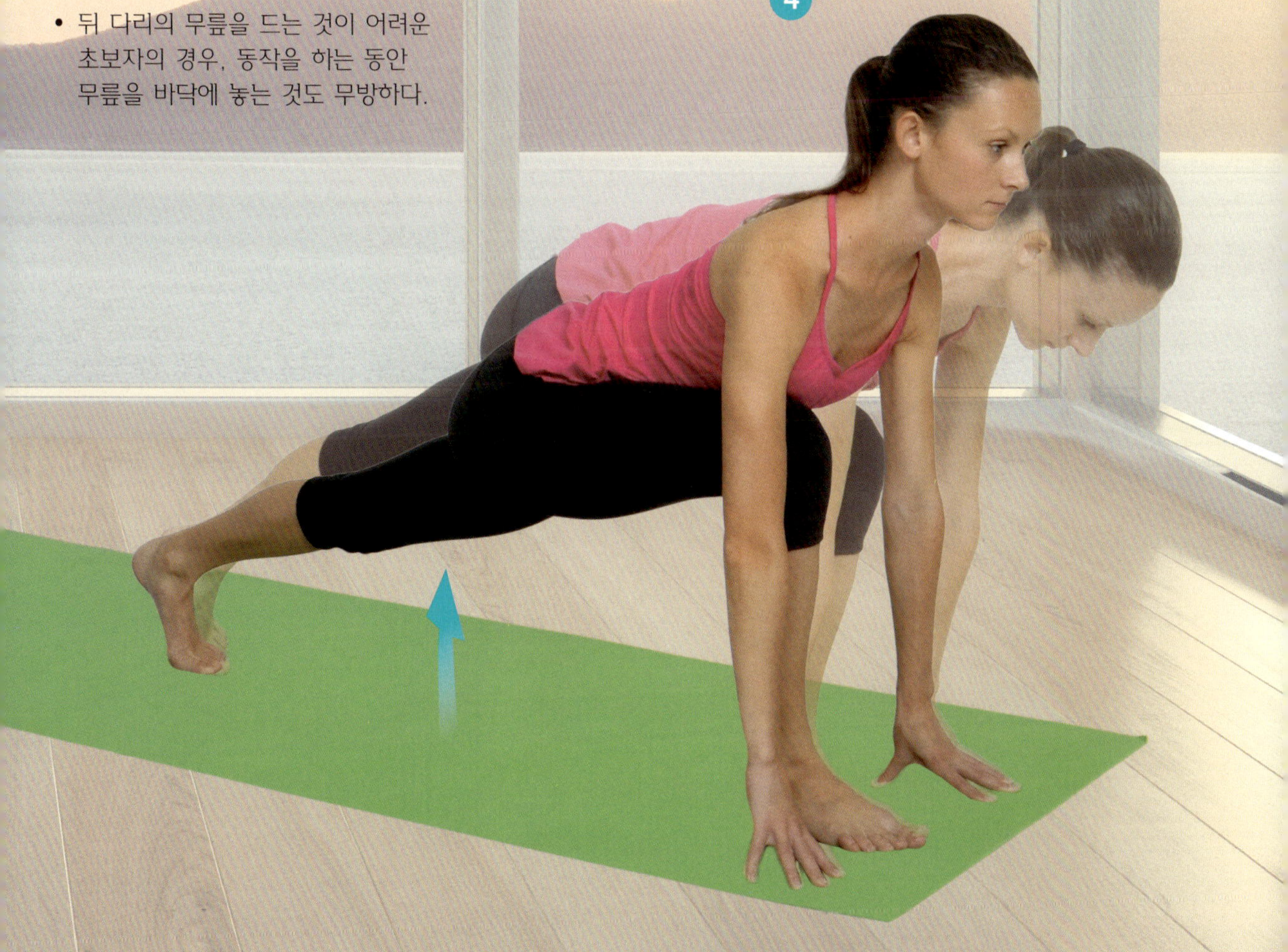

전사 자세 1
Warrior I
Virabhadrasana I(비라바드라사나 1)

선 자세들은 다리의 근력을 향상시키고 서혜부를 열어주는 매우 중요한 동작들이다. 전사 자세 1은 전신의 에너지와 스태미너를 증진시키는 전통적인 선 자세이다.

***1* 단계** 매트의 앞쪽 가장자리에 가깝게 선다.

***2* 단계** 무릎을 구부리고 오른발을 90cm 가량 뒤로 보내는데, 이때 발끝이 매트의 오른 앞쪽 모서리를 향하게 한다.

***3* 단계** 양 골반이 정면을 향하면서 뒤쪽 발바닥의 바깥쪽을 지긋이 눌러준다.

변형 동작

팔을 들지 않고 양손을 골반 위에 유지시킨다.

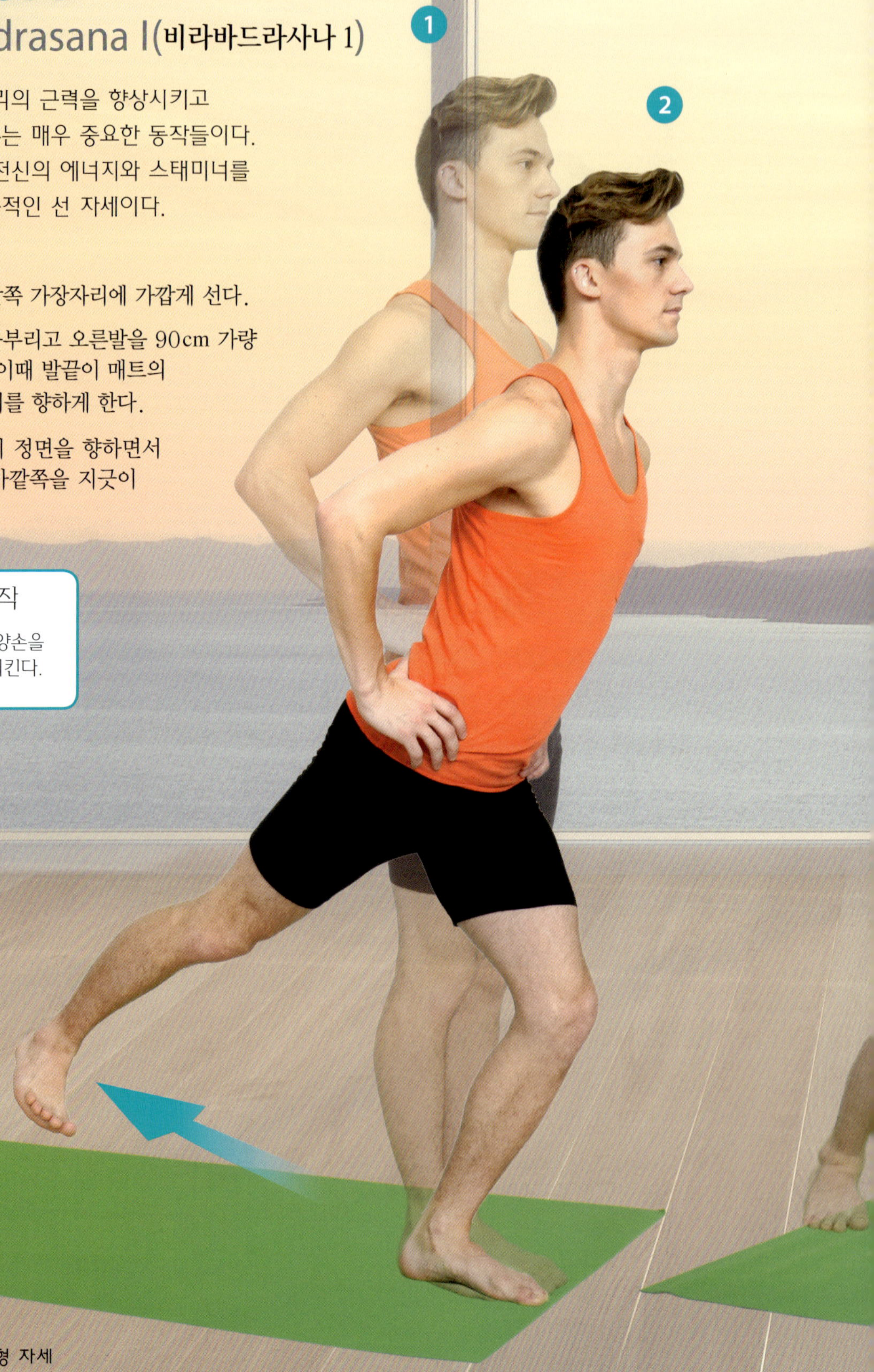

고려할 점

- 디딘 뒷발이 매트의 중심선을 넘지 않도록 주의한다. 필요하다면 눈으로 확인하고 발을 매트 가장자리로 이동한다.

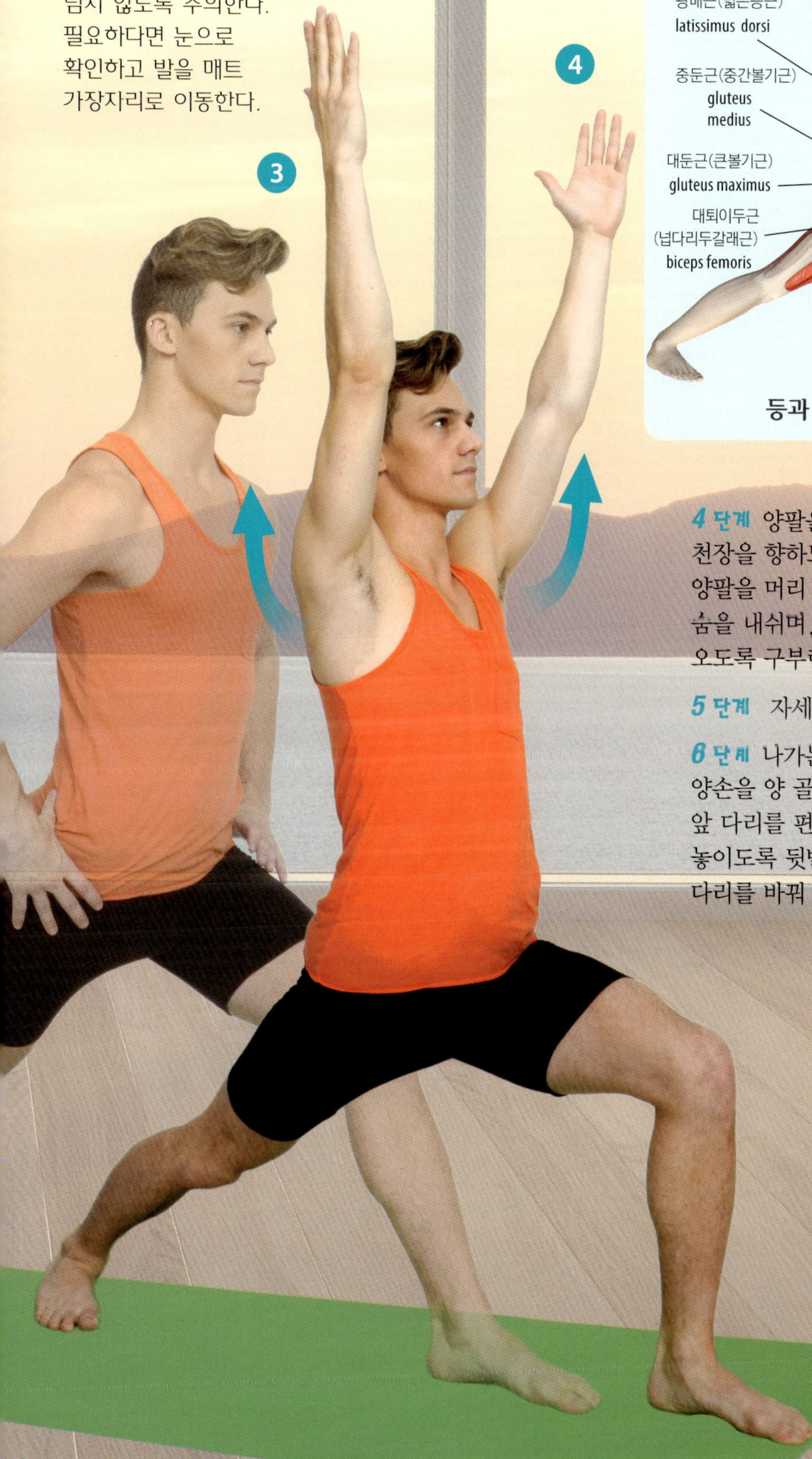

작용 근육

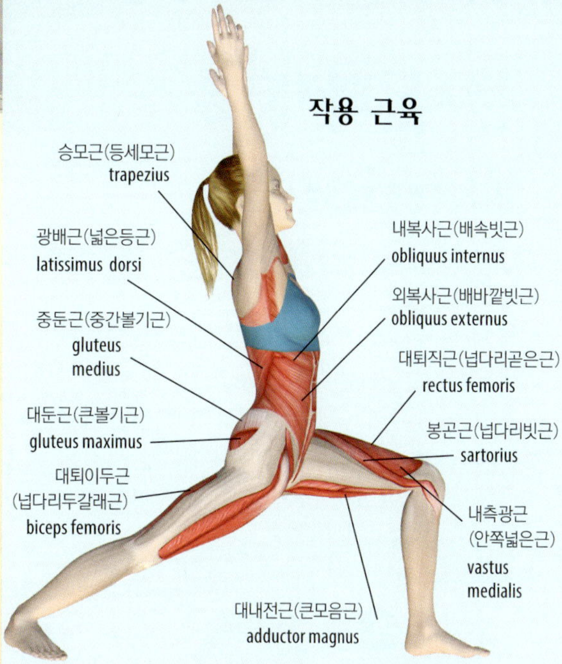

등과 다리 근육(BACK AND LEGS)

4 단계 양팔을 옆으로 뻗고, 손바닥을 천장을 향하도록 하면서 숨을 들이쉰다. 양팔을 머리 위로 길게 늘려준다. 숨을 내쉬며, 왼쪽 무릎이 발목 위에 오도록 구부린다.

5 단계 자세를 유지하고 3번 호흡한다.

6 단계 나가는 단계를 위해 숨을 내쉬고, 양손을 양 골반 위에 놓으면서, 앞 다리를 편다. 양발이 나란히 놓이도록 뒷발을 앞으로 가져온다. 다리를 바꿔 처음부터 반복한다.

전사 자세 2

Warrior II

Virabhadrasana II (비라바드라사나 2)

전사 자세 2는 전사 자세 1과는 다른 근육에 작용한다. 체중을 고르게 분배시키고 신체 중심에 척추의 균형을 유지하는 것이 이 자세의 관건이다. 앞에 위치한 손의 가운데 손가락에 시선을 유지하면서, 다른 신체 부위를 바라보지 않고 정렬을 유지하는 공간 지각력이 요구된다.

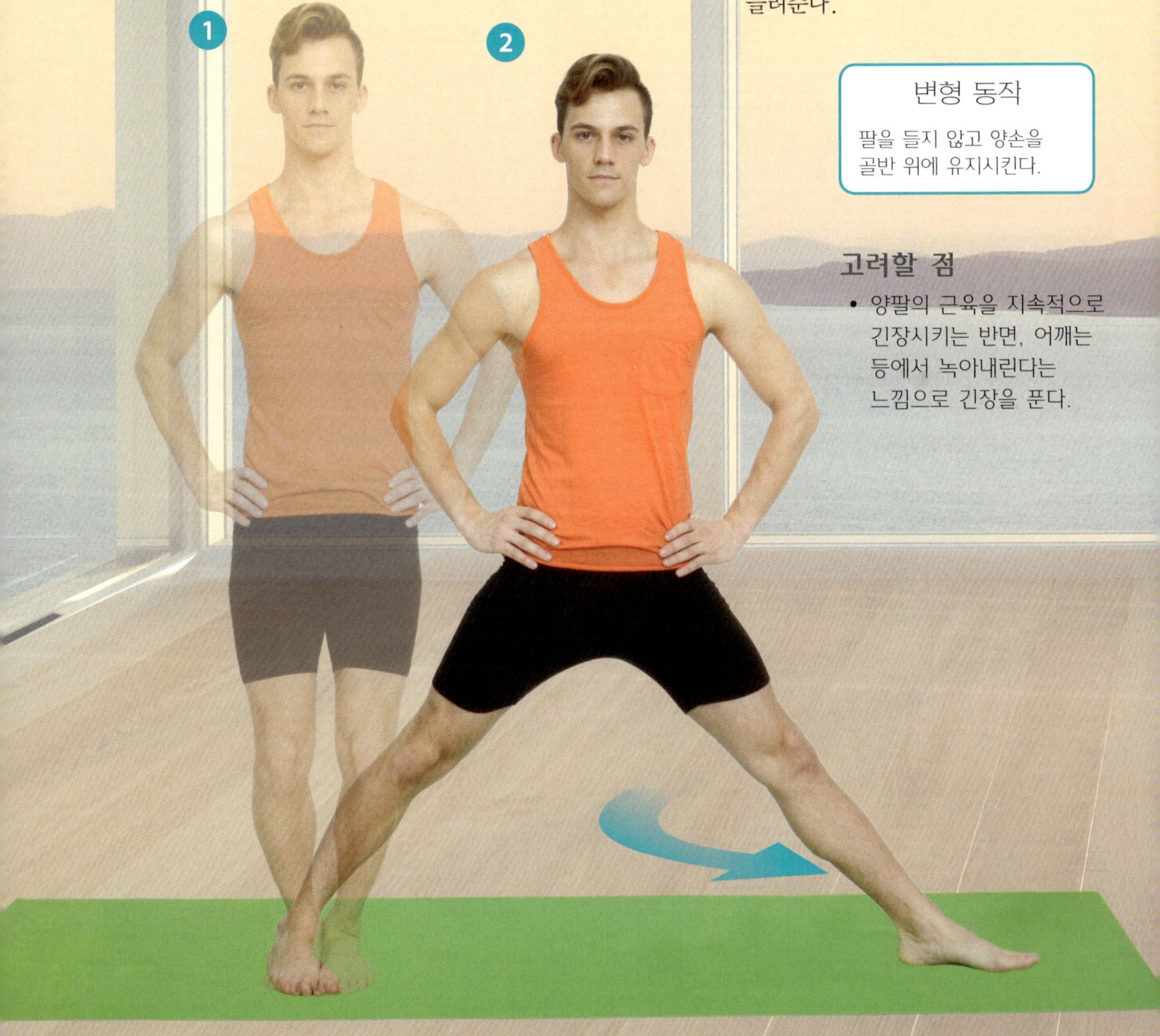

1 단계 매트의 긴 면을 향하고 매트의 중앙에 선다.

2 단계 팔을 옆으로 뻗었을 때 발이 손목 아래에 위치하도록 다리를 벌리고 선다. 오른발 뒤꿈치가 바깥쪽을 향하도록 하고(역자 주: 오른 다리 전체를 살짝 내회전한다.) 왼다리 상부 허벅지부터 외회전하여 왼 발끝이 바깥을 향하도록 한다.

3 단계 숨을 들이쉬면서 가슴을 확장하고, 팔을 들어올리면서 손가락 끝까지 늘려준다.

> **변형 동작**
>
> 팔을 들지 않고 양손을 골반 위에 유지시킨다.

고려할 점

- 양팔의 근육을 지속적으로 긴장시키는 반면, 어깨는 등에서 녹아내린다는 느낌으로 긴장을 푼다.

4 단계 숨을 내쉬고 왼 무릎을 굽혀 발목 위에 놓는다. 이때 무릎이 발목보다 앞으로 나가지 않도록 주의한다. 또한 체중심이 왼쪽에 치우치지 않도록 주의한다.

5 단계 오른 다리를 뻗고 발바닥 바깥쪽을 지긋이 누른다.

6 단계 왼손의 손끝 너머를 주시한다.

7 단계 양팔의 근육을 사용하면서 어깨는 부드럽게 내려놓는다.

8 단계 3번 호흡하는 동안 자세를 유지한다. 숨을 들이쉬고 내쉬면서 왼다리를 편다. 이때, 발가락이 전방을 향하게 한다. 양손을 골반에 놓고 깡충 뛰거나 걷듯이 오른 다리를 옮겨 두 발을 모은다.

작용 근육

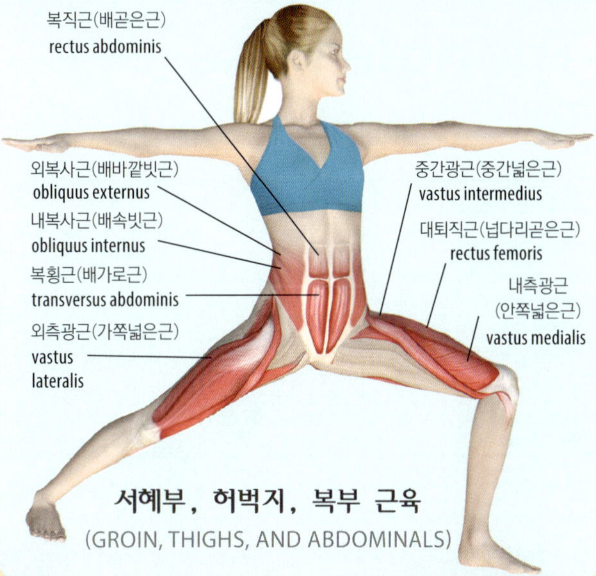

서혜부, 허벅지, 복부 근육
(GROIN, THIGHS, AND ABDOMINALS)

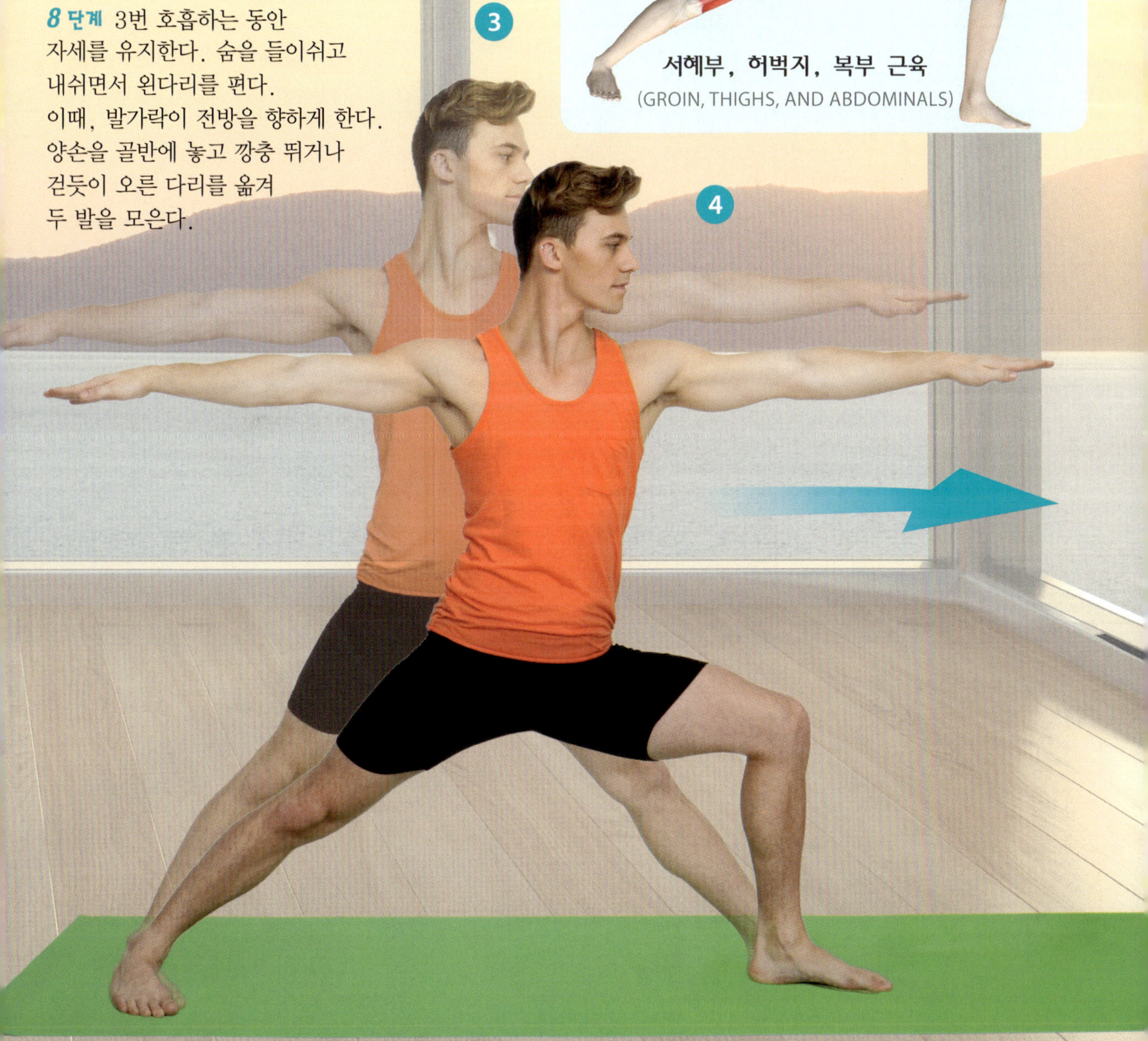

삼각 자세
Triangle Pose
Trikonasana(트리코나사나)

삼각 자세는 우아하고 힘찬 동작이다. 자세를 굳건하게 유지하는 동시에 신체를 신장하고 체간을 확장하는 것이 이 자세의 관건이다. 체간 중심에 에너지를 집중시키면서 다섯 방향으로 신체를 확장한다.

고려할 점

- 자세를 시작할 때 코를 흉골과 같은 선상에 위치한다. 목이 불편하지 않다면 위를 향해 들어올린 손을 바라본다.

1 단계 매트의 긴 면을 향하고 중앙에 선다.

2 단계 다리를 좌우로 벌리고 서서, 팔을 옆으로 뻗었을 때 발이 손목 아래에 위치하도록 한다. 오른발 뒤꿈치를 바깥으로 돌려주고, 왼다리 상부 허벅지부터 돌려서 왼 발끝이 바깥을 향하도록 한다.

3 단계 양 발을 지긋이 눌러 다리 근육을 활성화한다. 숨을 들이쉬며, 양팔을 옆으로 뻗는다. 척추를 길게 늘려준다.

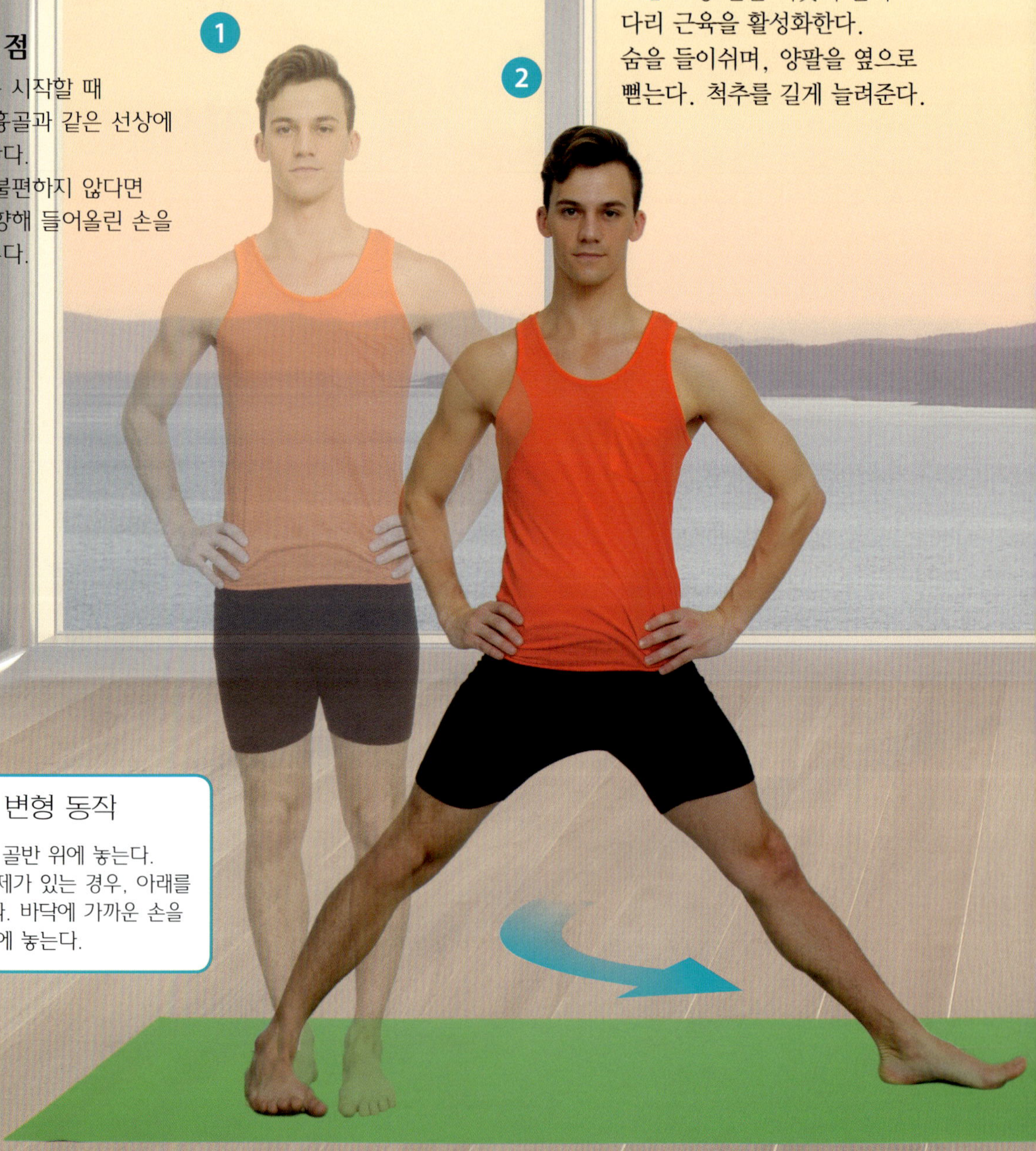

변형 동작

양 손을 골반 위에 놓는다. 목에 문제가 있는 경우, 아래를 바라본다. 바닥에 가까운 손을 블록 위에 놓는다.

4 단계 숨을 내쉬며, 골반을 오른쪽으로 보내고,
왼쪽 골반을 경첩을 접듯이 굴곡시킨다.
척추를 오른 다리 위로 보낸다.

5 단계 왼손을 내려 왼다리 종아리나 오른 종아리 후방으로 매트 위에 놓는다. 블록 위에 손을 놓아도 무방하다.
동시에, 오른팔을 천장을 향해 뻗는다.

6 단계 뒤로 기대면서 가슴을 연다.
흉골이 하늘을 향하도록 체간을 회전한다.

7 단계 3번 호흡을 하면서 자세를 유지한다.
그 다음 숨을 들이쉬고 내쉬면서,
양 발을 지긋이 누르고 배꼽을 척추로 당긴다.
옆으로 굽혔던 체간을 들어올려
체중심에 위치시킨다.
발가락이 앞을 향하도록 다리를
회전하고 양팔을 내린다.
반대 방향으로 자세를 반복한다.

작용 근육

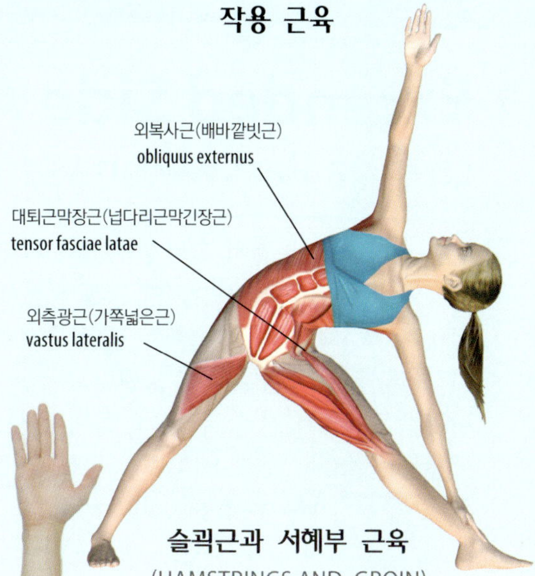

슬괵근과 서혜부 근육
(HAMSTRINGS AND GROIN)

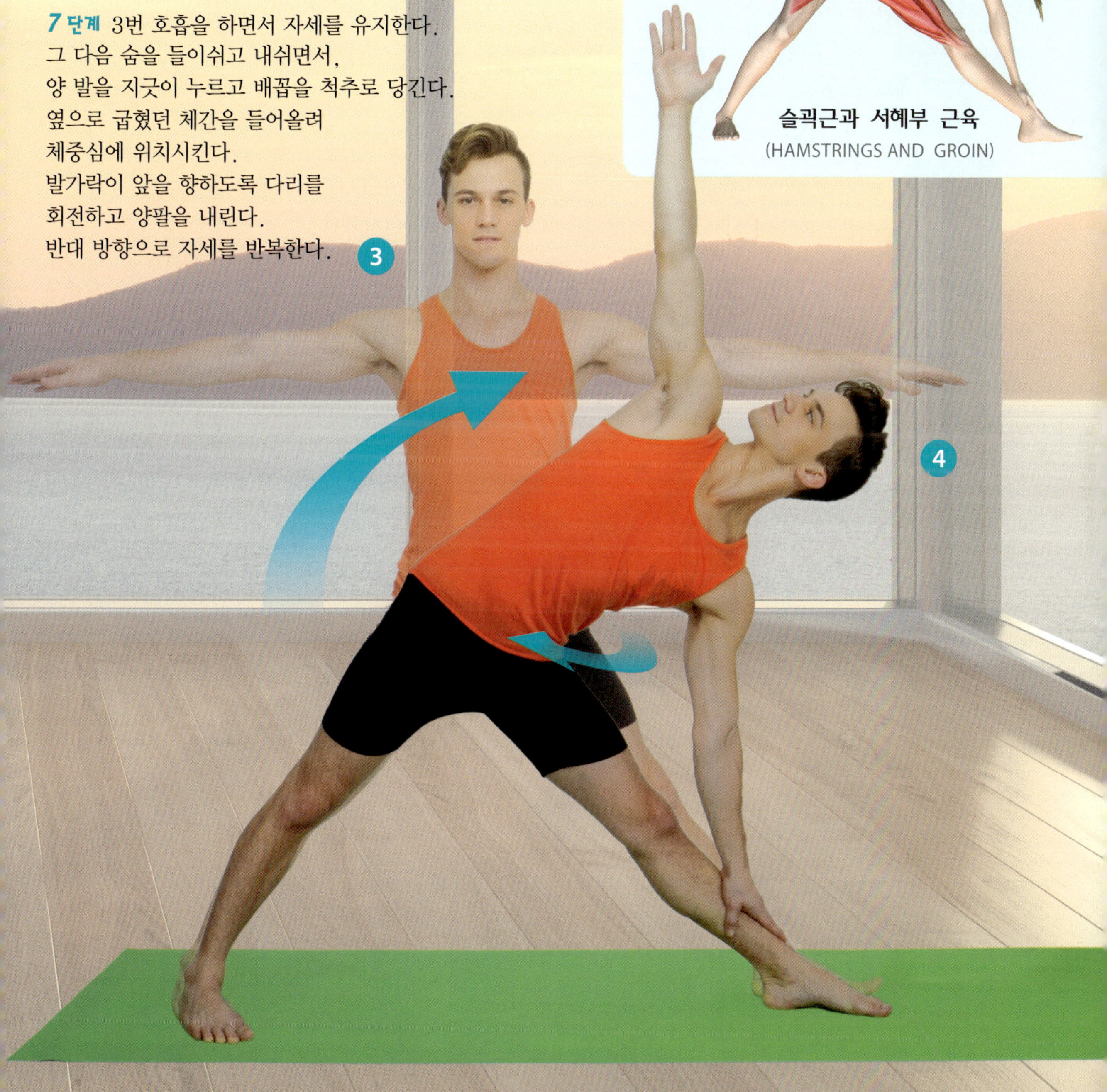

측면 확장 자세
Extended Side Angle
Utthita Parsvakonasana(웃디타 파르스바코나사나)

측면 확장 자세는 전사 자세 2와 삼각 자세가 합쳐진 동작으로, 유연성과 근력을 한 단계 상승시켜 준다. 자세가 완성되면 3번 호흡하는 동안 유지하는 것으로 시작해서 점차 호흡 횟수를 늘린다.
나가는 단계에서 전사 자세 2로 돌아가면서 굽힌 앞쪽 무릎을 유지하는 것에 유의한다. 목적의식을 가지고 각 단계의 자세를 우아하게 취한다.

1 단계 매트의 긴 면을 향해 중앙에 선다. 다리를 좌우로 벌리고 서서, 팔을 옆으로 뻗었을 때 발이 손목 아래에 위치하도록 한다.

2 단계 오른발 뒤꿈치를 바깥으로 돌려주고, 왼다리 상부 허벅지부터 돌려서 왼 발끝이 바깥을 향하도록 한다.

3 단계 숨을 들이쉬면서 팔을 양 옆으로 들어올려 손가락 끝까지 늘려준다. 척추를 길게 늘리며 체간을 확장하고 숨을 내쉰다. 왼 무릎을 굽혀 발목 위에 위치시키면서, 무릎에서부터 발의 바깥쪽 가장자리를 향해 지긋이 누른다.

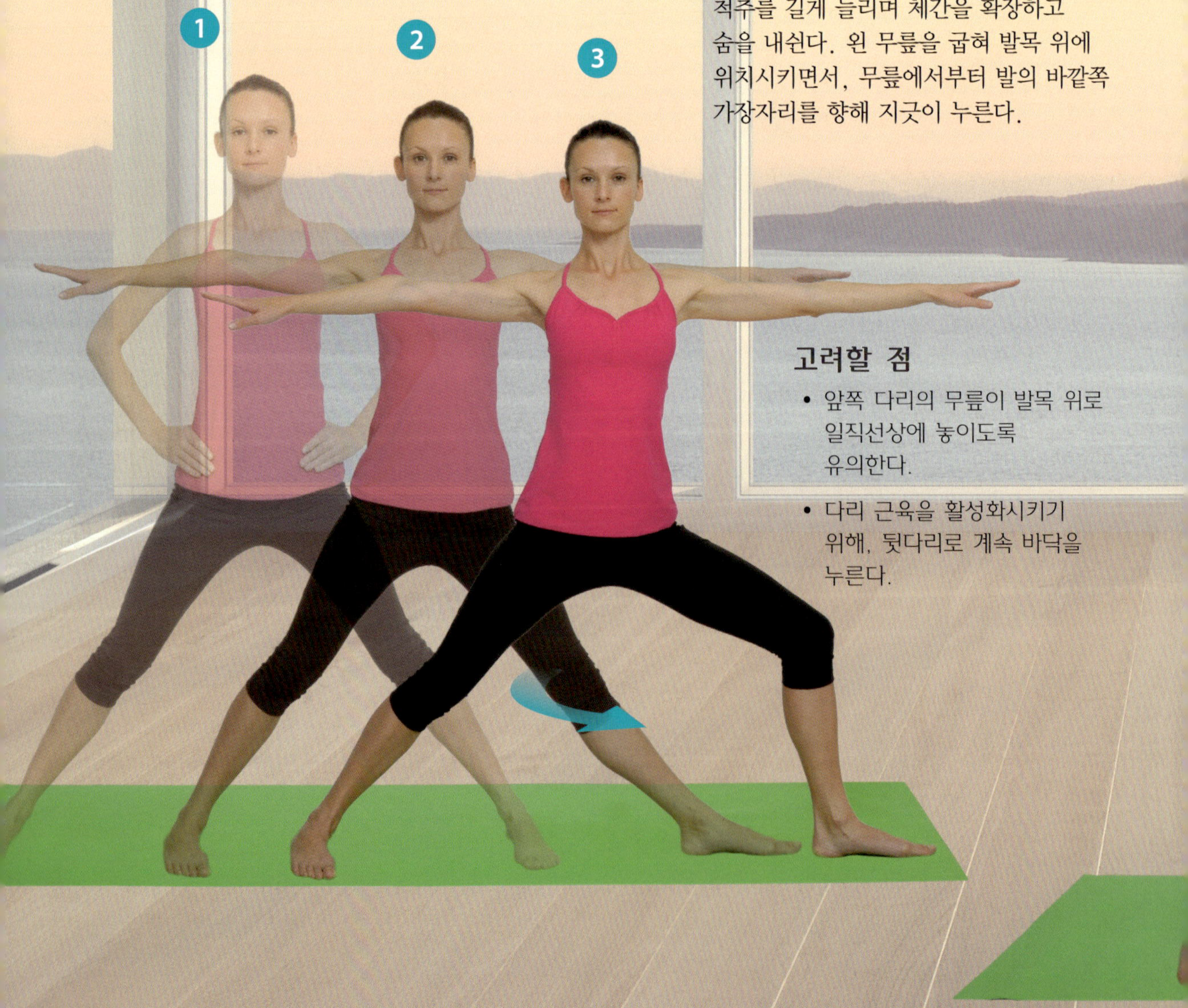

고려할 점

- 앞쪽 다리의 무릎이 발목 위로 일직선상에 놓이도록 유의한다.
- 다리 근육을 활성화시키기 위해, 뒷다리로 계속 바닥을 누른다.

작용 근육

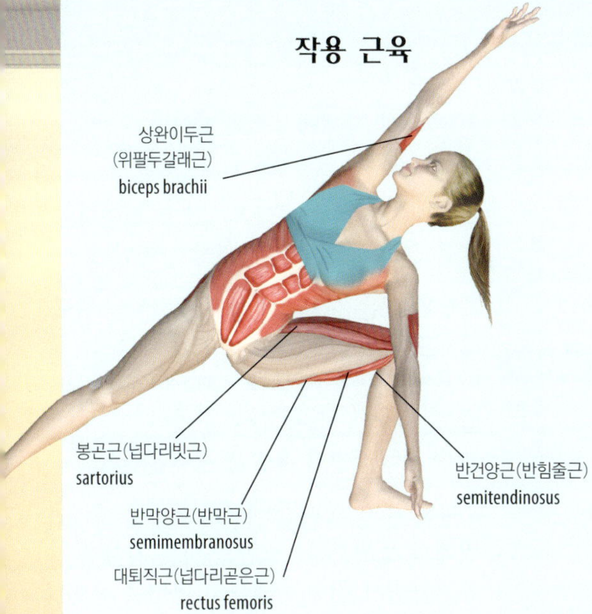

복부 근육과 슬괵근

(ABDOMINALS AND HAMSTRINGS)

6 단계 가슴이 열리도록 양 견갑골을 등 한가운데 모아준다.

7 단계 자세를 유지하며 세 번 호흡한다. 숨을 들이쉬고, 발바닥을 지긋이 누르면서, 다리 근육 활성화에 집중한다. 숨을 내쉬면서, 체간을 들어올려 전사 자세 2로 돌아간다. 왼다리를 펴고, 다리 근육을 회전하여 발가락이 신체 전방을 향하도록 한다. 양손을 골반에 놓고 깡충 뛰거나 걷듯이 두 발을 모은다.

4

4 단계 왼팔의 선완(torearm)을 왼 허벅지 위에 놓는 동안 체간을 똑바르게 유지한다. 오른팔을 오른다리에서부터 길게 늘려주면서 손바닥은 천장을 향하도록 하고 귀 위로 들어올린다.

5 단계 오른발 바깥 가장자리부터 오른 손가락 끝까지 길게 늘린다.

변형 동작

아래쪽 팔을 허벅지 대신에 블록에 얹는다.

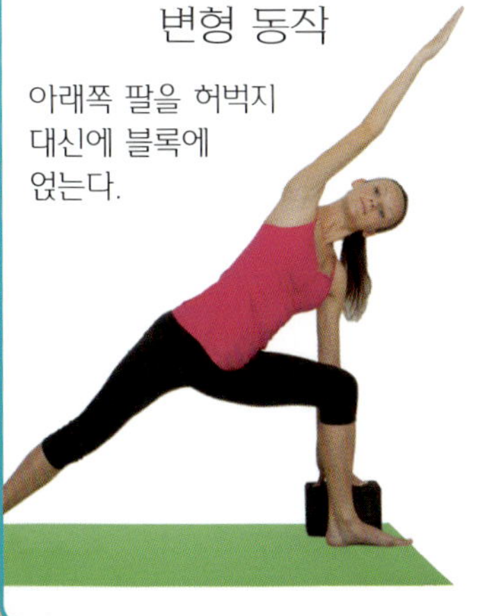

강한 옆구리 늘리기 자세

Intense Side Stretch

Parsvottanasana(파르스보타나사나)

이 자세의 형태와 이름은 언뜻 잘 연결되지 않는다. 이 자세는 다리 근육 전체를 사용해야 하고 특히 앞 다리의 뒤쪽(슬괵근)을 확실하게 늘려 주어야 한다. 일단 여기까지 잘 이루어진다면, 머리 꼭대기부터 길게 뻗어, 그 이름처럼 신체 좌우 양 옆을 스트레칭하는 데에 초점을 둔다. 어깨를 골반으로부터 멀리 보내, 늑골의 공간을 확장시킨다.

1 단계 산 자세에서 시작하여, 오른발을 90 cm가량 뒤로 보낸다.

2 단계 뒷다리를 바깥 방향으로 회전하여 각을 잡고 발의 가장자리를 누른다.

3 단계 양손을 골반에 놓고 팔꿈치를 뒤로 당긴다. 골반은 양 옆 높이를 맞추고 바르게 정면을 향한다. 양발을 지긋이 밟고, 다리 근육을 위로 당긴다. 숨을 들이쉬면서 흉골을 들어올린다.

4 단계 숨을 내쉬고 천천히 척추를 왼다리 위에서 늘려준다. 골반의 바른 자세를 유지하면서 천천히 앞으로 골반을 굽힌다. 이때, 등을 편평하게 유지한다.

5 단계 양손을 골반 위에 유지하고 견갑골을 서로 가깝게 조여주면서 양 어깨를 늘려준다.

1

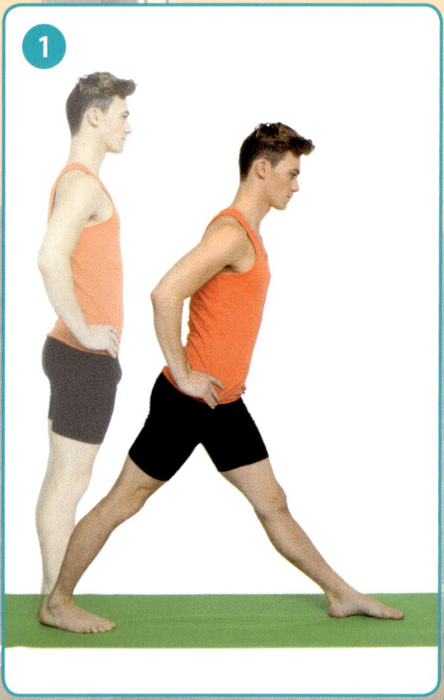

3

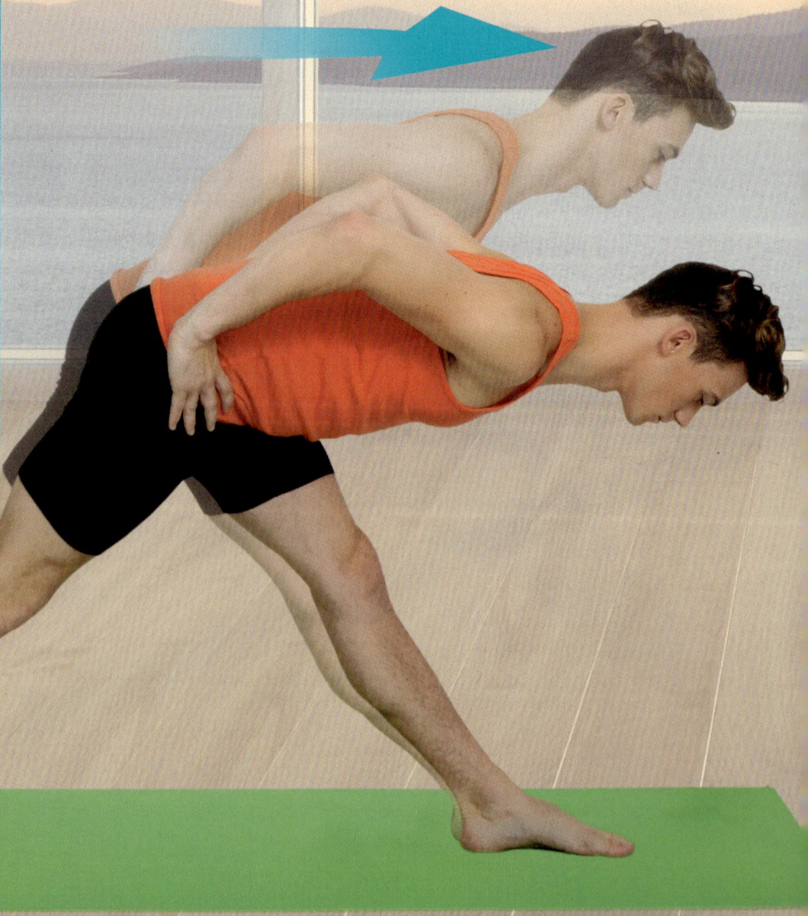

6 단계 손끝의 긴장을 풀고 바닥이나 블록 위에 놓는다.

7 단계 골반의 위치를 계속적으로 바르게 유지하고 다리의 근육 전체를 사용하는데 주의를 기울인다.

8 단계 3번 호흡하는 동안 자세를 유지하고, 나가는 단계에서 다리 근육에 다시 한번 집중하면서, 배꼽을 척추 방향으로 당긴다. 양손을 골반 위로 옮기고 팔꿈치를 뒤로 당기면서 숨을 들이쉰다.

9 단계 숨을 내쉬며, 발을 지긋이 밟고, 체간을 들어올려 신체를 똑바른 자세로 펴준다.

10 단계 뒷다리를 앞으로 보내면서 산 자세로 돌아온다.

작용 근육

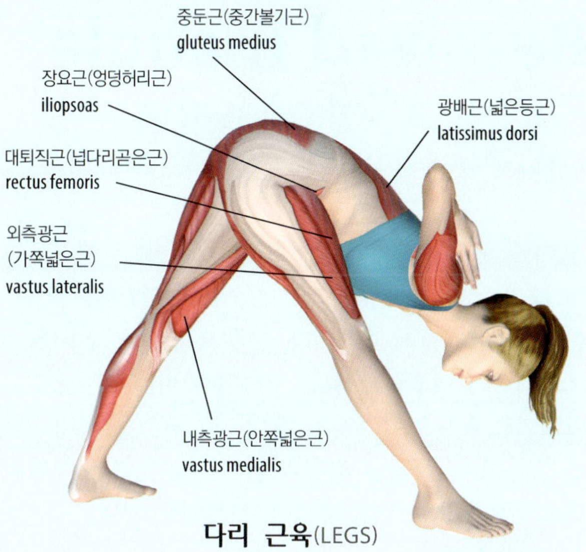

다리 근육(LEGS)

변형 동작

양 손을 블록 위에 놓는다.

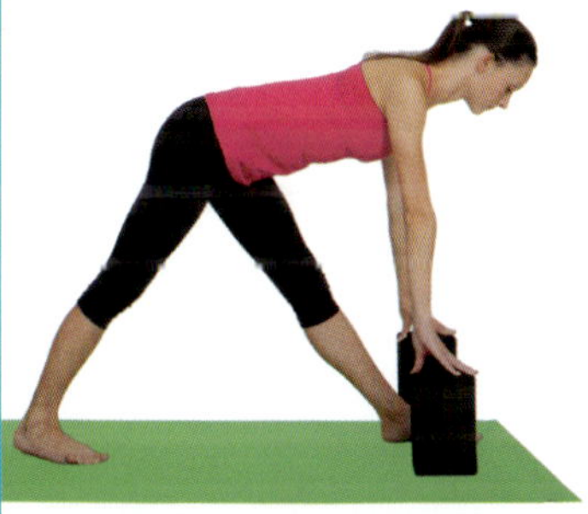

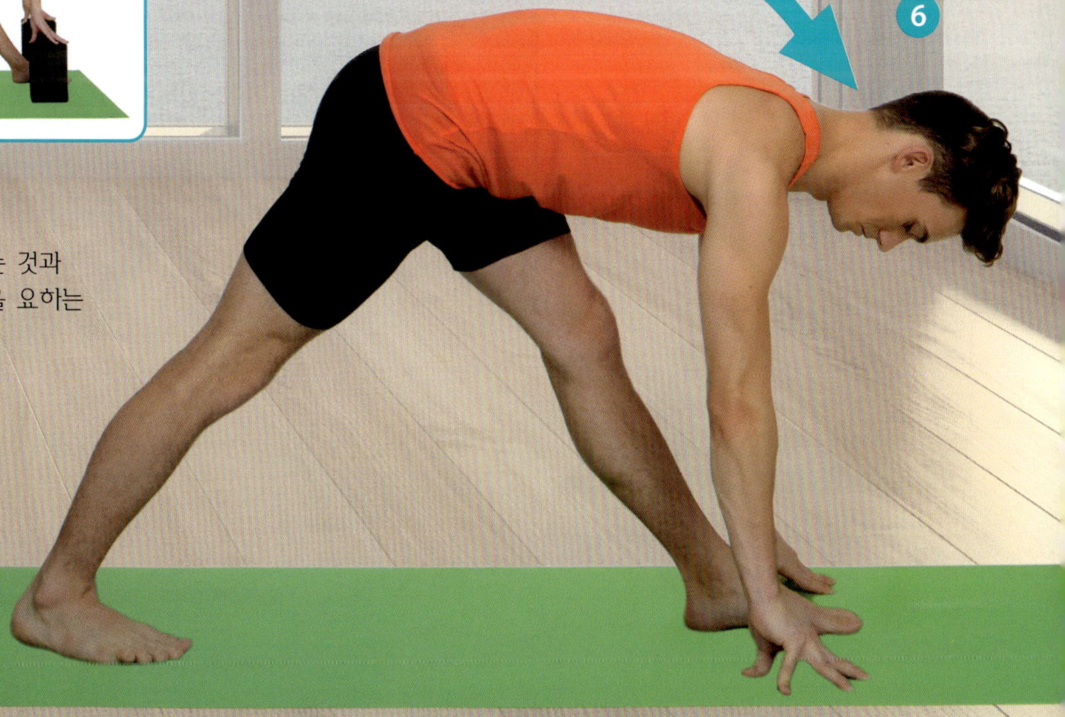

고려할 점

- 이 동작은 보이는 것과 달리 많은 노력을 요하는 자세이다.

회전 삼각 자세

Revolved Triangle

Parivrtta Trikonasana

(파리브르타 트리코나사나)

회전 삼각 자세는 난이도가 높은 자세이다. 왜냐하면, 이 자세는 선 자세, 전굴 자세, 비틀기 자세를 모두 한데 합쳐 놓았기 때문이다. 골반은 정면을 향하게 유지하면서 척추의 중앙과 상부에서 비틀기가 일어나도록 노력한다. 그러는 동안, 균형을 쉬이 잃을 수 있으므로, 동작을 천천히 완전 몰입하여 시행한다. 필요하다면 벽을 이용해 등을 지지해도 된다.

1 단계 산 자세에서 시작하여, 왼발을 90 cm가량 뒤로 보낸다. 발을 살짝 바깥을 향하도록 각을 잡고 바깥 가장자리를 지긋이 밟는다.
양손은 골반 위에 놓고 팔꿈치는 뒤로 당긴다.
골반은 양 옆 높이를 맞추고 바르게 정면을 향한다.
양발을 지긋이 누르면서 다리 근육을 위로 당긴다.
숨을 들이쉬면서 흉골을 들어올린다.

변형 동작

아래쪽 손을 블록 위에 놓거나 발 안쪽에 위치하고, 위쪽 손은 골반에 놓는다. 목에 문제가 있는 경우, 천장이 아니라 전방을 주시한다.

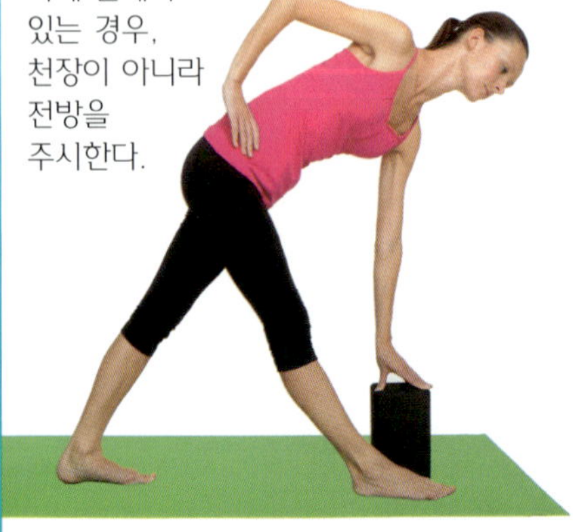

2 단계 숨을 내쉬고 천천히 척추를 오른다리 위에서 늘려준다. 골반의 바른 자세를 유지하면서 천천히 앞으로 골반을 굽힌다. 이때, 등을 편평하게 유지한다.

3 단계 앞다리 위에서 체간을 회전하면서, 왼손을 오른다리 종아리로 가져온다. 본인 수준에 맞춰 왼손을 바닥이나 오른다리 바깥에 놓은 블록 위에 놓을 수 있다.

4 단계 양 골반의 자세를 비틀리지 않고 바르게 유지하도록 노력한다. 왼쪽 골반이 바닥으로 향하지 않도록 최대한 노력한다.

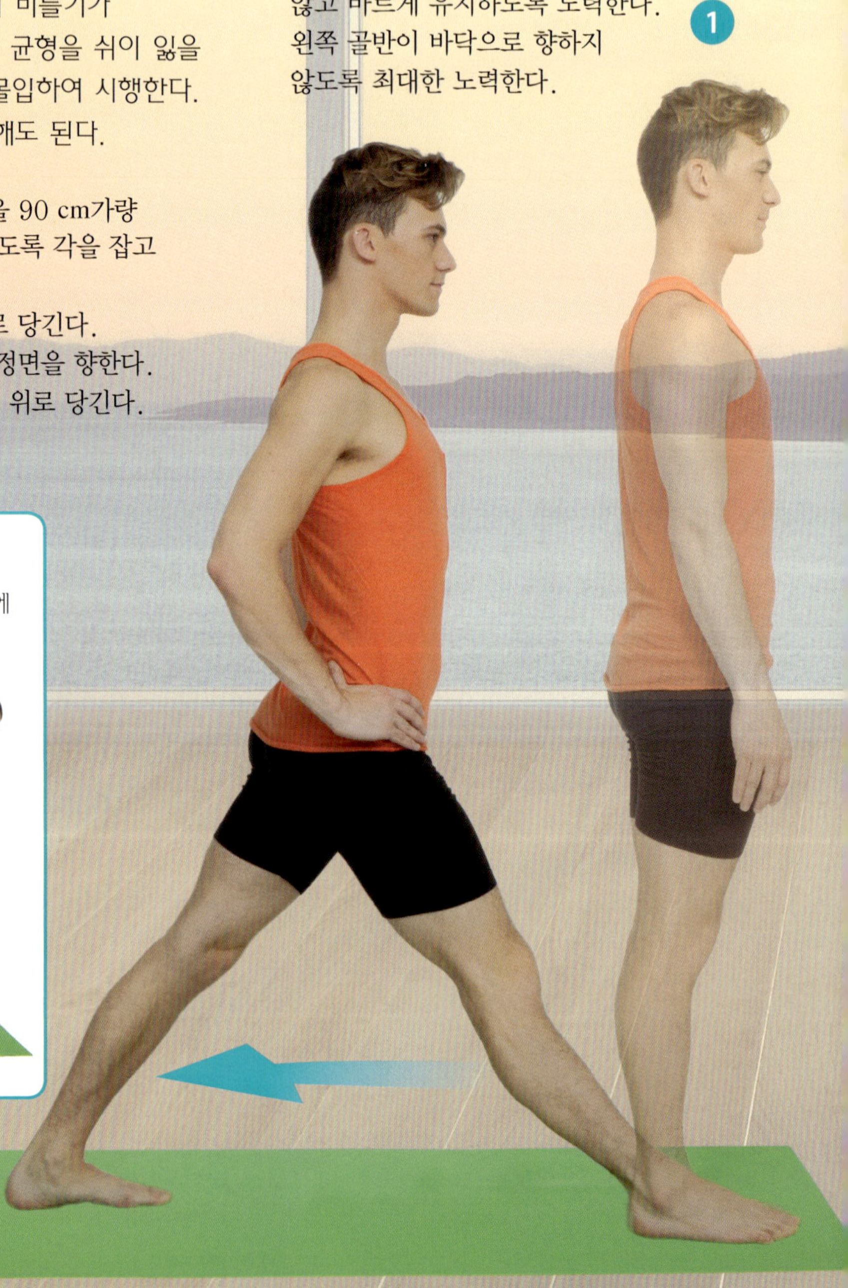

5 단계 목이 편안한 범위 내에서 천장을 바라보는 동시에 견갑골을 당겨 모으고 가슴을 연다. 오른팔을 들어올리고 손바닥이 신체 앞쪽을 향하도록 한다.

6 단계 3번 호흡하는 동안 자세를 유지하고, 나가는 단계에서 다리 근육에 다시 한번 집중하면서, 배꼽을 척추 방향으로 당긴다. 양손을 골반 위로 옮기고 팔꿈치를 뒤로 당기면서 숨을 들이쉰다.

7 단계 숨을 내쉬며, 발을 지긋이 밟고, 체간을 들어올려 신체를 똑바른 자세로 펴준다.

8 단계 뒷다리를 앞으로 보내면서 산 자세로 돌아온다.

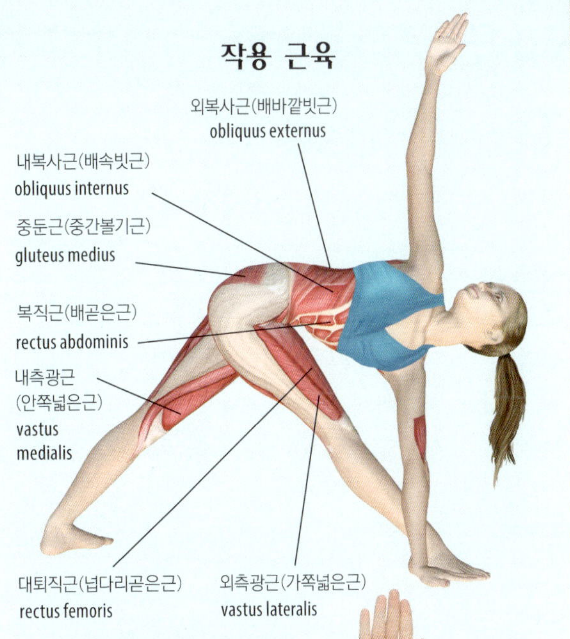

복근과 허벅지 근육
(ABDOMINALS AND THIGHS)

주의사항

- 허리나 천골(sacrum)에 문제가 있는 경우 이 자세는 하지 않는다.

고려할 점

- 선 자세, 전굴 자세, 비틀기 자세가 결합된 어려운 자세이다. 이 자세가 편안해지기까지 몇 년이 걸릴 수도 있다.

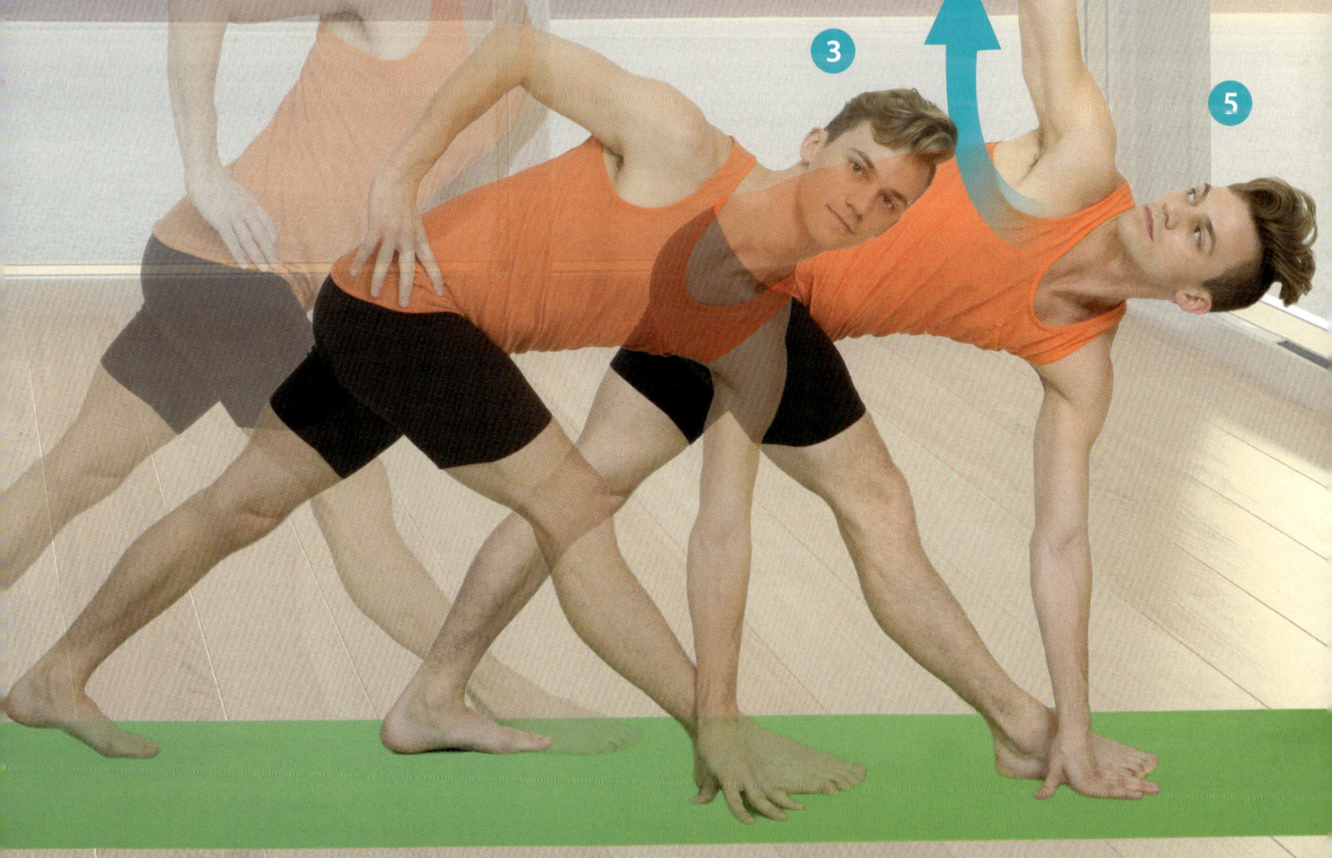

나무 자세
Tree Pose
Vrksasana(브르크사사나)

나무 자세는 대표적인 균형 자세이다. 다양한 수준이 포함되어 있는 자세이므로 누구에게나 적합하다. 자세의 균형을 잡기 위해서는, 발, 다리, 코어의 근력이 요구된다. 팔 동작을 다양하게 변형하면서 신체 균형의 변화를 느껴보자. 눈을 감고 자세를 취하면 난이도를 더욱 높일 수 있다.

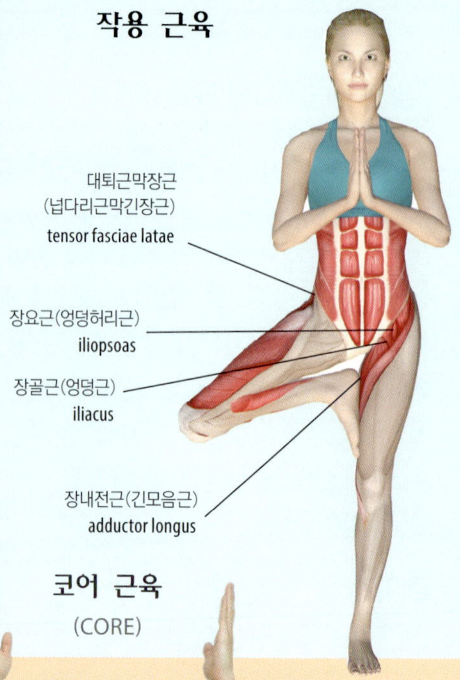

1 단계 산 자세로 선다. 응시점(focus point, drishti)을 정한다.

2 단계 오른다리 근육을 긴장시킨다. 골반은 좌우 높이를 같게 정면을 향해 바르게 위치시킨다. 왼무릎을 바깥으로 보내면서 왼발을 높이 들어올려 오른쪽 서혜부나 오른무릎 위 허벅지 안쪽에 놓는다. 발과 허벅지를 서로 단단히 누르고, 왼무릎을 뒤로 당긴다. 골반은 흔들림 없이 안정화한다.

3 단계 몸의 양 옆에 위치한 두 팔의 근육을 활성화시키고 손바닥을 바깥쪽으로 향하게 한 뒤 신체 측면에서부터 머리 위로 길게 뻗어 올린다. 이때 양손은 어깨 너비만큼 벌린다. 꼬리뼈를 아래로 늘리고 체간을 꼬리뼈로부터 멀리 들어올린다. 다리에서부터 손끝까지 길게 늘린다.

4 단계 세 번 호흡하는 동안 자세를 유지한 뒤, 양팔을 측면으로 내린다. 왼다리의 긴장을 풀고 바닥에 내려놓으며 산 자세로 돌아간다.

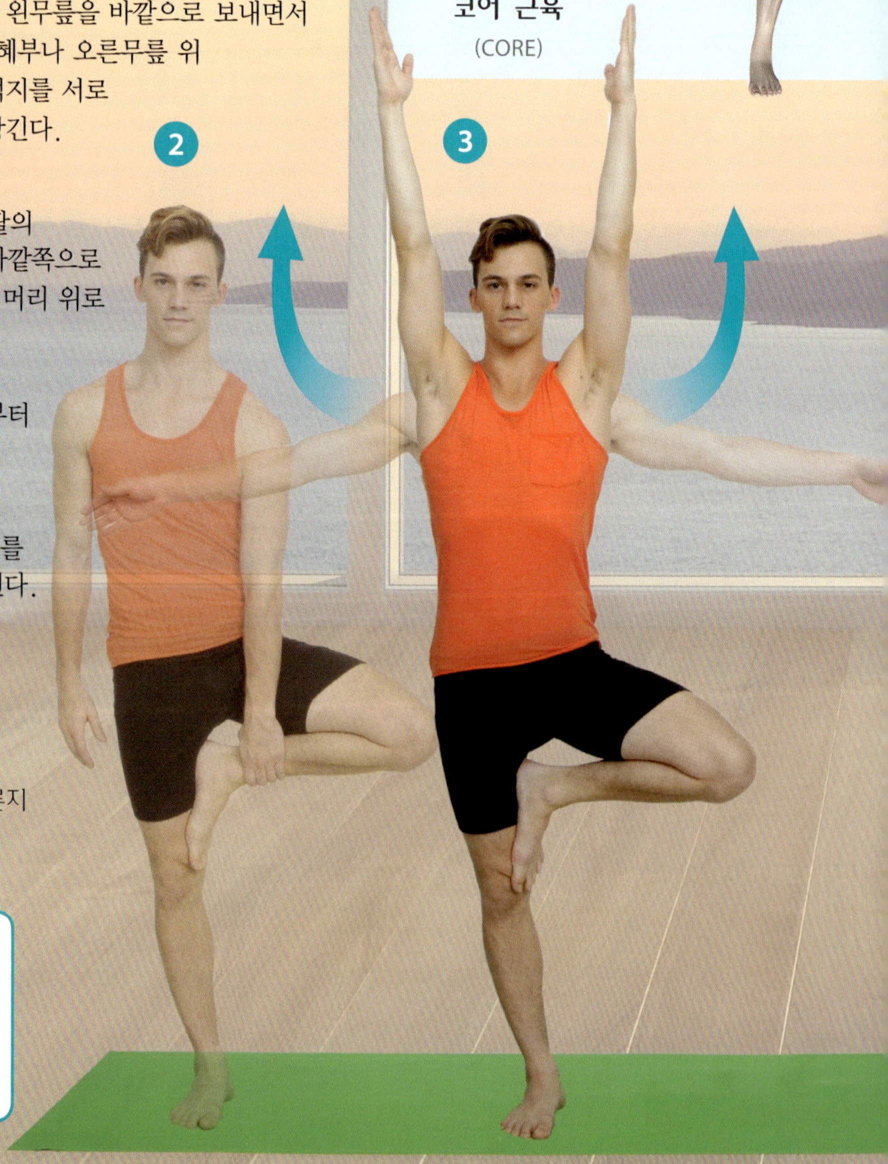

고려할 점

- 양손으로 골반의 정렬이 올바른지 확인할 수 있다.

변형 동작

이 동작을 쉽게 하려면, 킥스탠드, 블록, 또는 벽을 사용해 신체를 지지하거나, 양 손을 골반에 놓아도 된다.

독수리 자세
Eagle Pose
Garudasana(가루다사나)

독수리 자세가 익숙하지 않은 초보자라면, 팔과 다리가 따로 노는 것처럼 뒤죽박죽인 느낌이 들 수 있다. 이 자세에서 팔과 다리의 동작은 좌우로 반대 방향이다. 동작이 너무 헛갈린다면 걱정하지 말고 좌우 전환 시, 단순하게 팔다리를 다른 방향으로 교차하도록 한다. 스폰지를 쥐어짜는 것처럼 중심선을 향해 전신을 조이는데 집중한다.

1 단계 산 자세에서 시작한다. 양손을 골반 위에 놓는다. 왼다리를 펴주고 발목을 아래로 향한다. 체중을 오른쪽으로 가져오고 오른 무릎을 구부린다. 왼다리를 들어올려 오른 허벅지 위로 둘러 감아준다. 유연성에 따라 왼발을 오른발목 뒤로 걸어준다. 다시 균형을 잡고 골반을 바르게 위치시킨다.

2 단계 양팔을 좌우로 벌리고 손가락이 천장을 향하도록 팔꿈치를 구부린다. 왼팔을 오른팔 아래로 교차하면서 전완을 감싸고 손바닥을 포갠다. 이때 손끝은 위를 향하고, 팔꿈치는 어깨 높이에 위치시킨다.

3 단계 무릎을 구부린 자세를 유지하고 고관절을 굴곡한다. 골반은 정면을 향해 똑바르게 유지한다.

4 단계 세 번 호흡하는 동안 자세를 유지한다. 숨을 들이쉬며 교차된 팔과 다리를 풀어준다. 내쉬는 호흡에 산 자세로 돌아온다.

작용 근육

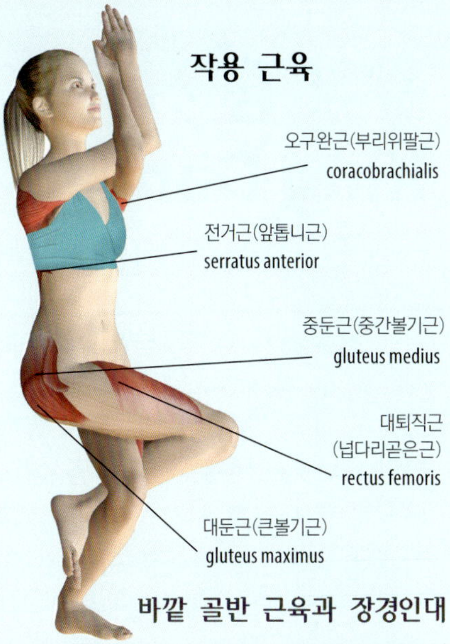

바깥 골반 근육과 장경인대

(OUTER HIP AND ILIOTIBIAL BAND)

주의사항

- 선 다리 무릎이 발끝과 같은 방향을 향하도록 유지한다.

고려할 점

- 무릎이 편안하지 않다면 자세를 바로 풀어준다.

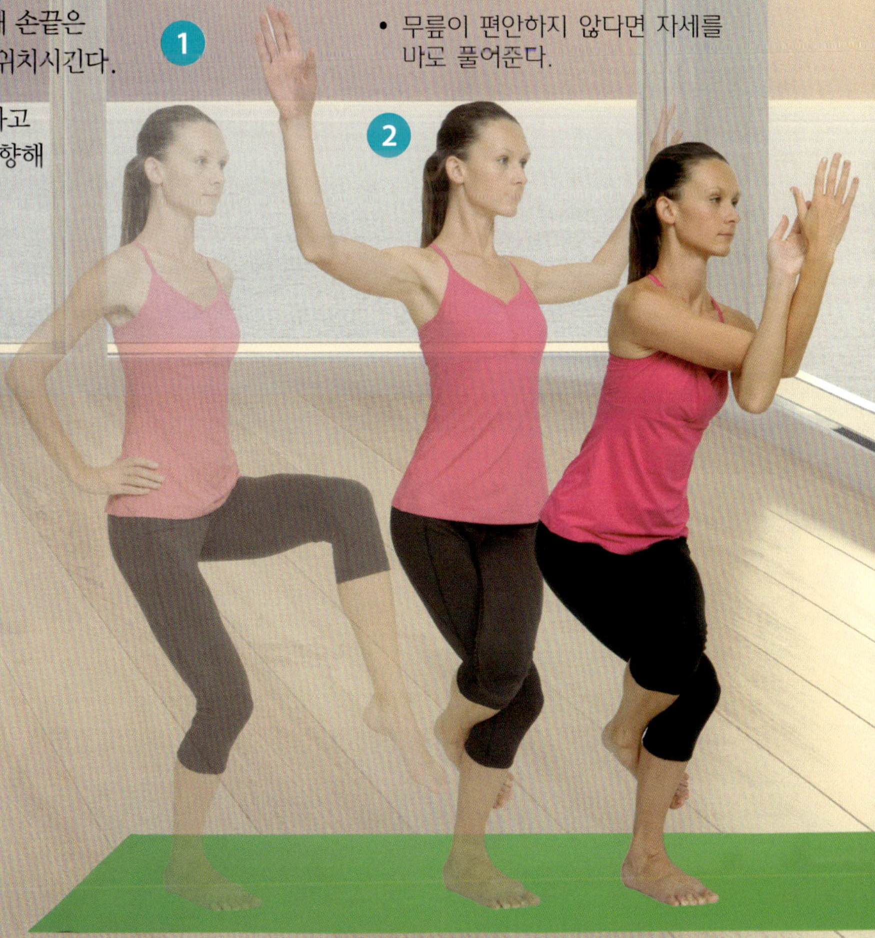

변형 동작

들어올린 발끝에 블록을 놓아 안정감을 더할 수 있다. 다리나 팔 중 한 군데만 교차해도 된다.

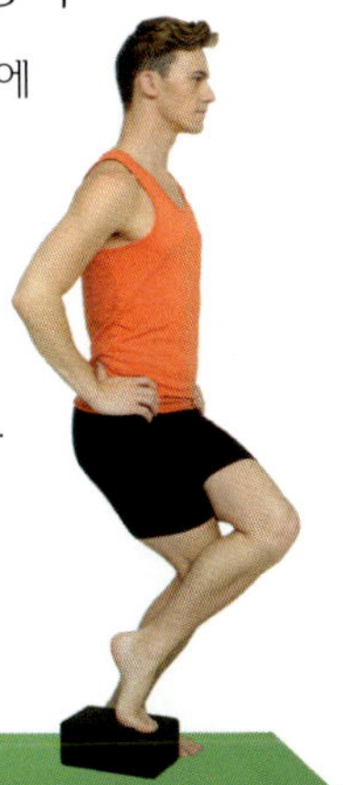

왕의 춤 자세
King Dancer
Natarajasana(나타라자사나)

왕의 춤 자세는 점차적으로 난이도를 높이며 시행할 수 있기 때문에 모든 수준의 수련자가 할 수 있는 자세 중 하나이다. 뒤쪽에 위치한 다리, 고관절, 어깨, 등에 유연성이 요구되며, 동시에 한 다리로 서서 균형을 유지해야 한다! 자세를 취하는 동안, 균형이 약간 흐트러지고 신체가 어느 정도 흔들리는 것은 허용한다. “균형을 잡기 위한 노력”을 경험함으로써 근력뿐만 아니라 더 나아가 자세를 유지하는 균형능력을 기를 수 있다. 흔들림을 안고 가자!

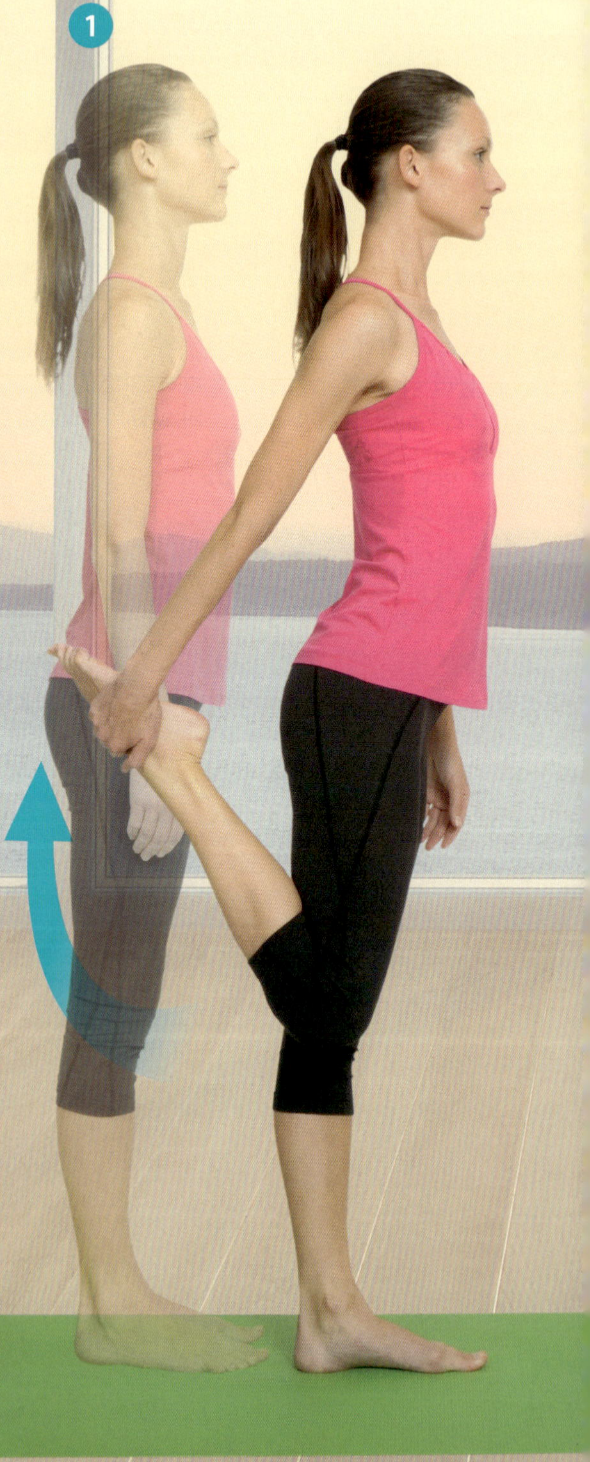

***1* 단계** 산 자세로 선다. 체중을 왼다리로 옮긴다. 오른 무릎을 굽히고 뒤꿈치를 엉덩이로 가져온 상태에서, 오른손으로 발목의 바깥쪽을 잡는다.

변형 동작

균형에 문제가 있는 경우, 발을 잡지 않은 손으로 벽을 지지하거나, 체간을 앞으로 숙이지 않은 채로 위로 쭉 펴준다.

고려할 점

- 팔을 위로 다리를 뒤로
  길게 늘려준 다음,
  체간을 앞으로 숙인다.

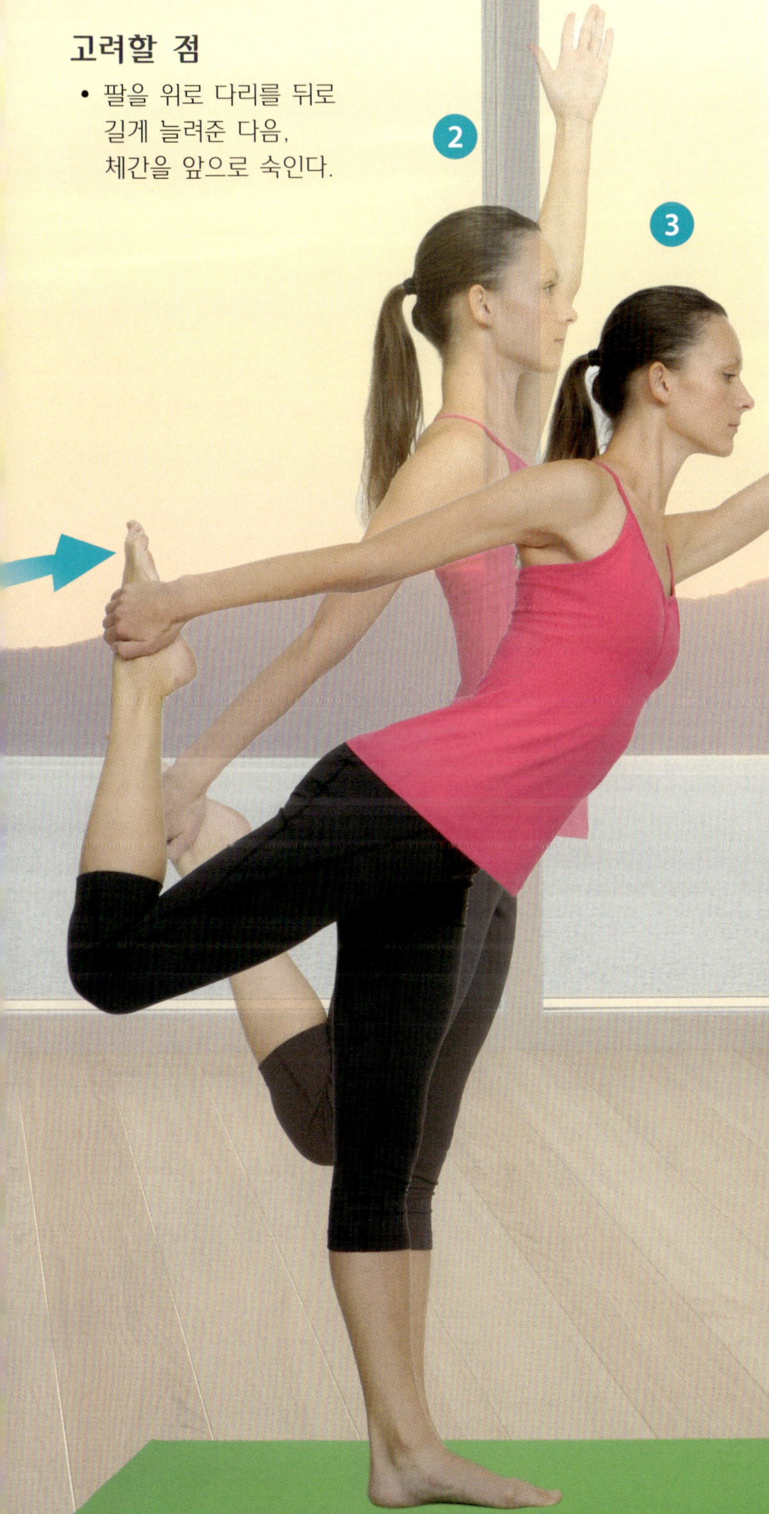

작용 근육

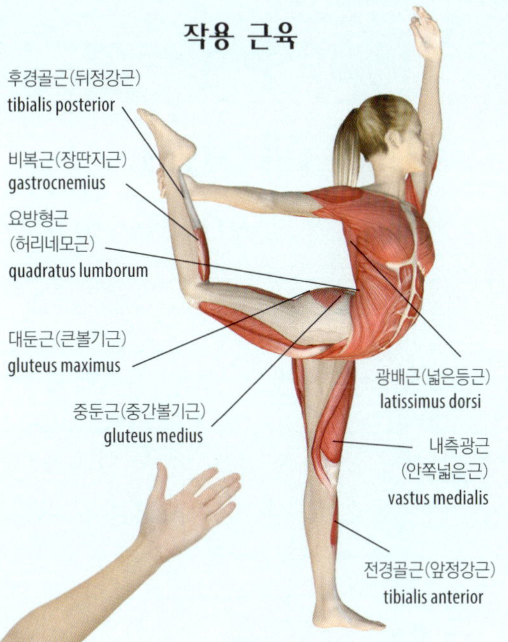

요근, 슬괵근, 장요근

(PSOAS, HAMSTRINGS, AND ILIOPSOAS)

***2* 단계** 왼팔을 들어올리고 손바닥이 앞을 향하도록 한다. 골반과 무릎 정렬을 다시 한번 바르게 한다. 꼬리뼈를 아래로 늘려준다.

***3* 단계** 왼팔과 신체 왼쪽을 지속적으로 길게 뻗으면서, 오른손으로 잡고 있는 오른발을 뒤로 보낸다.
오른 허벅지 앞쪽으로 약간의 스트레칭이 느껴질 때까지 뒤로 보낸다.

***4* 단계** 골반에서부터 앞으로 숙인다. 이때 골반의 좌우 위아래 정렬을 바르게 한다.

***5* 단계** 호흡을 세 번 반복하는 동안 자세를 유지한다. 의식을 집중하여 등을 수직으로 세워주면서 잡고 있는 발을 놓아준다. 팔을 내리면서 산 자세로 돌아온다.

반달 자세
Half Moon
Ardha Chandrasana(아르다 찬드라사나)

모든 균형 자세들 중에서, 반달 자세는 특히나 집중과 의지(determination)가 필요한 동작이다.
하지만 일단 자세를 취하면 자유와 확장의 느낌을 가질 수 있다.
먼저, 아래 방향을 바라본다. 발가락이 정면을 향하고 무릎을 확실하게 발과 일직선 상에 놓는다.
뒤에 놓인 다리에 에너지를 집중시키면서 발바닥을 누른다.

***1* 단계** 전사 자세 2에서 시작한다. 오른손을 골반에 놓는다.

***2* 단계** 앞쪽에 놓은 왼발을 바라본다. 체중심을 앞발로 이동한 뒤 왼손을 발 앞으로 쭉 뻗어 바닥을 짚는다. 이때, 뒷다리가 앞쪽으로 움직이는 것을 어느 정도 허용한다.

***3* 단계** 앞 다리를 펴면서 뒷다리를 들어준다.

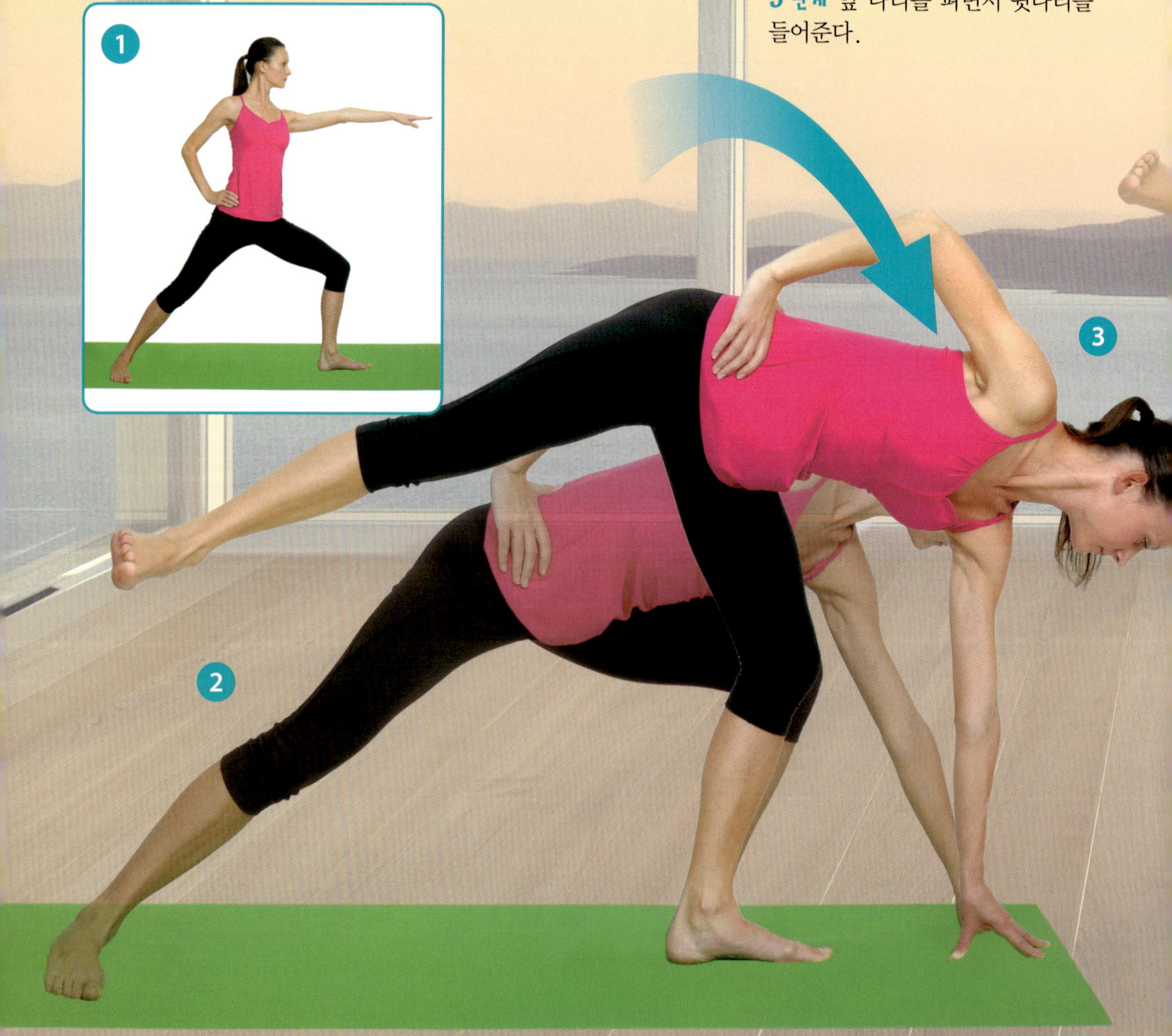

4 단계 왼손을 어깨 아래에 놓는다. 손끝을 바라본다.

5 단계 왼 골반을 열면서, 오른 골반을 일직선 상으로 쌓아 올리듯 위치시킨다. 위쪽 손은 골반 위에 놓거나 천장을 향해 손끝까지 곧게 뻗는다.

6 단계 나가는 단계에서 전사 자세 2로 돌아간다. 앞 무릎을 굽히고 들어올린 다리를 우아하게 조절하면서 내려놓는다.

작용 근육

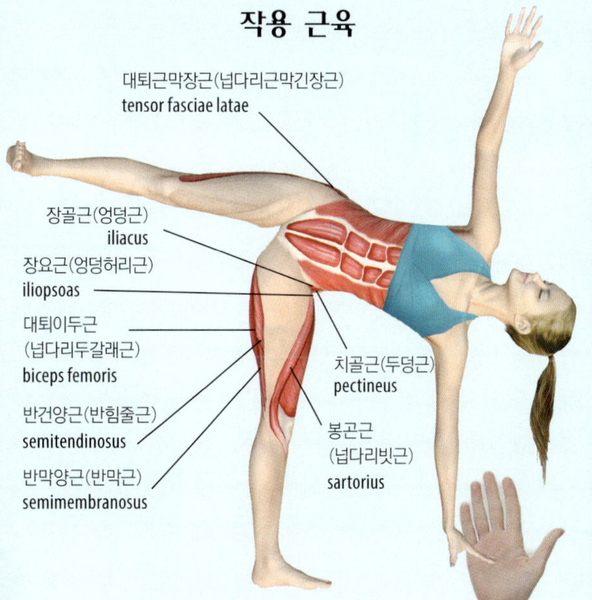

서혜부 근육(GROIN)

변형 동작

블록을 사용해 바닥을 짚는다. 남은 한 손은 골반 위에 놓는다. 목통증이 있다면 아래를 주시한다.

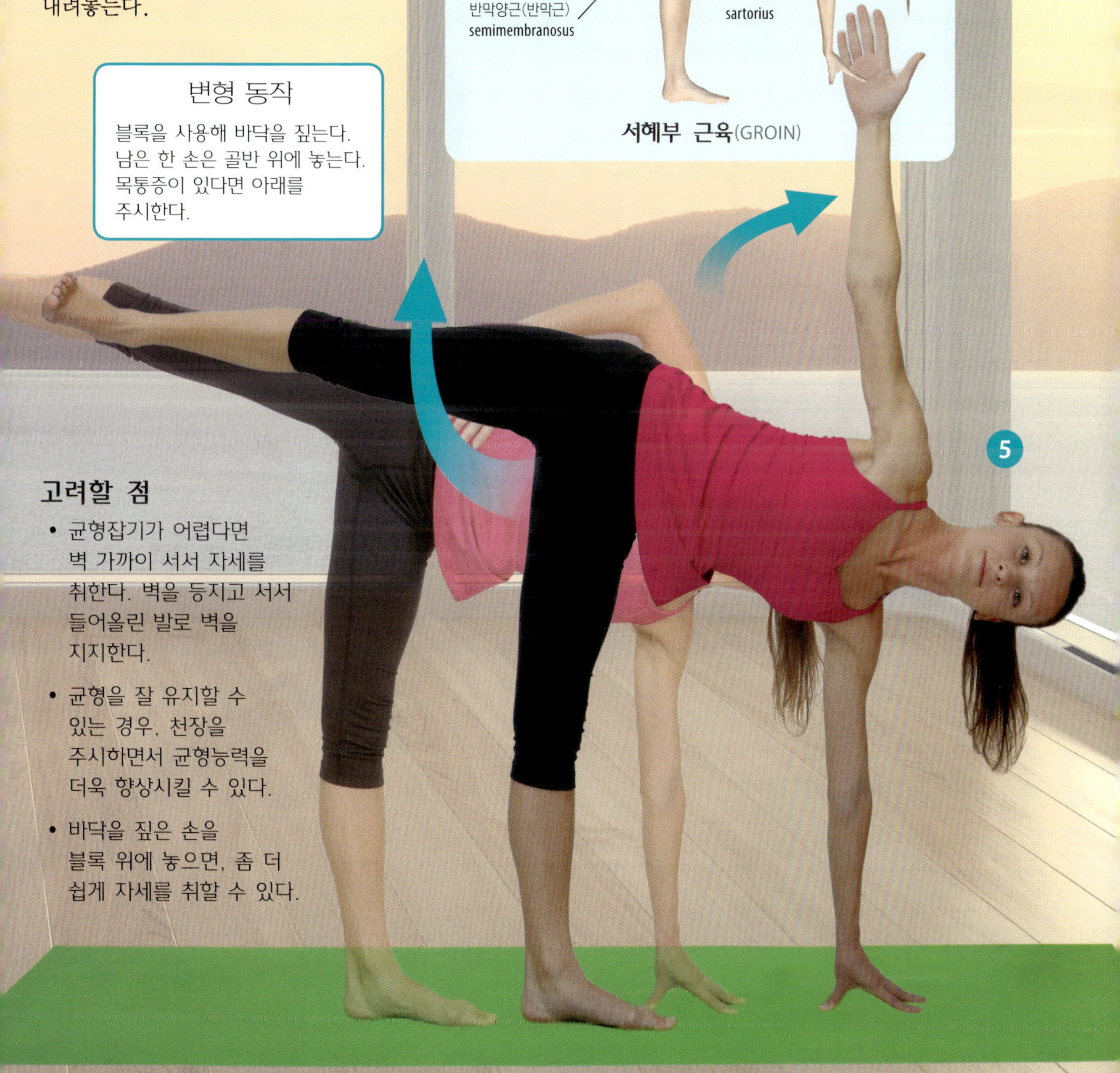

고려할 점

- 균형잡기가 어렵다면 벽 가까이 서서 자세를 취한다. 벽을 등지고 서서 들어올린 발로 벽을 지지한다.
- 균형을 잘 유지할 수 있는 경우, 천장을 주시하면서 균형능력을 더욱 향상시킬 수 있다.
- 바닥을 짚은 손을 블록 위에 놓으면, 좀 더 쉽게 자세를 취할 수 있다.

전사 자세
Warrior III
Virabhadrasana III(비라바드라사나 3)

균형 자세를 훈련하면 겸손함을 배울 수 있다. 같은 자세임에도 매일 아주 다르게 느껴지기 때문이다. 전사 자세 3은 자세를 제대로 표현할수록 난이도가 높아진다. 쉬운 목표부터 성취해 나가도 좋다는 것을 잊지 말자. 처음 이 자세를 훈련하는 경우, 양손을 골반 위에 놓고 뒤 다리를 살짝 들어올리는 것을 목표로 삼는다. 여전히 자세의 효과를 얻을 수 있다.

고려할 점

- 발목을 강하게 당겨 굽히고 정수리를 길게 늘려주면서 신체의 후면을 스트레칭한다.
- 신체를 "앞으로 구부리는" 것이 아니라 "길게 늘리면서 펴주는" 느낌으로 자세를 취한다.

변형 동작

손을 블록 위에 놓거나 벽을 지지해 균형을 잡는다.

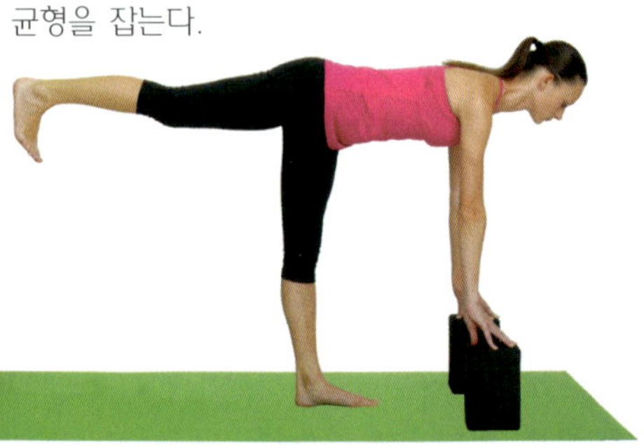

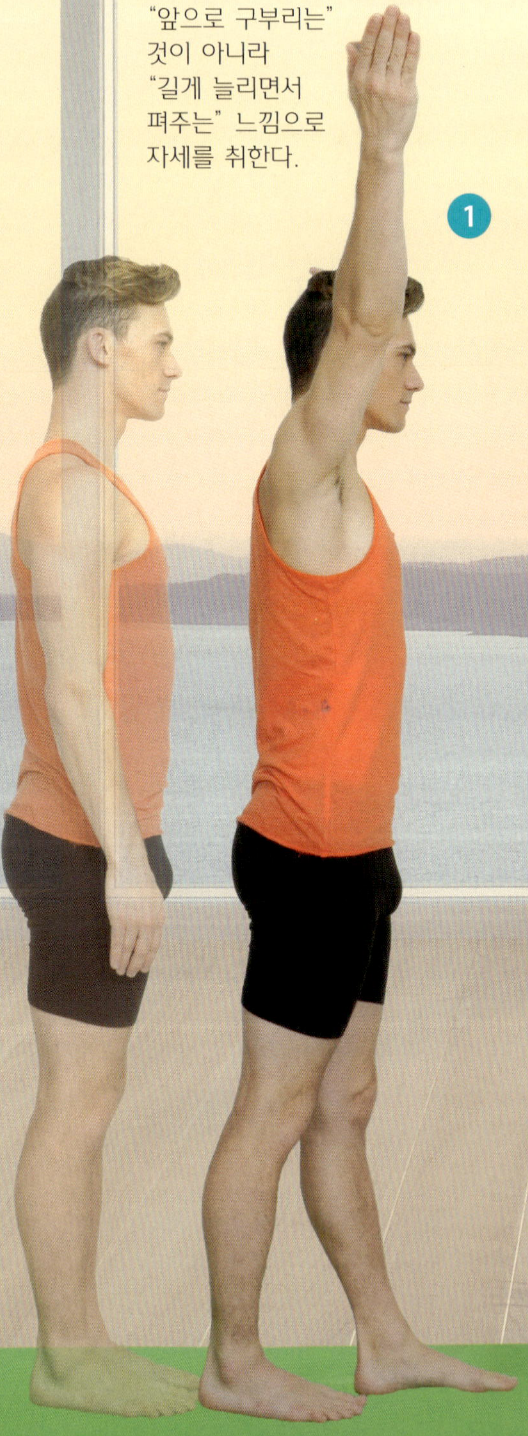

1 단계 산 자세로 선다. 손의 위치를 정한다. 골반 위에 놓기, 합장하기, 머리 위로 뻗기가 가능하다. 다리의 근육을 긴장시키고 체중심을 왼발에 이동시킨다.

2 단계 배꼽을 척추로 당긴다. 등과 오른다리를 일직선상에 유지한 채로, 골반의 움직임을 통해 앞으로 굴곡하면서 뒤에 위치한 오른다리를 들어올린다.

작용 근육

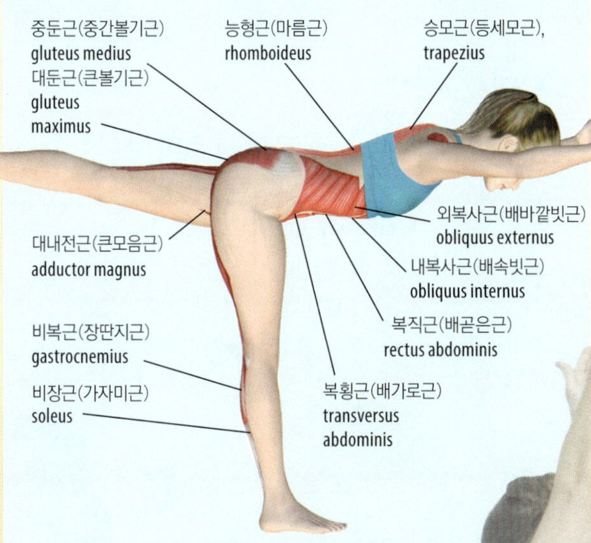

다리 근육(LEGS)

3 단계 뒤로 뻗은 발목을 당기면서 뒤꿈치를 길게 누르듯이 늘려준다. 머리의 위치를 척추의 방향과 일직선상에 유지한다.

4 단계 3번 호흡하는 동안 자세를 유지한다.

5 단계 숨을 들이쉬면서 등과 다리를 일직선상에 유지한 상태로 골반의 움직임을 통해 선 자세로 돌아간다.

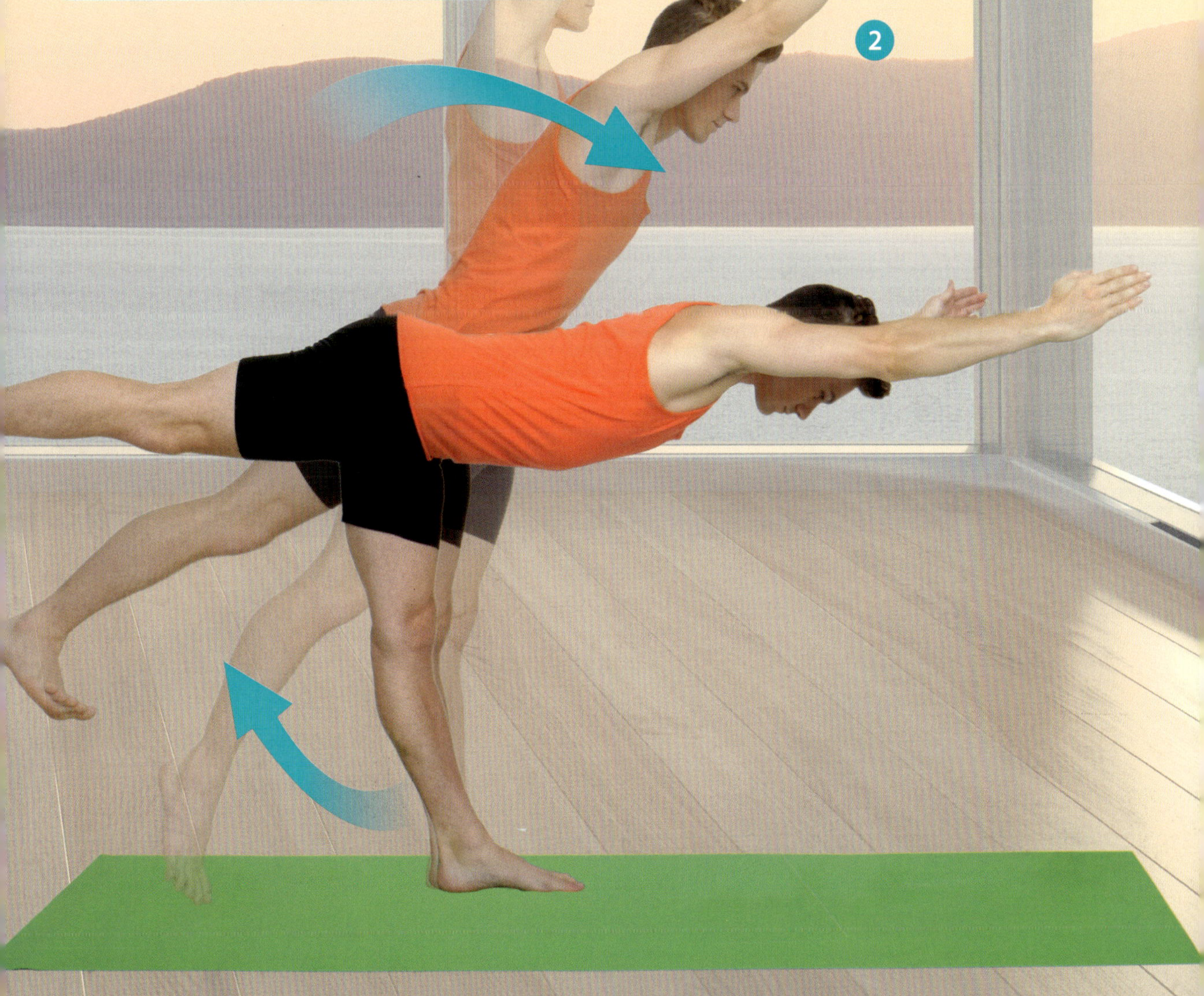

선 다리 들기 자세
Extended Hand to Big Toe
Utthita Hasta Padangusthasana(우띠타 하스타 파당구스따사나)

모든 균형 자세가 그렇지만, 이 자세는 특히 더 높은 수준의 주의 및 집중이 요구된다. 이 자세의 균형은 정적(static)이지 않기 때문이다. 자세를 시작하고 유지, 나가기에 이르기까지 엄청난 의식적인 노력과 주의력이 필요하다.
초집중 상태의 신체와 정신을 통해 자세를 완성한다면, 스태미너, 근력, 유연성, 균형 모두를 키울 수 있지만, 이에 실패한다면 균형을 잃고 넘어질 수도 있다.

1 단계 산 자세로 선다. 응시점을 정하여 주시한다. 오른발 네 모서리를 동일하게 누르면서 체중을 싣는다. 오른손을 골반에 놓는다.

1

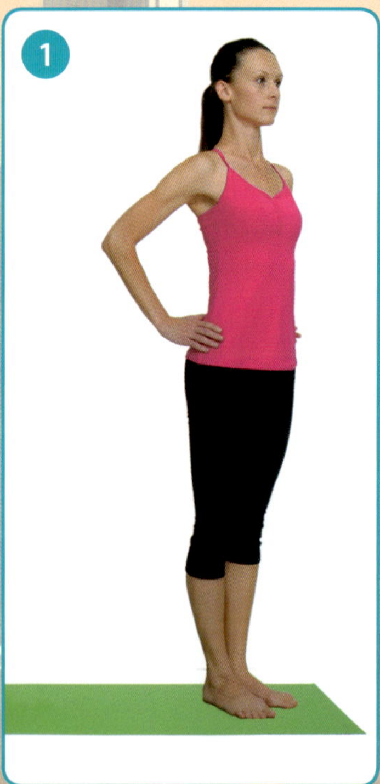

2 3

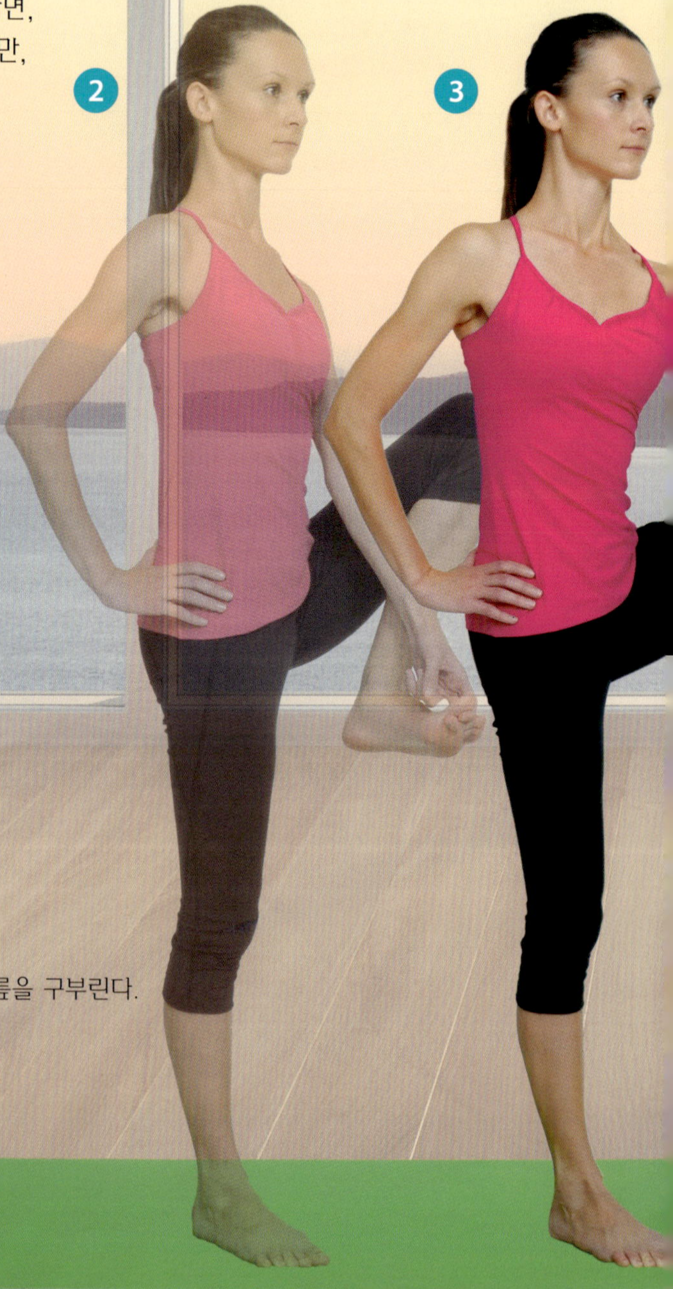

주의사항

- 슬괵근이 짧은 경우 스트랩을 발바닥에 둘러 잡고 무릎을 구부린다.

고려할 점

- 지지하고 선 다리가 들고 있는 다리보다 중요하다. 발끝이 전방을 향하도록 하고 다리를 곧게 편 채로 다리 근육의 긴장을 유지한다. 들고 있는 다리의 자세는 훈련을 하면서 점차 나아질 것이다.

2 단계 오른다리를 구부리고 무릎을 가슴으로 들어올린다. 골반은 양옆 앞뒤의 정렬을 바르게 하고, 선다리를 곧게 편다. 들어올린 왼다리를 전방으로 펴준다.

3 단계 왼다리를 왼쪽으로 천천히 이동시킨다.

4 단계 가슴을 들어올리고 왼팔을 어깨 관절에 안정적으로 끌어넣어 준다. 양 견갑골을 당겨 등 위에서 서로 가깝게 안정화한다. 들어올린 다리를 바깥쪽으로 길게 뻗는다.

5 단계 세 번 호흡하는 동안 자세를 유지한다.

6 단계 자세에서 나가면서, 들어올린 다리를 전방으로 가져오고, 무릎을 구부린 뒤, 부드럽게 발을 놓아 바닥에 내린다.

작용 근육

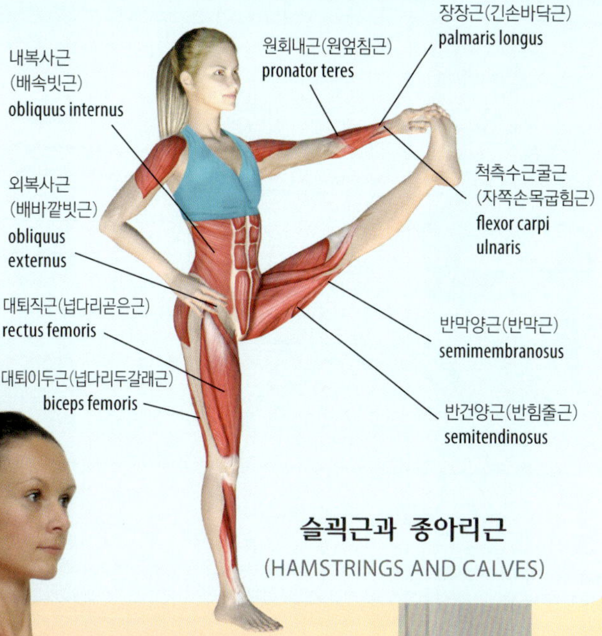

슬괵근과 종아리근
(HAMSTRINGS AND CALVES)

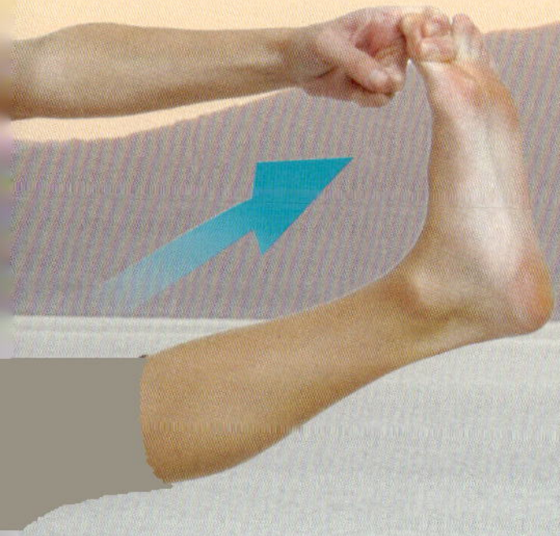

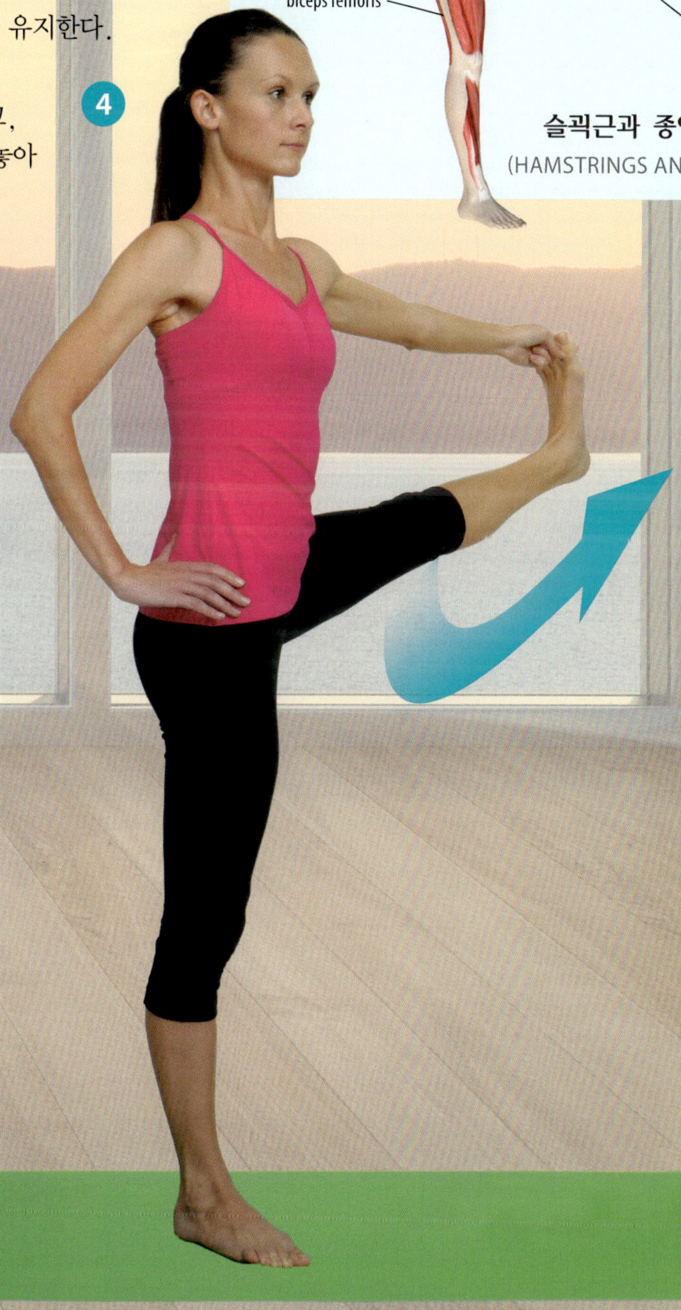

변형 동작

자세를 쉽게 하기 위해 발바닥에 스트랩을 둘러 잡아도 된다.

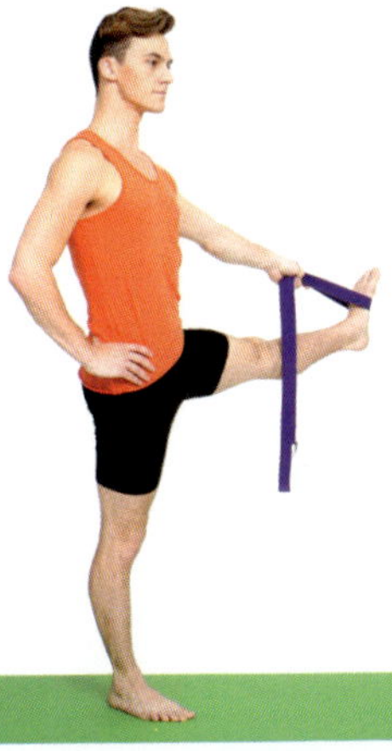

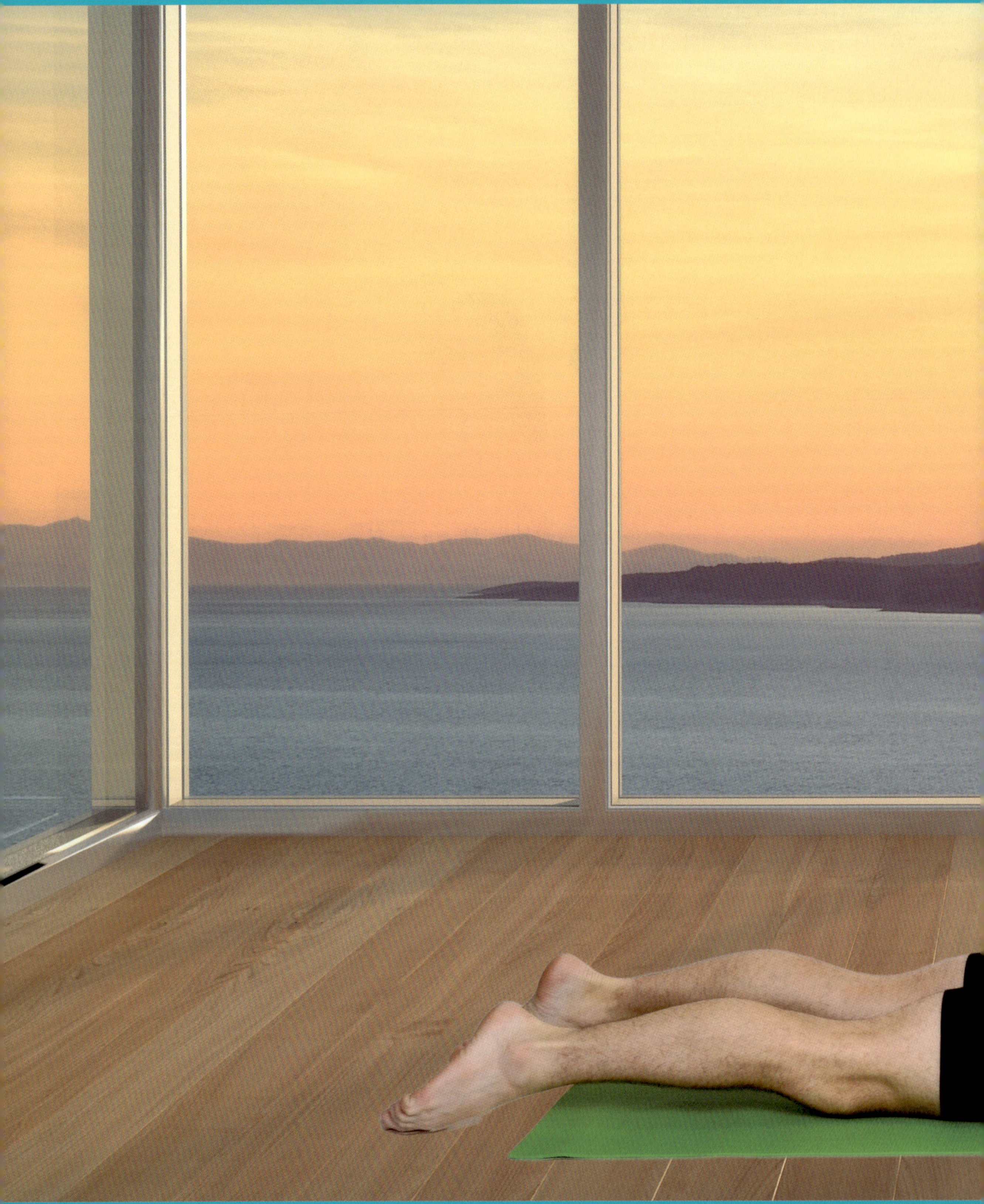

후굴 자세
Back Bends

대부분의 일상동작은 앉은 자세를 중심으로 이루어진다.
오랜 시간 의자나 차에 앉아 있는 현대인들은 흔하게 앞으로 휜 척추와 상부 등의 구부러진 자세를 가지고 있다. 이에 반대 동작으로써 후굴 자세는 매우 중요하다.
또한, 후굴 자세는 팔, 어깨, 등 부위의 근육을 강화하는데 중요하다.
등근육을 수축시키면 흉곽이 확장하면서 호흡이 깊어지고, 혈액순환이 증진되며, 체온 상승의 효과가 있다. 후굴 자세는 신경계의 긴장을 이완시키고 에너지를 증진시킨다.

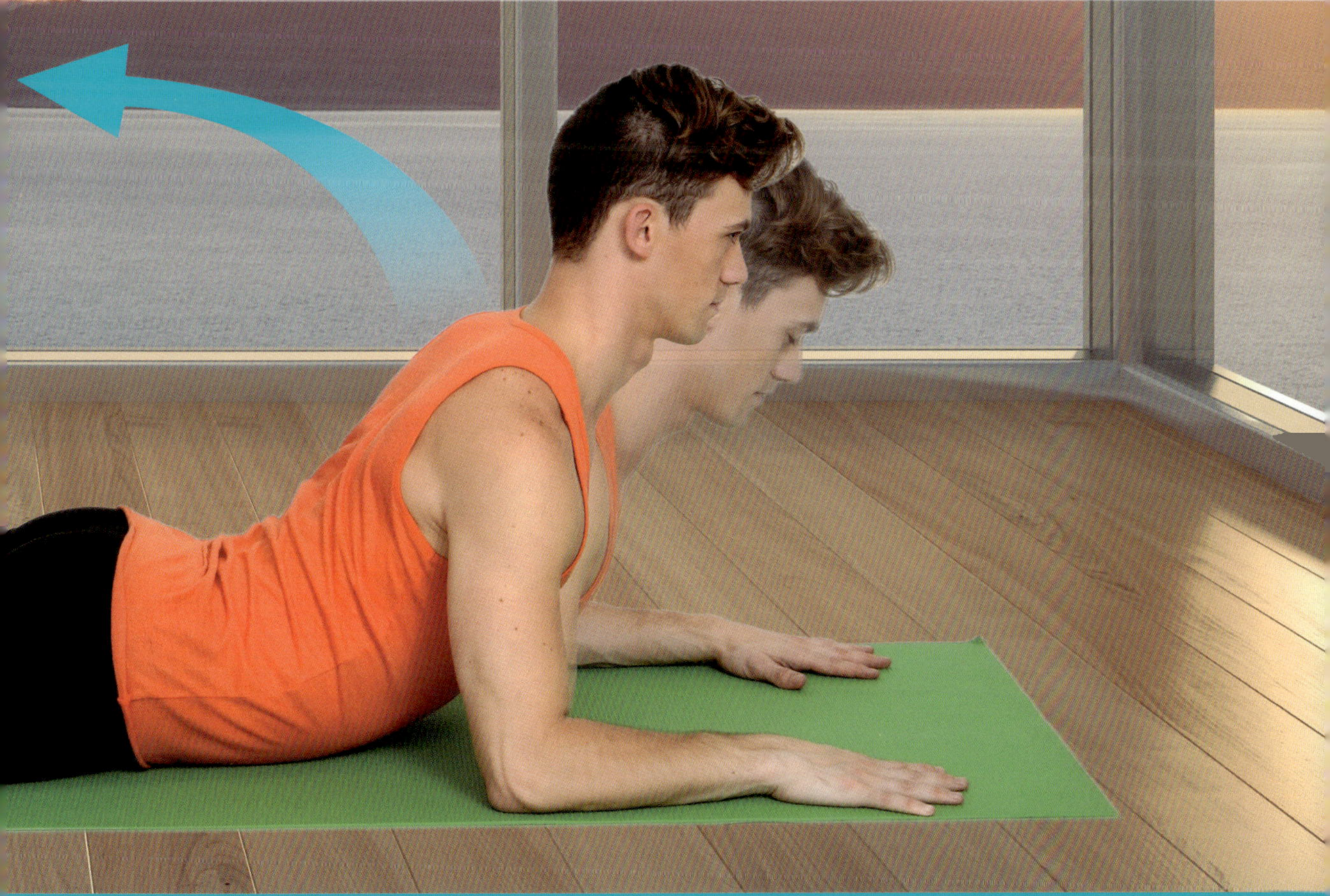

스핑크스 자세
Sphinx Pose

어린시절 팔꿈치를 대고 바닥에 엎드려서 TV를 봤던 기억이 있는가? 그 자세가 소파에 늘어져 앉아있는 것보다 훨씬 건강한 자세라는 것을 그 때는 미처 몰랐을 것이다.
스핑크스 자세는 상부 등근육을 사용하면서 흉곽을 열어주면서, 장기간 운전하거나 컴퓨터 앞에 앉아 있는 활동들과 반대되는 영향을 신체에 미친다.

1 단계 몸을 길게 펴고 엎드려 눕는다.

2 단계 어깨 아래에 팔꿈치를 놓고 기댄다. 팔꿈치부터 손목까지 서로 평행하게 어깨너비와 동일하게 놓고 손가락은 넓게 벌린다.

3 단계 양 발은 골반 넓이로 벌리고 등에서 발가락까지 길게 스트레칭 한다.

4 단계 배꼽을 척추로 당기고 치골로 바닥을 누르면서 꼬리뼈를 늘려준다.

1

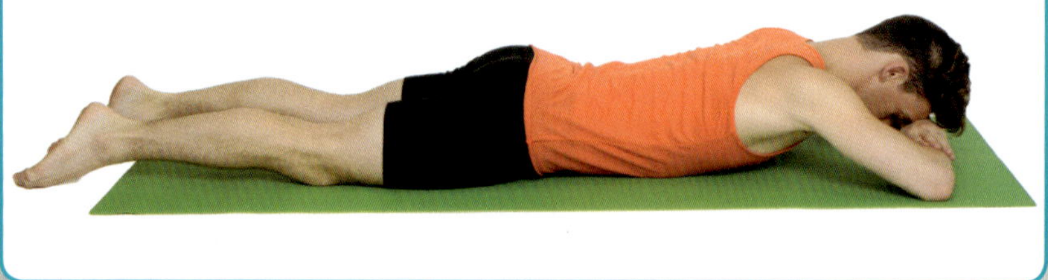

2

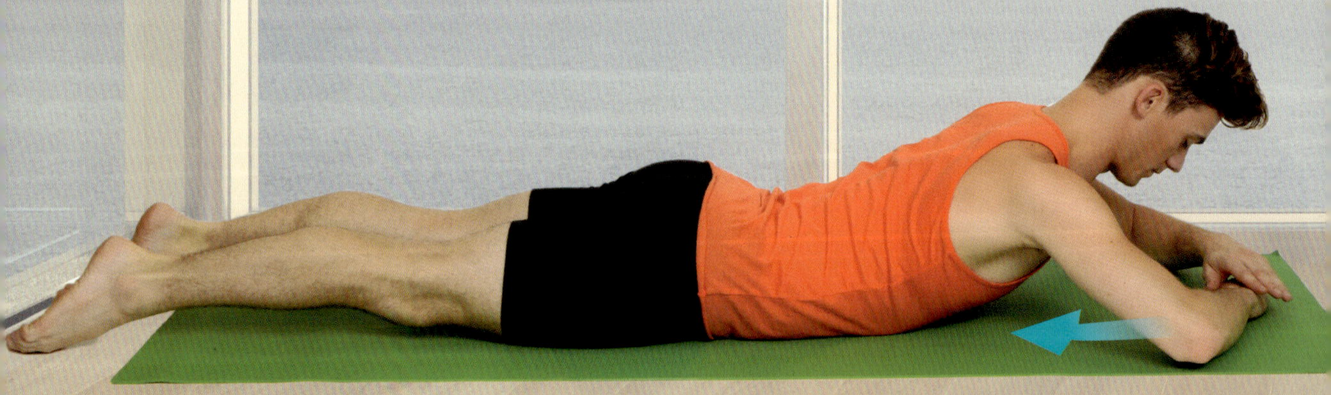

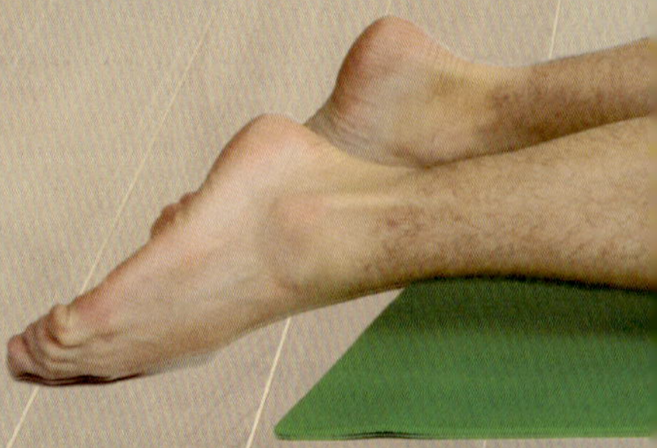

주의사항

- 허리통증이 있는 경우, 이 자세를 피하거나 변형 자세를 취한다.

고려할 점

- 스핑크스 자세는 간단하지만 매우 효과적인 후굴 자세이다.

5 단계 견갑골을 조이고 흉골을 앞, 그리고 위로 들어올린다.

6 단계 전완과 손바닥으로 바닥을 지긋이 밀어 가슴을 활짝 열어준다.

7 단계 세 번 호흡한 뒤, 주의를 기울여 들어올린 상부 체간을 내려놓는다. 편한 방향으로 고개를 돌리고, 포갠 양 팔 위에 머리를 대어 휴식을 취한다.

작용 근육

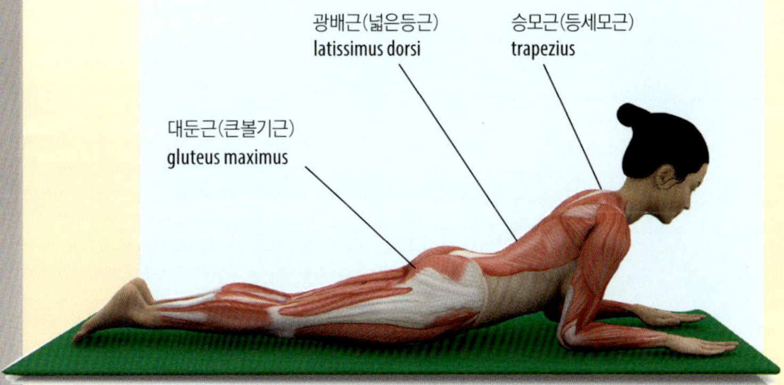

상부 등근육(UPPER BACK)

변형 동작

자세를 하는 동안 허리가 불편하다면 팔꿈치를 벌려서 가슴의 높이를 낮춘다.

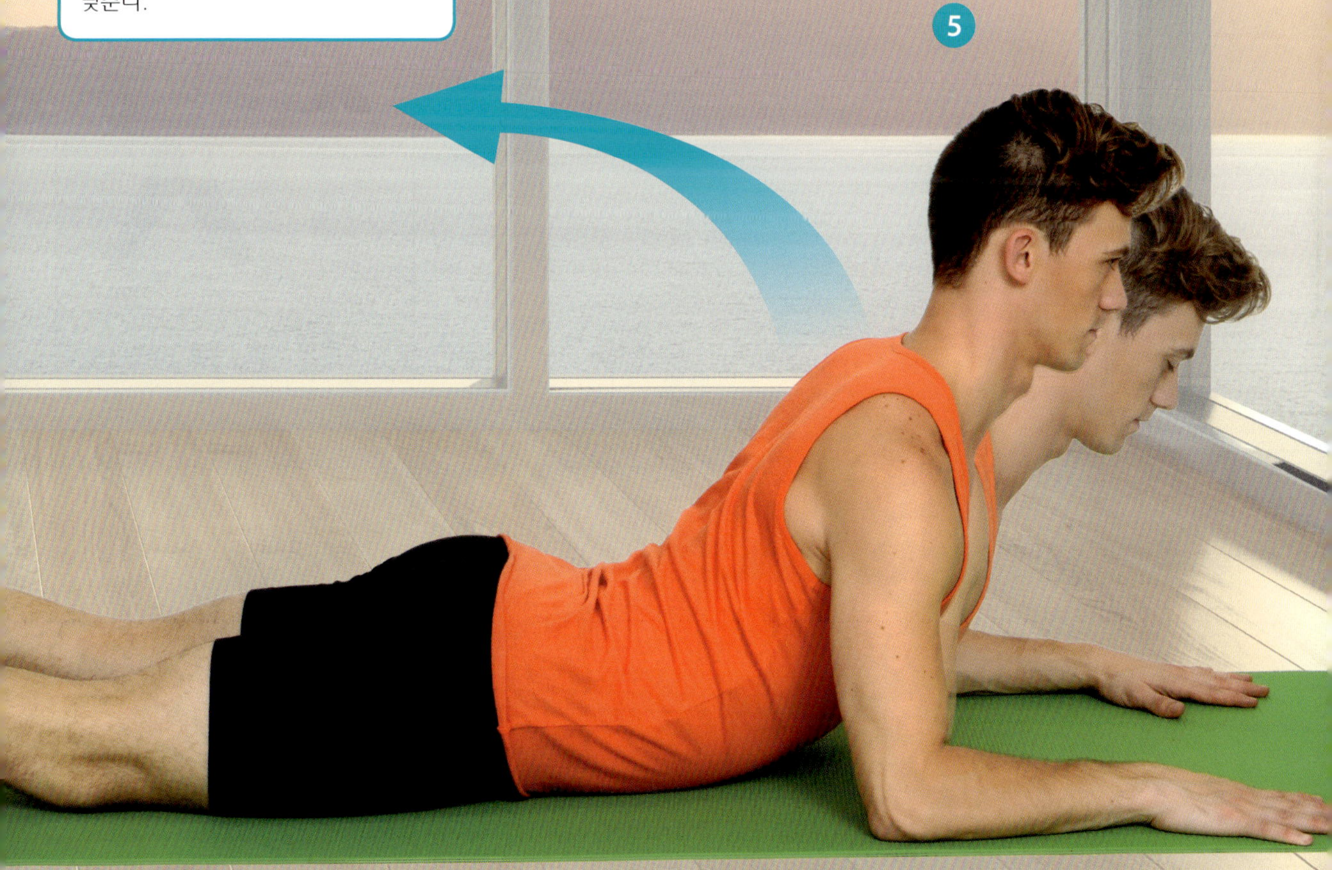

코브라 자세
Cobra Pose
Bhujangasana(부장가사나)

비록 위를 향한 개 자세(66쪽) 및 다른 심화 후굴 자세를 항상 연습한다 하더라도, 이 자세를 빠트리지 말자. 항상 간단한 자세에서 시작하여 점차 난이도 높은 후굴 자세의 순서로 훈련을 하도록 한다.
코브라 자세는 유연성을 키우는데 탁월하다.
특히 상부 등근육을 사용하여 가슴을 열어주는 코브라 자세에 좀 더 시간을 투자하자. 등근육을 잘 사용하고 있는지 확인하기 위해 손에 실린 체중을 최소화하거나 손을 살짝 들어 자세가 유지되는지 살펴본다.

작용 근육

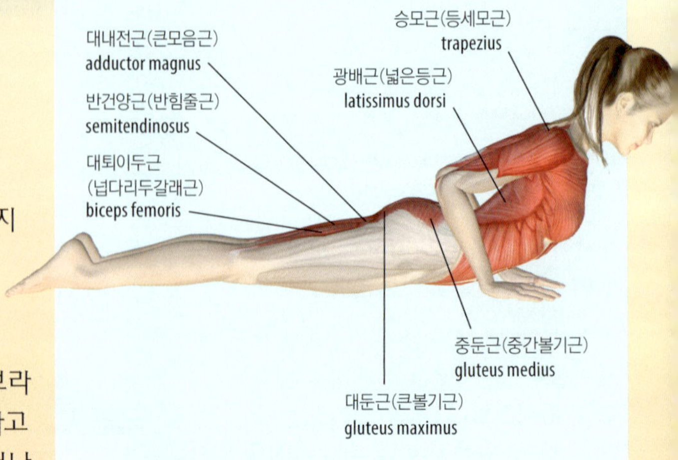

코어 및 슬괵근(CORE AND HAMSTRINGS)

1 단계 엎드려 눕는다. 이마를 바닥에 댄다.

2 단계 가슴 옆으로 양손을 놓는다. 손가락은 가지런히 앞을 향하고 팔꿈치는 천장을 향한다.

3 단계 양 다리 간격은 약 30cm로 벌리고 허벅지는 내회전한다. 등에서 발가락까지 길게 스트레칭 한다.

4 단계 양 손을 끌어내려 손바닥의 뿌리 부분이 하부 늑골 옆에 위치하도록 한다.

5 단계 양 팔꿈치를 신체 중심선으로 조이고 양 앞 어깨를 바닥에서부터 멀리 들어올린다.

6 단계 배꼽을 척추로 당기고 치골로 바닥을 누르면서 꼬리뼈를 늘려준다.

7 단계 척추와 같은 선상으로 머리를 든다. 머리, 목, 가슴을 곡선을 그리면서 바닥에서 멀리 들어올린다.

8 단계 정수리부터 발끝까지 길게 늘린다.

9 단계 세 번 호흡한 뒤, 주의를 기울여 들어올린 상부 체간을 내려놓는다. 양팔은 체간 옆에 손바닥을 위로 향하게 놓는다. 고개를 돌려 머리를 바닥에 기대 휴식을 취한다.

주의사항

- 허리 통증이 있는 경우, 이 자세를 피하거나 변형 동작을 취한다.

고려할 점

- 복부는 바닥에서 떨어지지 않은 채로 상부 체간만 들어올린다.

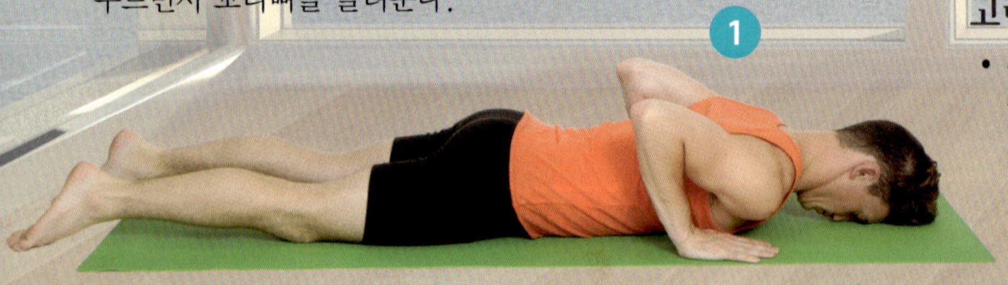

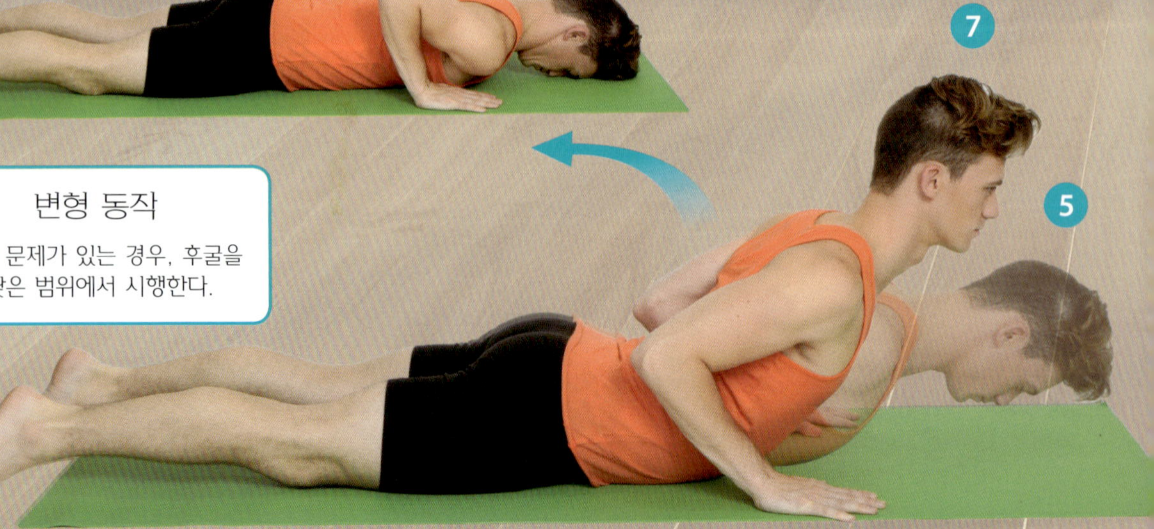

변형 동작

허리에 문제가 있는 경우, 후굴을 작고 낮은 범위에서 시행한다.

메뚜기 자세
Locust Pose
Salabasana(살라바사나)

이 자세가 처음이라면 바닥에서 신체를 조금 밖에는 들어올릴 수 없을 것이다. 체간과 다리를 들어올릴 때 허리가 불편하고 으드득 소리가 난다면 너무 무리해서 자세를 취한 것이다. 시각화 훈련을 통해 자세를 취할 때 본인의 등의 모습을 그려보자. 메뚜기 자세는 머리 끝에서 발 끝까지 들어올리는 것과 길게 늘리는 것 사이의 균형을 이루어야 한다. 바닥에서 얼마나 높이 들어올릴 수 있는지에 집중하기 쉽다. 그 보다는 눈을 감고 신체의 감각 자체에 의식을 집중한다.

작용 근육

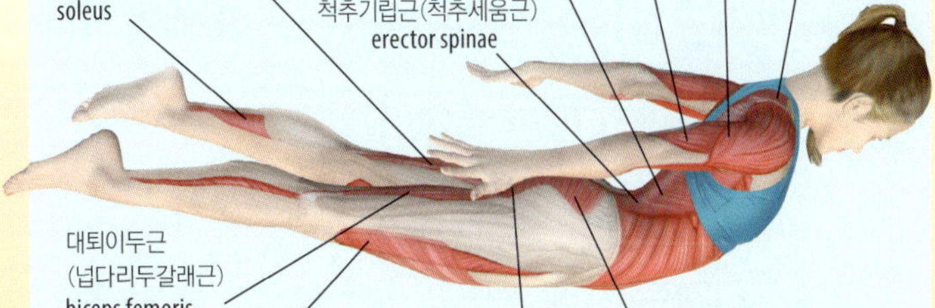

등과 허벅지 근육(BACK AND THIGHS)

1 단계 엎드려 눕는다. 이마를 바닥에 댄다.

2 단계 양 다리는 골반 간격으로 벌리고 허벅지는 내회전한다. 등에서 발가락까지 길게 스트레칭 한다.

3 단계 배꼽을 척추로 당기고 치골로 바닥을 누르면서 꼬리뼈를 늘려준다.

4 단계 양 팔을 신체 중심선으로 당겨 놓고, 양 어깨와 팔을 바닥에서부터 멀리 들어올린다.

5 단계 척추와 일직선상으로 목의 정렬을 유지한다. 정수리부터 발끝까지 길게 늘린다. 그런 다음, 숨을 들이쉬며 머리, 목, 가슴, 다리를 동시에 들어올린다.

6 단계 세 번 호흡한 뒤, 주의를 기울여 들어올린 상부 체간을 내려놓는다. 양팔은 체간 옆에 손바닥을 위로 향하게 놓는다. 고개를 돌려 머리를 바닥에 기대 휴식을 취한다.

주의사항

- 허리통증이 있는 경우, 이 자세를 피하거나 변형 자세를 취한다.

고려할 점

- 자세가 어렵다면 한 팔과 반대 다리를 드는 것으로 대체한다. 팔과 다리를 교차할 때 휴식을 취한다.

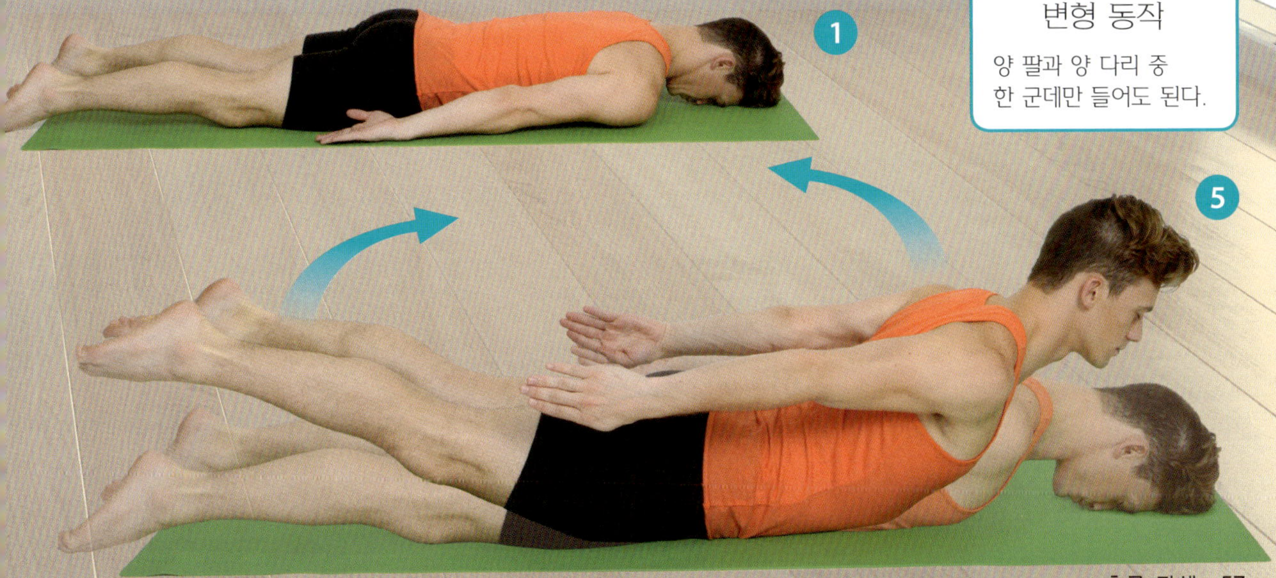

변형 동작

양 팔과 양 다리 중 한 군데만 들어도 된다.

반 개구리 자세
Half-Frog Pose
Ardha Bhekasana(아드하 베카사나)

반 개구리 자세는 대퇴사두근, 골반 전방, 등, 어깨, 가슴의 유연성을 키워준다. 반 개구리 자세는 활과 바퀴 자세와 같은 고난도의 후굴 자세를 준비하기 위한 동작으로 간주되기도 하지만, 이미 상당한 유연성이 요구된다. 이 자세 이전에 먼저 대퇴사두근을 스트레칭하는 것도 나쁘지 않다. 자세를 완성하기까지 수년의 연습과정이 필요하기 때문에, 변형 동작이 언제나 가능하다.

1 **단계** 엎드려 누운 뒤, 의식을 집중하여 스핑크스 자세를 취한다.

2 **단계** 왼쪽 전완을 매트의 앞면에 평행하게 놓는다.

3 **단계** 배꼽을 척추로 당기고 치골로 바닥을 누르면서 꼬리뼈를 늘려준다.

4 **단계** 오른 무릎을 구부리고 오른손을 뒤로 뻗어 발 안쪽을 잡는다. 발을 엉덩이로 가져온다.

1

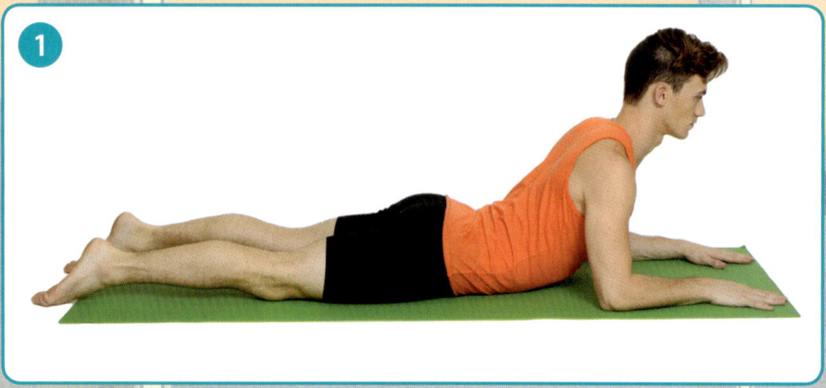

4

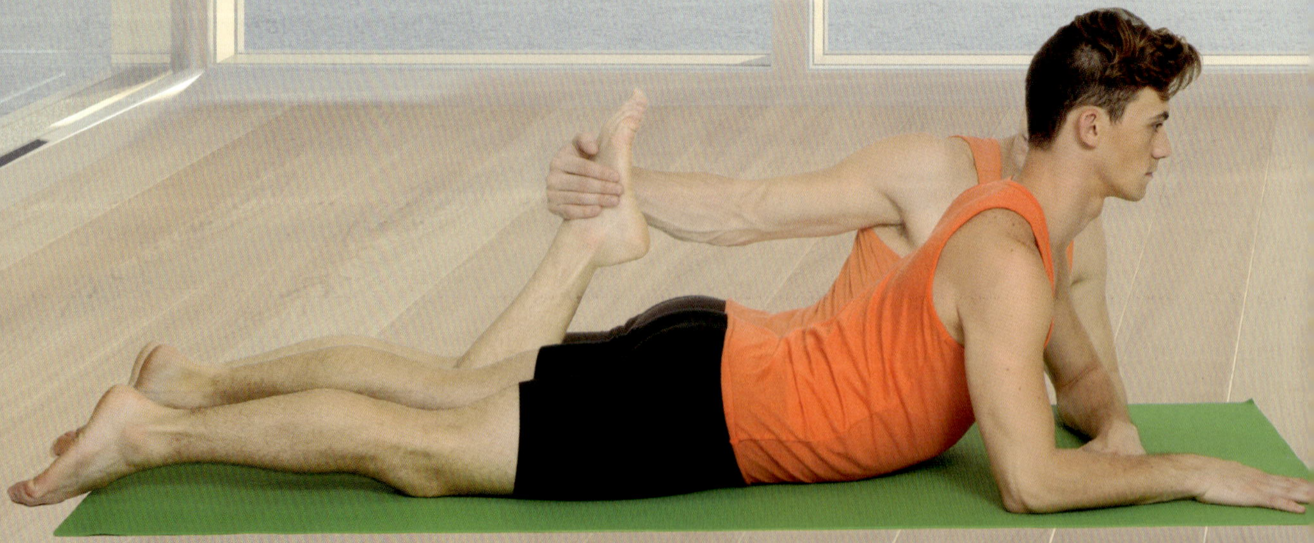

5 단계 양 무릎을 평행하게 유지하고, 골반은 바닥에서 뜨지 않게 유지한다. 팔꿈치를 끌어올리면서 뒤로 당기고 얼굴은 앞을 향한다.

6 단계 3회 호흡한 뒤, 발을 놓고 휴식을 취한다.

주의사항

- 무릎통증이 있는 경우 이 자세는 삼간다. 허리통증이 발생한다면, 이마를 바닥에 대거나 자세를 피한다.

고려할 점

- 이 자세가 처음인 경우, 무릎이 양 옆으로 벌어지는 것을 허용한다. 하지만 앞 허벅지를 스트레칭 하려면 결국엔 무릎을 체중심선에 가깝게 모아줘야 한다.

작용 근육

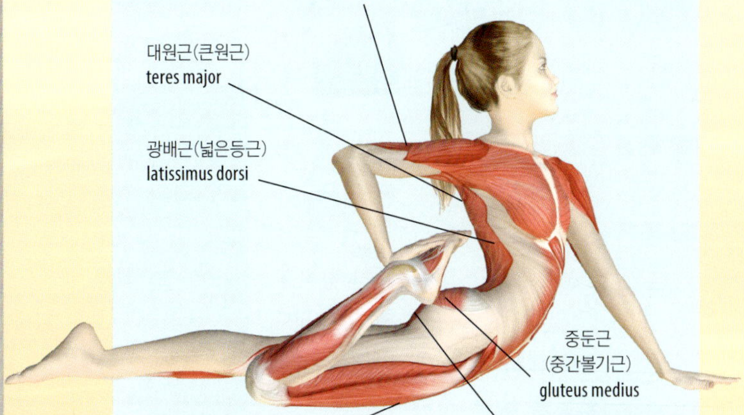

대퇴사두근(QUADRICEPS)

변형 동작

허리 통증이 있거나 등근육이 짧은 경우 이마를 전완에 기대어 휴식을 취한다.

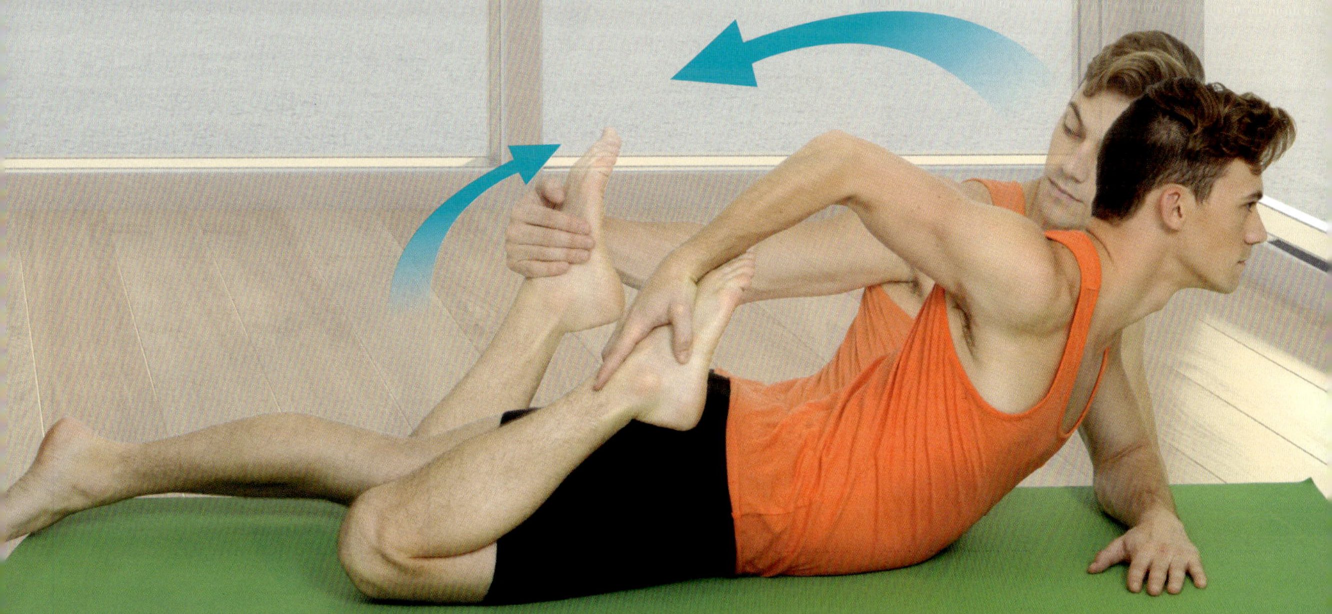

활 자세
Bow Pose
Dhanurasana(다누라사나)

활 자세는 깊은 후굴 자세이다. 이 자세를 취하는 동안 전신은 궁수의 활이 되고, 두 팔은 활시위가 된다. 발로 손을 누르는 동작은 어깨를 들어올리고 가슴을 열어준다. 양 발목을 한꺼번에 잡을 수 없다면 한 번에 한 발목을 잡는 것으로 시작하자. 유연성이 좋아지면서 점차 양 발목을 잡고 자세를 잡을 수 있을 것이다.

1 단계 엎드려 누워, 양팔을 체간과 나란히 옆에, 손바닥은 위로 향하여 놓는다. 이마를 바닥 대고, 양 무릎을 구부린다.

2 단계 가능하다면 양 발목을, 어렵다면 한 발목을 바깥쪽에서부터 잡는다. 견갑골을 조여준다.

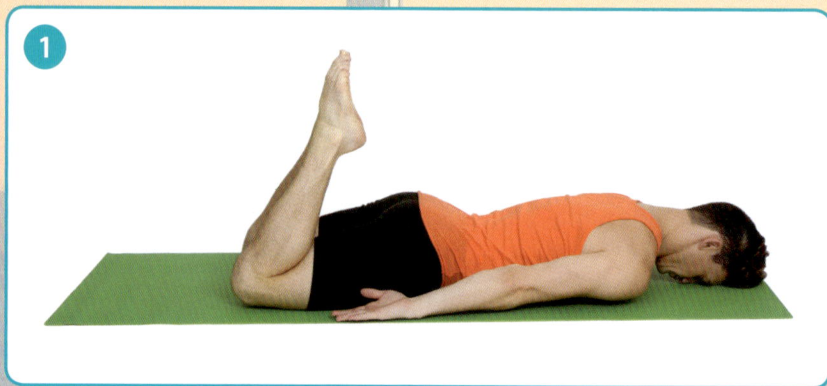

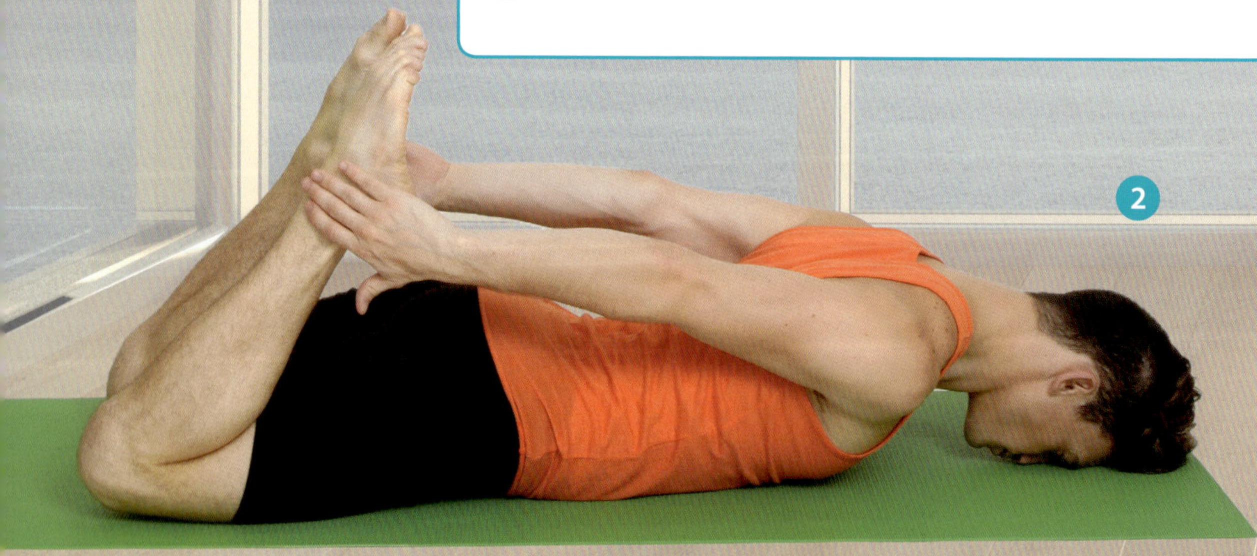

변형 동작

불편감이 있는 경우 조금만 들어올려도 된다.

3 단계 배꼽을 척추로 당기고,
치골로 바닥을 누르면서 꼬리뼈를 늘려준다.
발로 손을 누르면서 다리와 어깨를 들어올린다.
척추와 일직선상으로 머리를 바르게 위치시킨다.
흉곽을 확장한다.

4 단계 세 번 호흡한 뒤,
주의를 기울여 들어올린 신체를 내려놓는다.
다리를 놓고 손바닥을 위로 향하게 놓는다.
고개를 돌려 머리를 바닥에 대고
휴식을 취한다.

작용 근육

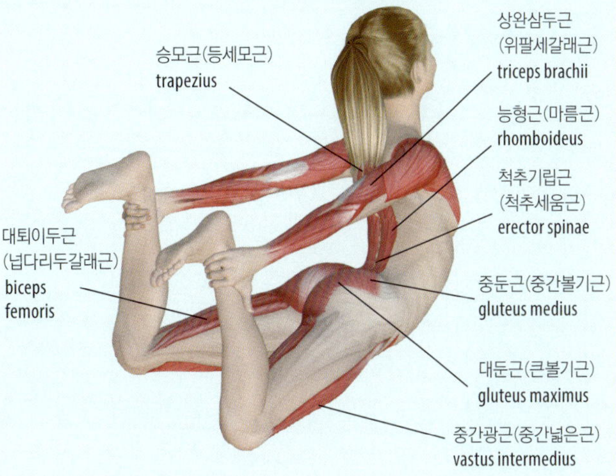

가슴, 허벅지, 팔근육(CHEST, THIGHS, AND ARMS)

주의사항

- 무릎이 불편한 경우, 무릎을 바깥쪽으로 벌려 시행하거나, 이 자세를 삼간다.

고려할 점

- 계속적으로 꼬리뼈를 아래로 내리고 배꼽은 척추로 당긴다. 신체를 높이 들어올리는 것이 이 자세의 목표가 아니다.

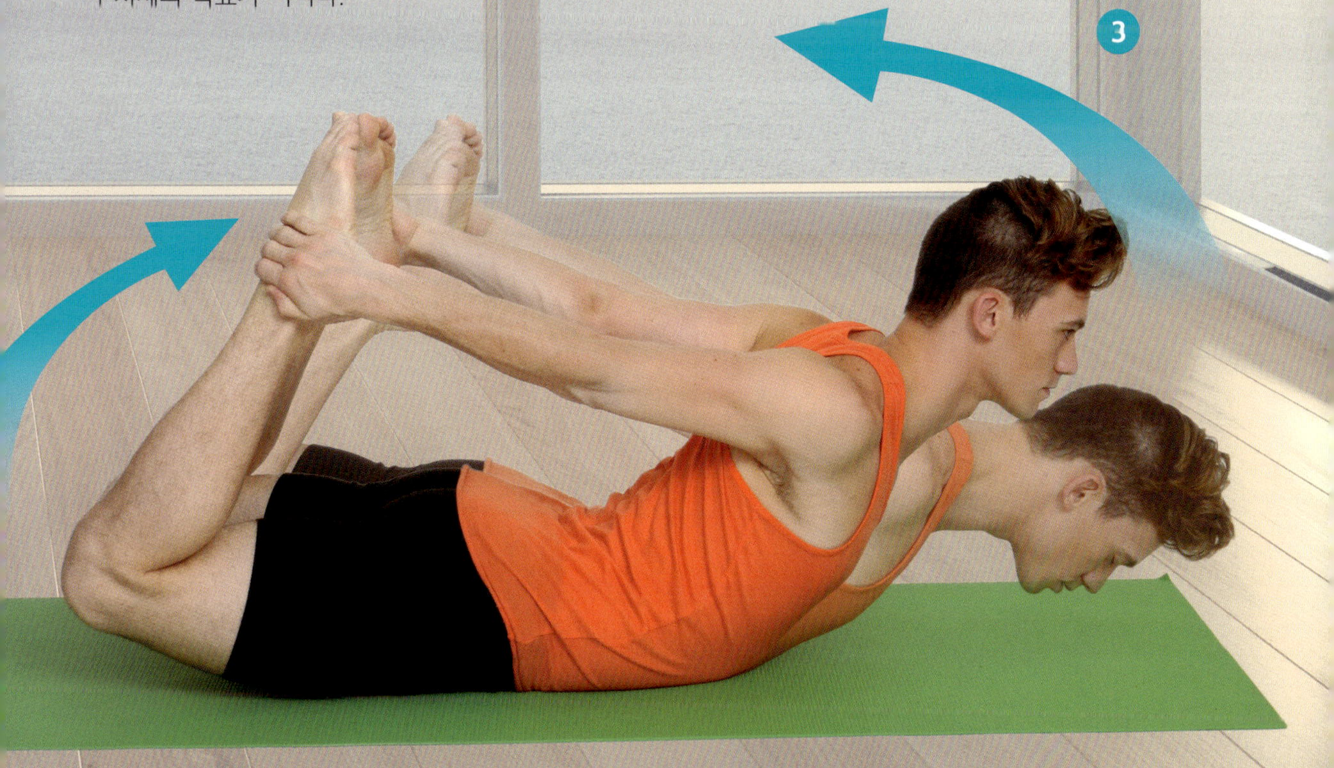

다리 자세
Bridge
Setu Bandha Sarvangasana(세투 반다 사르방가사나)

다리 자세는 누구나 쉽게 시행할 수 있기에 초보자에게 적합하다. 이 자세는 신체의 에너지를 부여하고 정신을 고요하게 해준다. 호흡을 깊게 하면서 머리와 목의 중심을 잃지 않도록 한다. 천장을 응시하면서 목의 긴장을 푼다. 자세를 취하는 동안 엉덩이 근육을 과도하게 사용하여 골반을 들어올리고 있는지 확인한다. 불필요한 부위의 근육은 이완하도록 의식을 집중한다.

1 단계 등을 대고 누워 무릎을 구부린다. 양 발바닥의 간격은 골반과 동일하게 서로 평행하게 놓고, 엉덩이에 최대한 가깝게 가져온다. 발꿈치는 무릎 아래에 위치해야 한다. 양팔을 체간에 가깝게, 손바닥은 바닥을 향하게 놓는다.

2 단계 팔꿈치를 구부리고 손끝은 천장을 향한다. 상완으로 바닥을 누르고 양 어깨와 견갑골을 모아주면서 가슴을 연다.

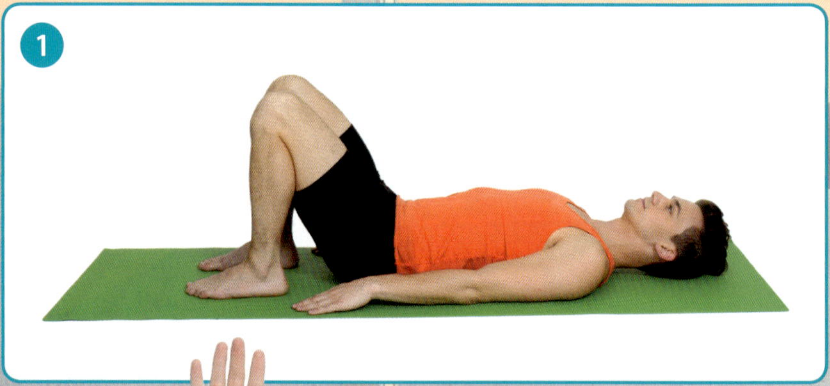

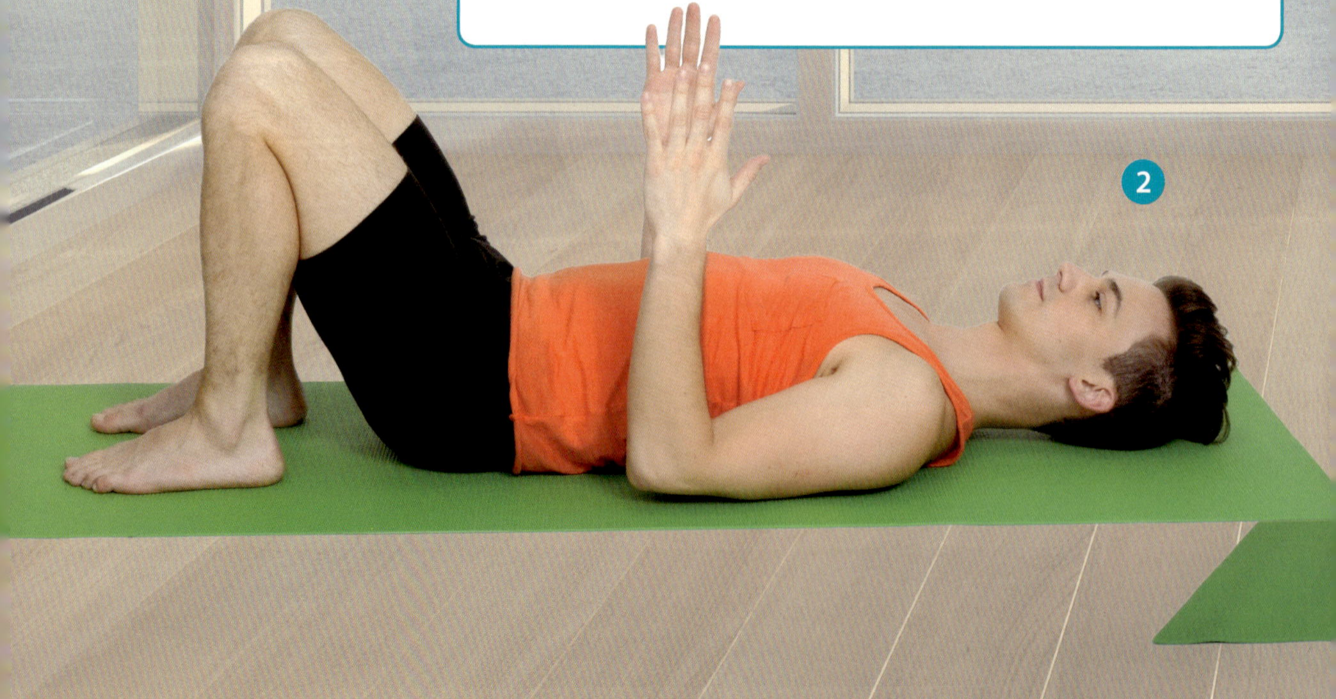

3 단계 발의 바깥과 안쪽 가장자리로 바닥을 고르게 누른다. 꼬리뼈를 무릎 방향으로 늘려주면서 골반을 바닥에서 들어올린다.

4 단계 계속 상완으로 바닥을 누르면서 가슴을 열고 확장한다. 허벅지를 내회전하고 엉덩이 근육을 이완한다.

5 단계 3회 호흡한 뒤, 골반을 천천히 바닥에 내려놓는다.

6 단계 손바닥이 천장을 향하도록 놓고 팔의 긴장을 풀어준다.

주의사항

- 허리나 목에 통증이 있는 경우 이 자세는 삼간다.

고려할 점

- 자세를 즐기자! 다리 자세는 호흡을 한상적으로 깊게 이끌어준다.

작용 근육

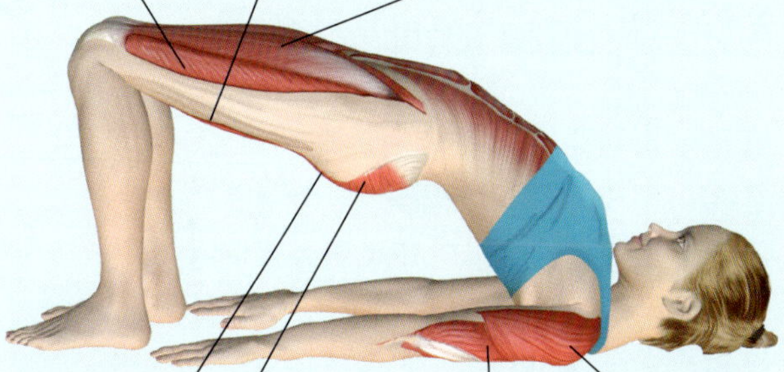

가슴 근육(CHEST)

변형 동작

재활을 위해 이 동작을 사용하는 경우 골반을 들어올리는 것을 최소화하거나 골반을 블록으로 받쳐준다.

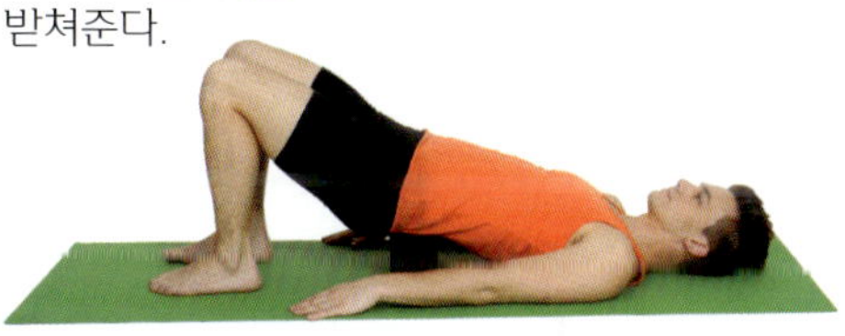

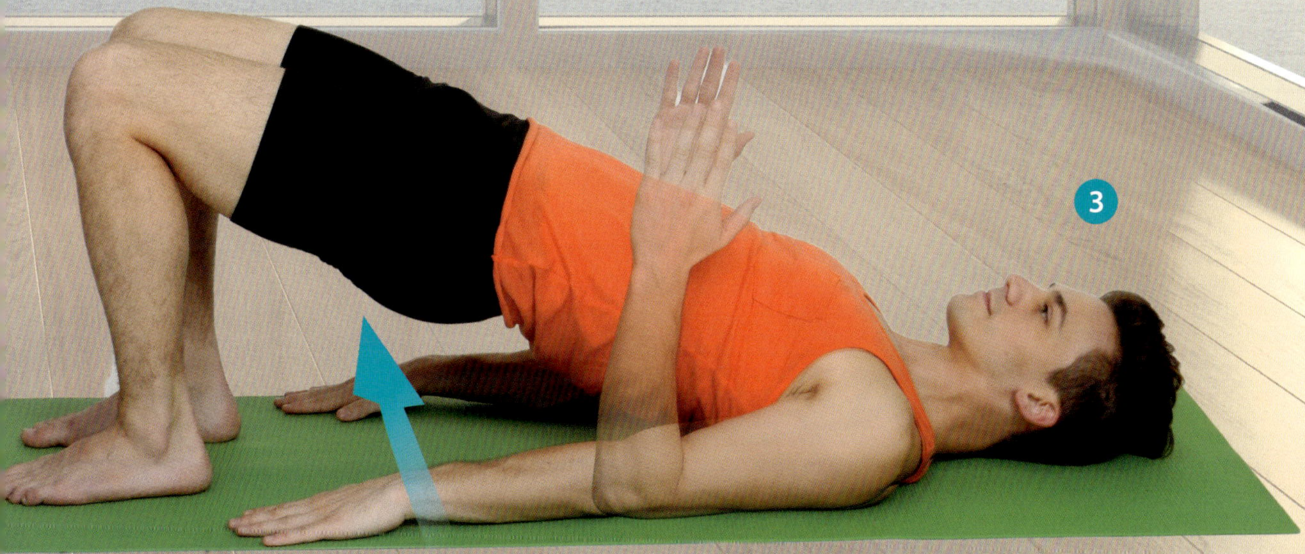

물고기 자세
Fish Pose
Matsyasana(마트샤사나)

물고기 자세를 취하면 기이한 느낌이 들 수 있다! 우리의 신체가 이 자세와 같은 형태를 취하는 일이 없기 때문이다. 하지만 가슴을 매우 크게 열어주면서 그 만큼 깊은 호흡을 경험할 수 있다는 이점이 있는 자세이다. 이 자세를 취하는 동안 목 근육이 과도하게 긴장하고 있지 않는지 염두에 두고 살핀다. 이 자세를 하고 나면 높은 수준의 이완 상태에 이를 수 있다.

1 **단계** 등을 대고 눕는다. 정수리부터 발끝까지 특히 척추를 길게 늘린다.

2 **단계** 양팔을 펴고, 체간 밑으로 한 번에 한 팔씩 안으로 넣어준다. 손바닥은 아래를 향한다.

3 **단계** 다리의 근육을 긴장시키면서 동시에 발목을 굽혀 신체 중심으로 당긴다.
숨을 들이쉬고 팔꿈치 아래 전완으로 바닥을 누르면서 상체를 일으킨다. 발을 바라본다.
골반을 전방경사시킨다.
등으로 아치를 만들면서 흉골을 들어올린다.

주의사항

- 목 통증이 있거나 어지럼증이 있는 경우 이 자세는 삼간다.

고려할 점

- 물고기 자세는 목의 앞쪽을 스트레칭하는 드문 동작이다. 스트레칭 하는 느낌을 즐기되, 목이 상태가 어떤 지 살핀다.

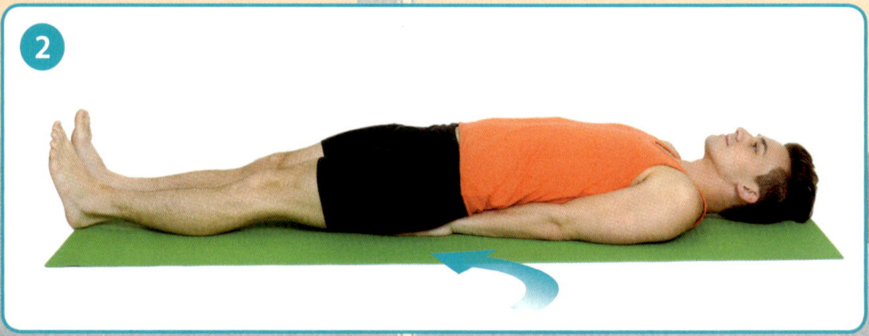

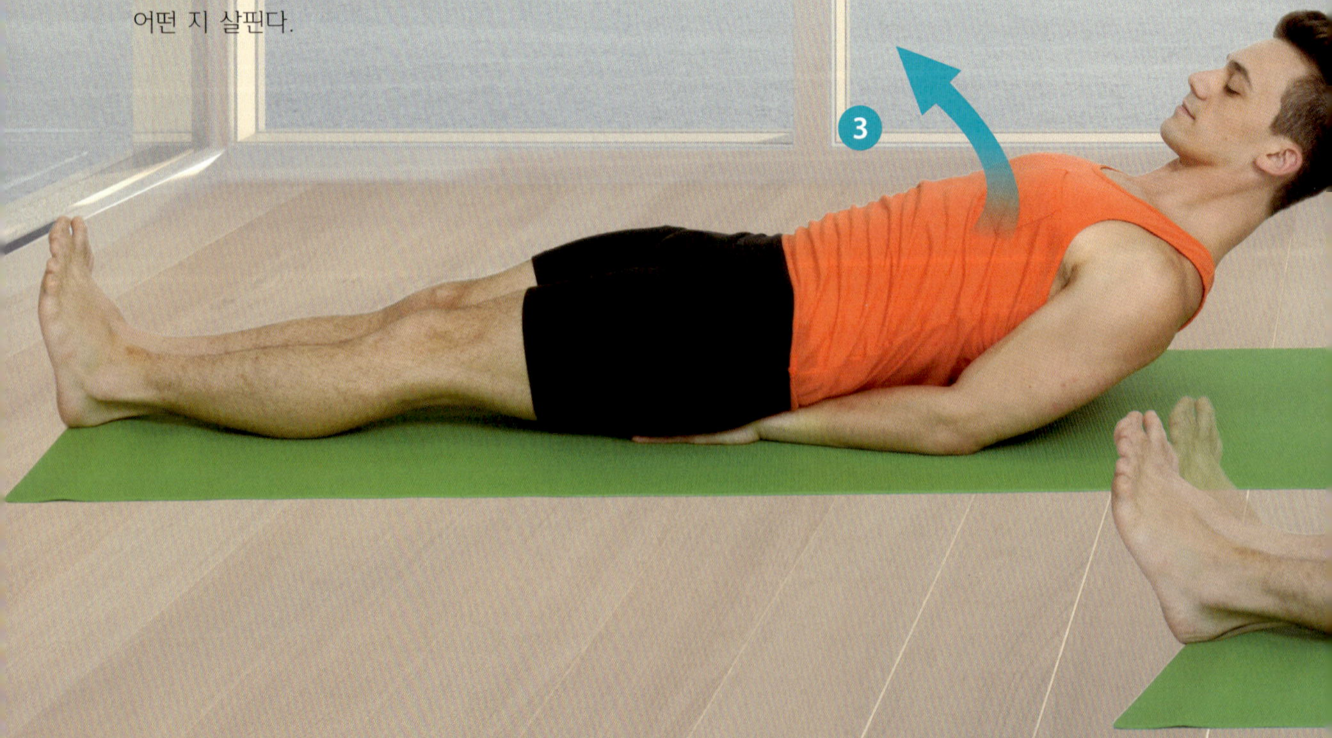

4 단계 뒤 목을 길게 유지한다. 숨을 내쉬며 정수리가 바닥에 닿도록 목을 뒤로 젖혀 기도 및 식도를 늘려준다. 이때 머리가 매트 위에서 휴식을 취한다는 느낌으로 자세를 잡는다.

5 단계 3회 깊게 호흡하면서 가슴과 목을 뒤로 젖혀 연다.

6 단계 나가기 단계에서, 복근과 다리 근육에 집중한다. 숨을 들이쉬며 팔과 손으로 바닥을 누르고, 숨을 내쉬며 턱을 가슴으로 당긴다. 바닥으로 가슴을 내려놓으면서 긴장을 푼다.

7 단계 머리 뒤쪽을 미끄러지듯이 내려놓으면서 이완한다.

작용 근육

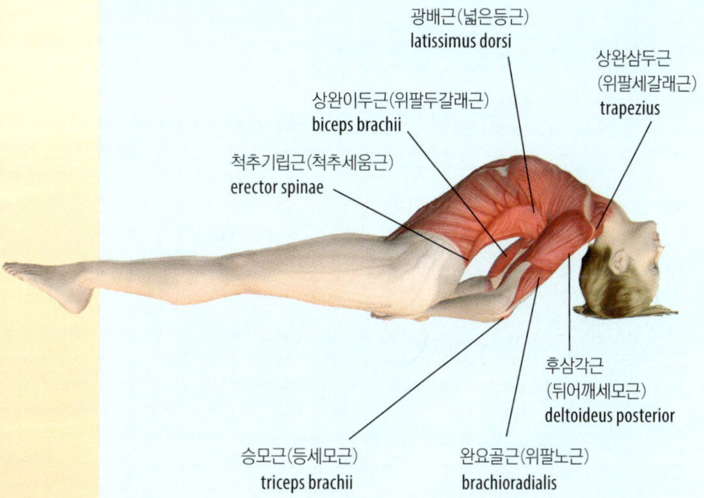

등근육(BACK)

변형 동작

어깨 아래에 블록을 놓거나 정수리에 수건을 깔아 편안하게 한다.

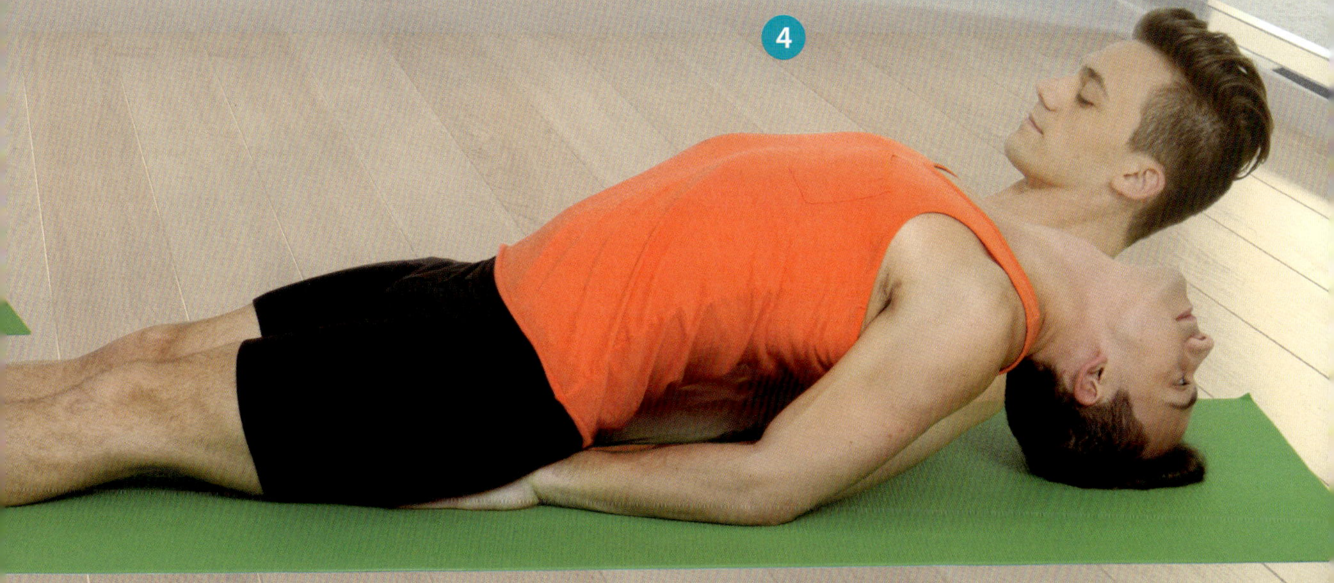

위를 향한 개 자세
Upward Dog
Urdhva Mukha Svanasana(우르드바 무카 스바나사나)

이 후굴 자세는 유연성과 근력을 모두 요구한다. 다리와 코어 근육에 집중하여 이 자세를 안전하게 연습한다. 이 자세를 취하면서 허리근육이 느껴진다면 아마도 뻣뻣하게 굳은 상부 등근육 때문일 수 있다. 상부 등근육의 유연성을 증진시키고 팔 근력을 키운 뒤 이 자세를 다시 취한다.

***1* 단계** 엎드려 누워 다리를 길게 늘리고 발바닥이 천장을 향하게 한다. 팔꿈치를 구부리고 손가락을 벌려 앞을 향하게 하고 양 하부 늑골 옆에 놓아 디딘다. 양 팔이 신체중심선과 평행하도록 팔꿈치를 뒤로 부드럽게 조여준다.

***2* 단계** 손바닥으로 바닥을 지긋이 누르고 양팔을 동일하게 뒤로 조이면서 열어준다. 양 견갑골은 등 위에서 모아준다.

1

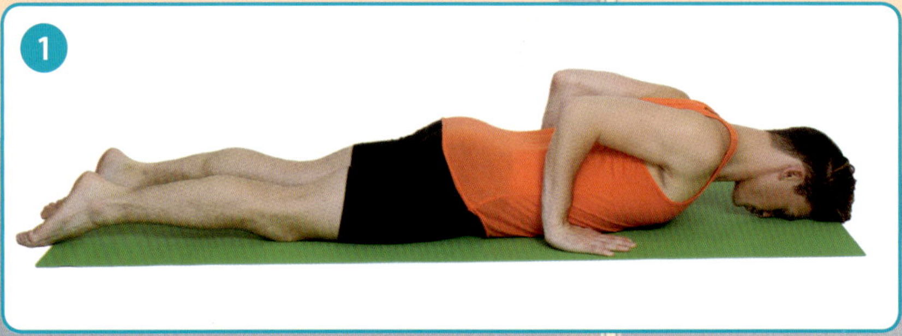

3

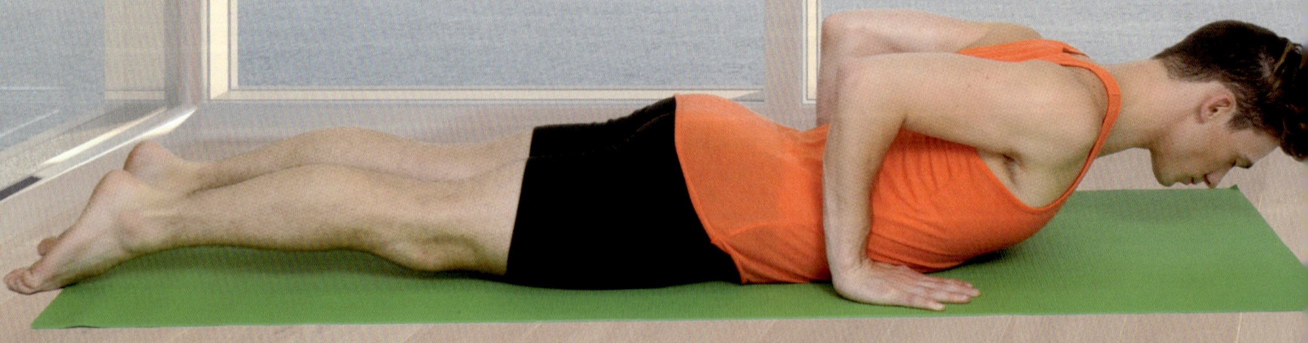

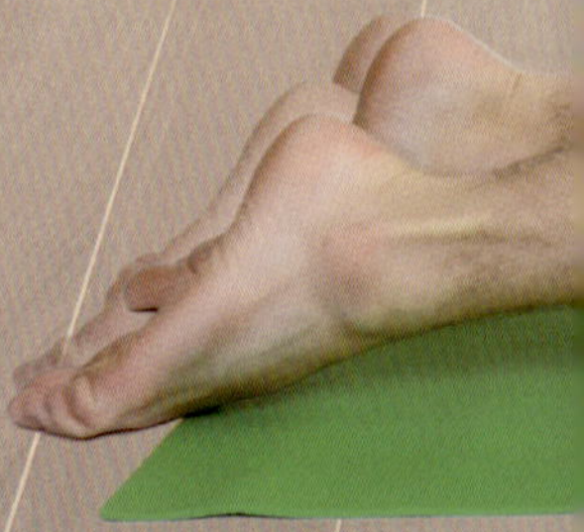

주의사항

- 허리에 불편함이 느껴진다면 들어올린 체간을 낮추거나 이 자세를 피한다.

고려할 점

- 매우 강력한 자세이므로 전신의 근력이 필요하다.

3 단계 꼬리뼈를 늘려 내리고 발등으로 바닥을 누르면서 양팔을 편다. 체간을 바닥에서 멀리 들어올리고 무릎 또한 살짝 들어올린다.

4 단계 다리근육을 긴장시키고 배꼽을 척추로 당겨 허리가 가라앉지 않게 유지한다.

5 단계 양 허벅지를 내회전시키고 상완은 외회전한다. 팔꿈치 바깥쪽을 앞으로 밀어 펴준다.

6 단계 멀리 앞쪽으로 살짝 위를 바라본다.

7 단계 팔꿈치를 천천히 구부리고 체간을 내리면서 바닥으로 돌아온다.

8 단계 팔을 교차하고 고개를 돌려 그 위에 놓고 쉰다.

작용 근육

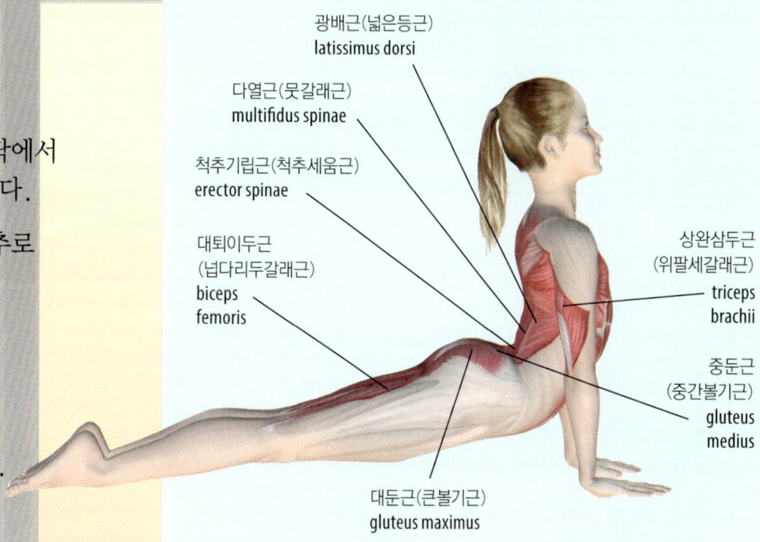

체간 근육(UPPER BODY)

변형 동자

무릎을 들지 않고 바닥에 놓아도 된다.

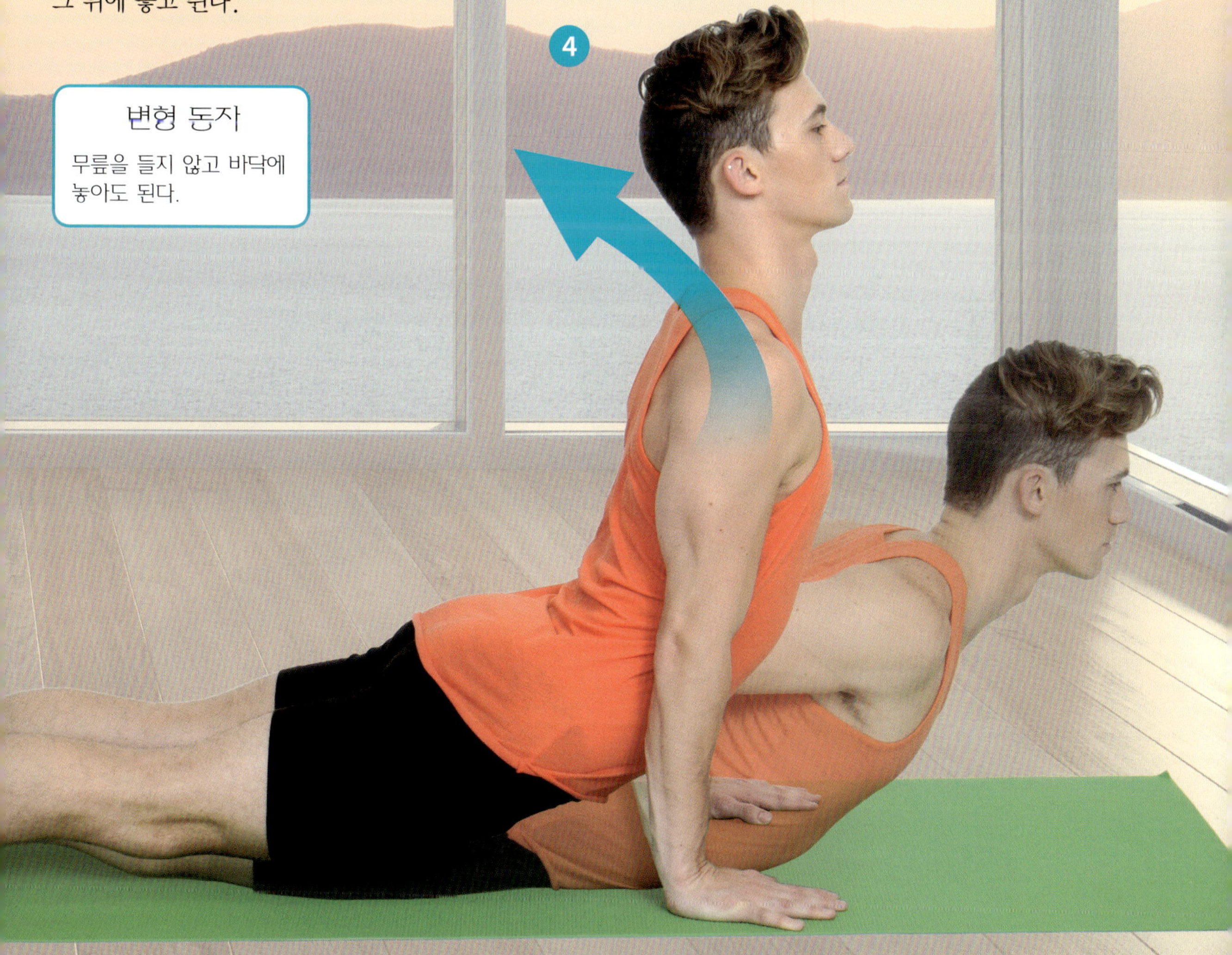

테이블 자세

Knees-Chest-Chin

Ashtangpranama(아쉬탕가프라나마)

오랜 역사를 가진 이 자세는 태양 경배 시퀀스에서 아래를 향한 개 자세에서 코브라나 위를 향한 개 자세로 이행할 때 사용된다. 편안하고 우아하게 이 자세를 유지하게 위해서는 엄청난 협응이 요구된다.

자세가 어렵다고 낙담하지 말고 지속적으로 연습하자.

이 자세는 위를 향한 개 자세와 네다리 막대 자세와 같은 심화된 요가 동작에 필요한 팔의 근력과 등의 유연성을 키워준다.

***1* 단계** 탁자 자세로 발가락을 세워 디딘다. 한 손 길이만큼 양손을 앞으로 이동한다. 등을 낮춰 활처럼 휘어 준다(소 자세, dog tilt).

***2* 단계** 팔꿈치를 구부리고 늑골 가까이 붙이면서 양 손의 약간 앞 바닥을 향해 흉곽과 턱을 낮춘다.

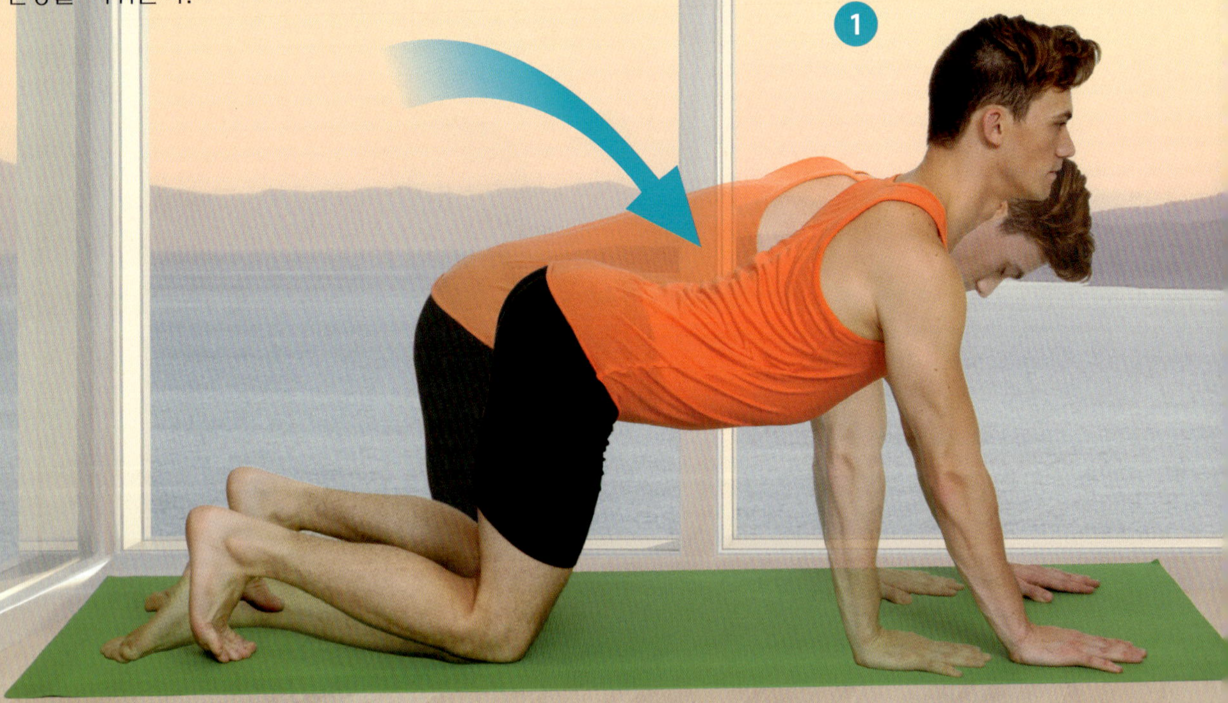

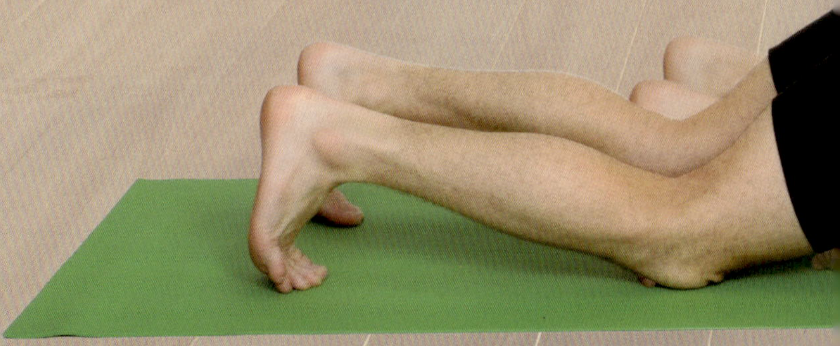

3 단계 엉덩이를 계속 들어올리고, 늑골에 붙인 팔꿈치는 천장을 향한다.

4 단계 발가락을 누르면서 복부를 전방으로 밀어준다.

5 단계 발등을 바닥에 대고 팔꿈치를 조여 체중심선으로 보낸다. 상부 등을 휘어 낮은 코브라 자세를 취한다.

주의사항

- 어깨 손상이 있는 경우 이 자세를 피한다.

고려할 점

- 자세간의 이행 단계에서 사용한다.
- 발가락을 밀어 매트 위에 놓인 배를 앞으로 밀어준다.

작용 근육

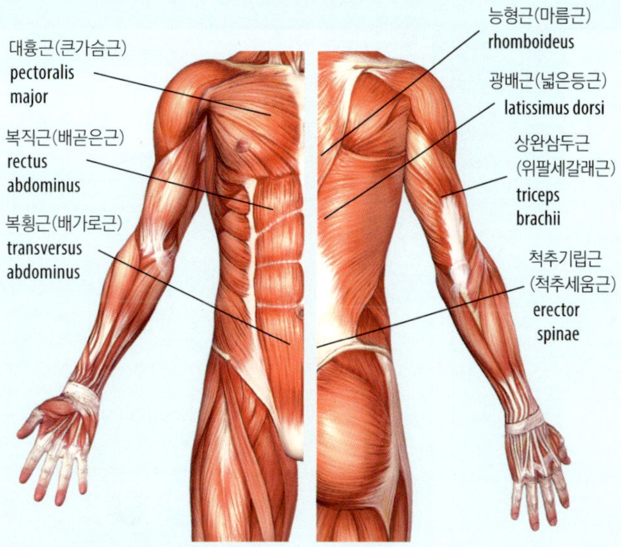

상체(UPPER BODY)

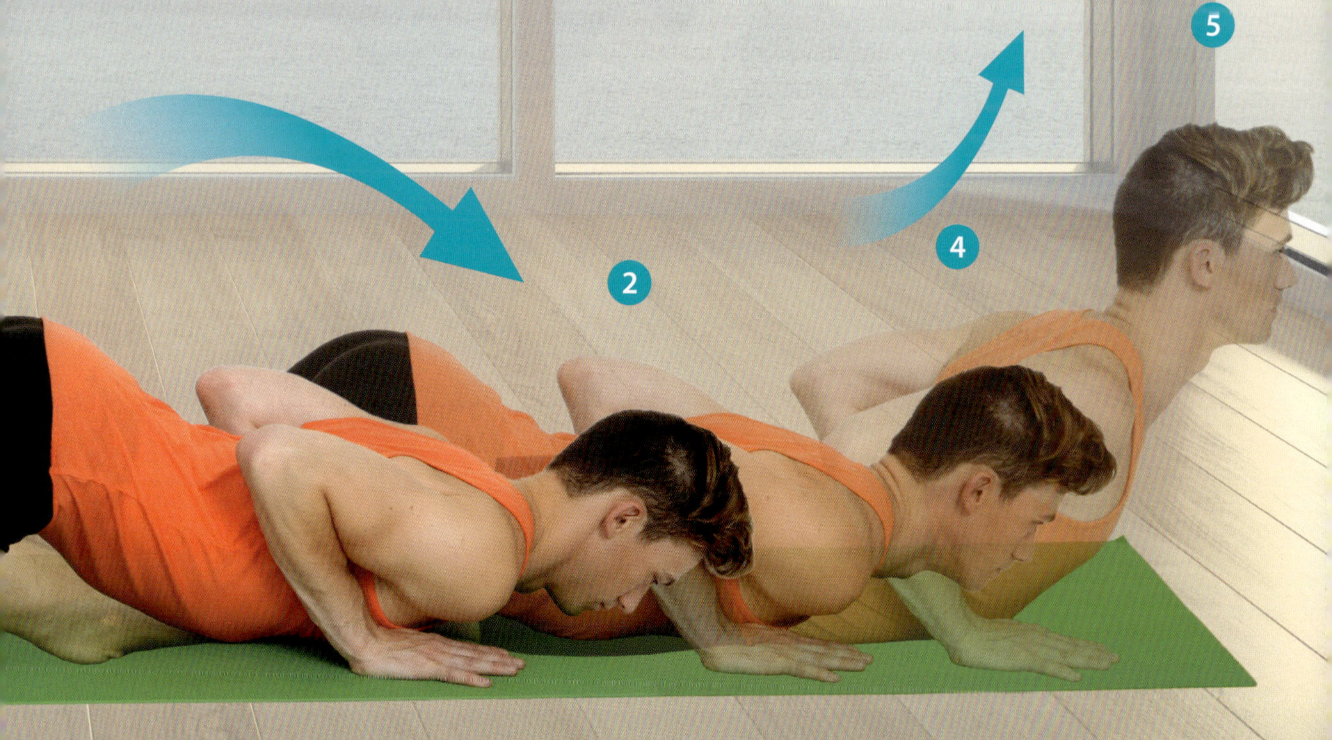

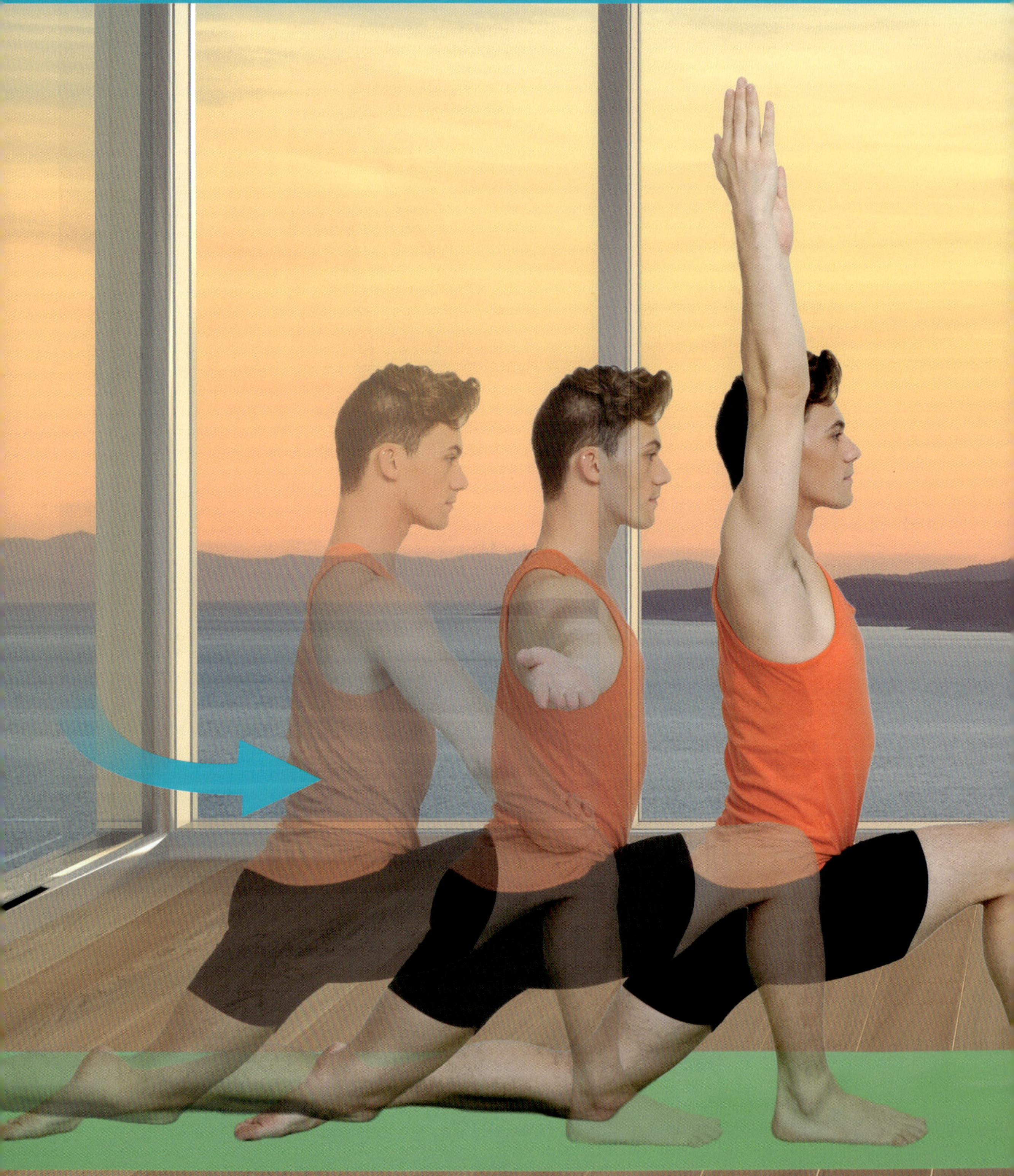

고관절 열기 자세
Hip Openers

골반의 유연성, 근력, 그리고 균형이 향상되면 다른 모든 신체 부위가 편안해진다.
고관절 열기 자세는 서혜부의 근육, 인대, 신경조직을 늘려주고
정체된 복부 기관을 마사지해준다.
또한, 다리와 체간 사이의 체액 순환을 증진시킨다.

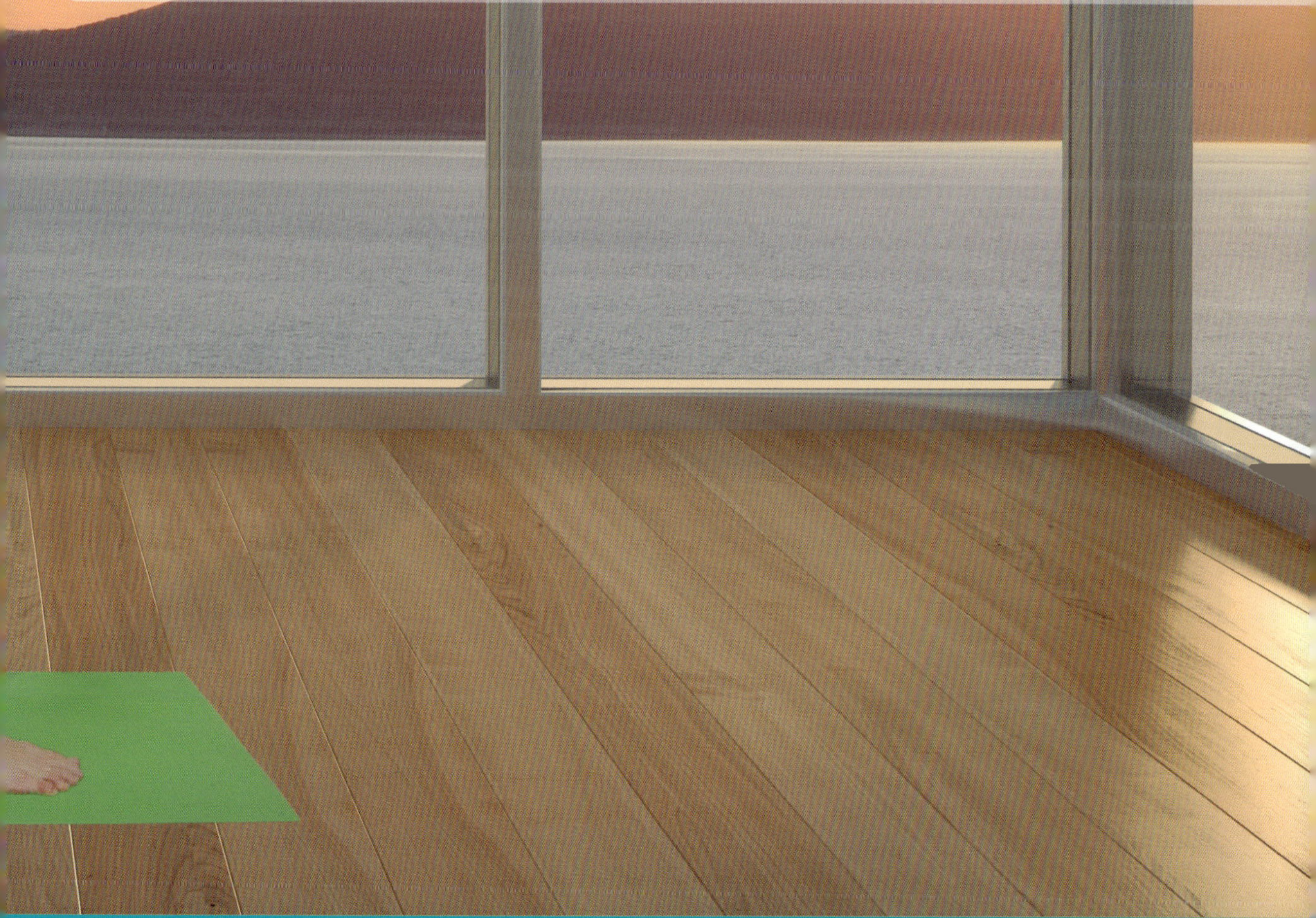

쭈그려 앉기 자세
Squat Pose
Malasana(말라사나)

지구상에 존재하는 여러 지역의 사람들이 이 자세로 많은 시간을 보낸다. 많은 가사 노동, 근로 노동, 가족 식사, 아이들 놀이에 사용되는 자세일 뿐만아니라 신생아도 이 자세를 취한다. 어디서나 취할 수 있고 다른 동작을 하다가 언제든 돌아갈 수 있는 중요한 자세이다.

1 단계 골반 너비 또는 골반근육이 경직되어 있는 경우 더 넓게 발을 벌리고 선다. 발가락은 바깥쪽을 향한다.

2 단계 골반과 무릎을 접듯이 구부리고 엉덩이가 바닥을 향하도록 앉는다.

3 단계 팔꿈치로 무릎 안쪽을 지탱하고 양손은 모은다. 계속적으로 엉덩이를 낮추고 가슴을 열고 척추를 위로 길게 늘린다.

4 단계 나가는 동작으로, 양손은 바닥에 놓고 엉덩이를 들어올린다. 이때 양발은 평행하게 놓는다. 신체를 말듯이 아래에서부터 단계적으로 펴주며 일어선다.

작용 근육

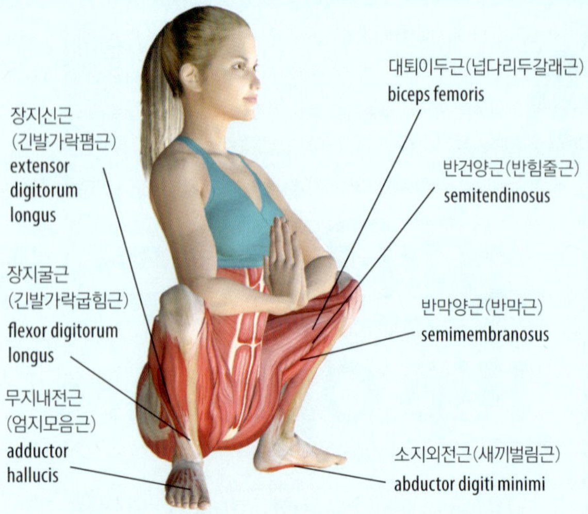

서혜부와 요추 근육(GROIN AND LOWER BACK)

주의사항

- 무릎에 통증이 있다면 이 자세를 피한다.

고려할 점

- 계속적으로 발의 정렬을 무릎과 맞춘다. 꼬리뼈는 계속 떨어뜨린다.

변형 동작

발바닥이 바닥에 닿지 않는 경우 수건을 말아 밑에 깔아준다. 안정성을 더하기 위해 블록을 골반 아래 놓고 지지해도 된다.

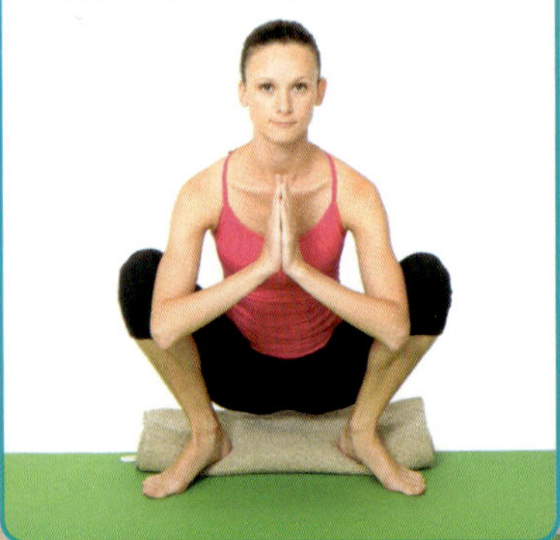

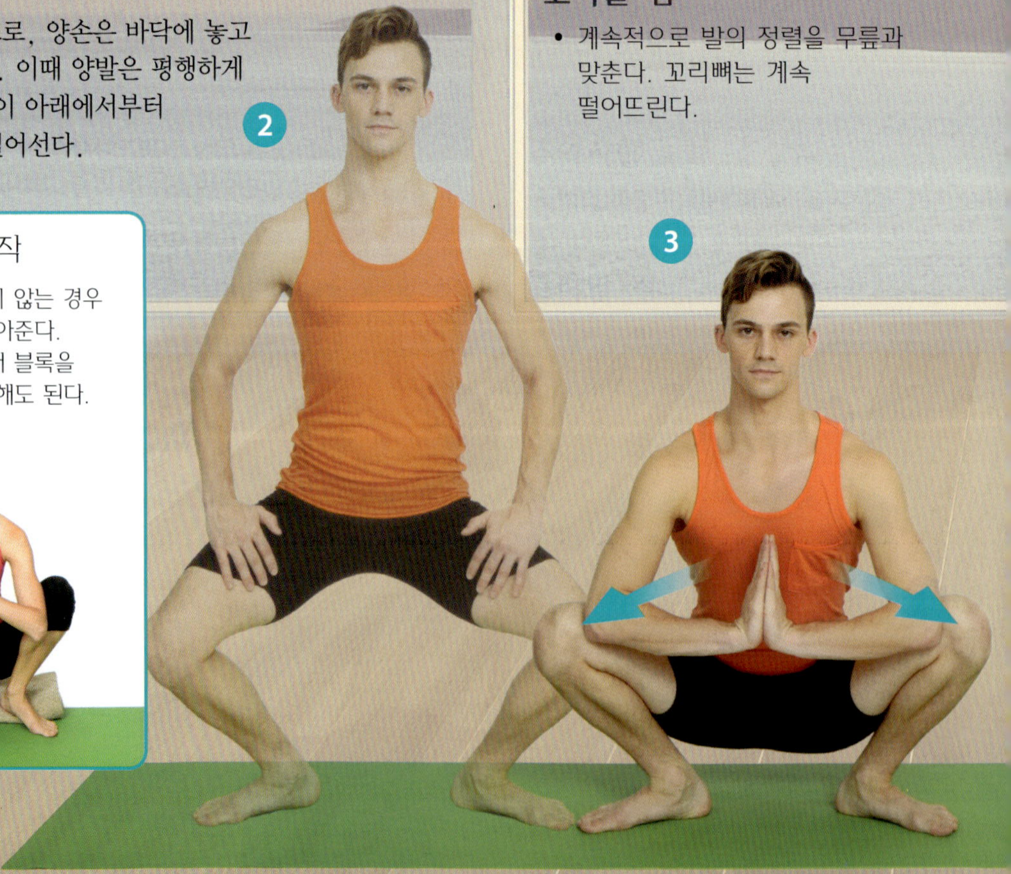

빗장 자세
Gate Pose
Parigasana(파리가사나)

빗장 자세는 삼각 자세와 비슷해 보이지만 하체를 제외하고 골반에서 팔에 이르는 체간 측면만을 중점적으로 스트레칭하는 자세이다. 이 부위는 거의 스트레칭을 하지 않는 곳이기 때문에 이 동작을 통해 체간 측면을 이용한 더 깊은 호흡을 얻어낼 수 있다.

1 단계 매트 측면을 향해 무릎을 꿇는다. 왼다리를 바깥으로 뻗는다. 왼쪽 무릎과 발가락은 위를 향하게 한다.

2 단계 양 손을 골반 위에 놓고, 골반을 왼쪽으로 이동시킨다. 왼손을 종아리로 옮겨 잡는다.

3 단계 오른 손바닥은 천장을 향하고, 오른팔을 길게 머리 위를 지나 왼발을 향해 뻗는다.

4 단계 세번 호흡한다. 양 다리를 누르면서 들숨에 체간을 제자리로 돌아온다. 무릎을 꿇고 앉는다.

작용 근육

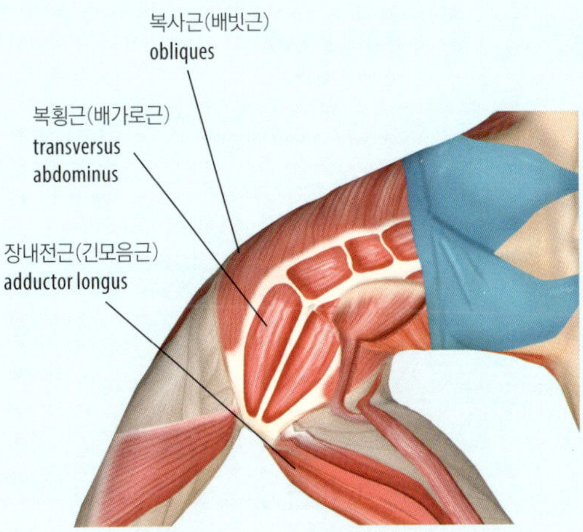

신체 측면 근육(OBLIQUES)

주의사항

- 무릎 밑에 수건을 대준다.

고려할 점

- 신체 측면을 열어주는 매우 기분 좋아지는 자세이다. 측면 확장 자세는 일상생활 뿐만 아니라 요가 자세에서도 흔치 않다.

변형 동작

팔을 들어올리지 않고 허리에 놓아도 좋다.

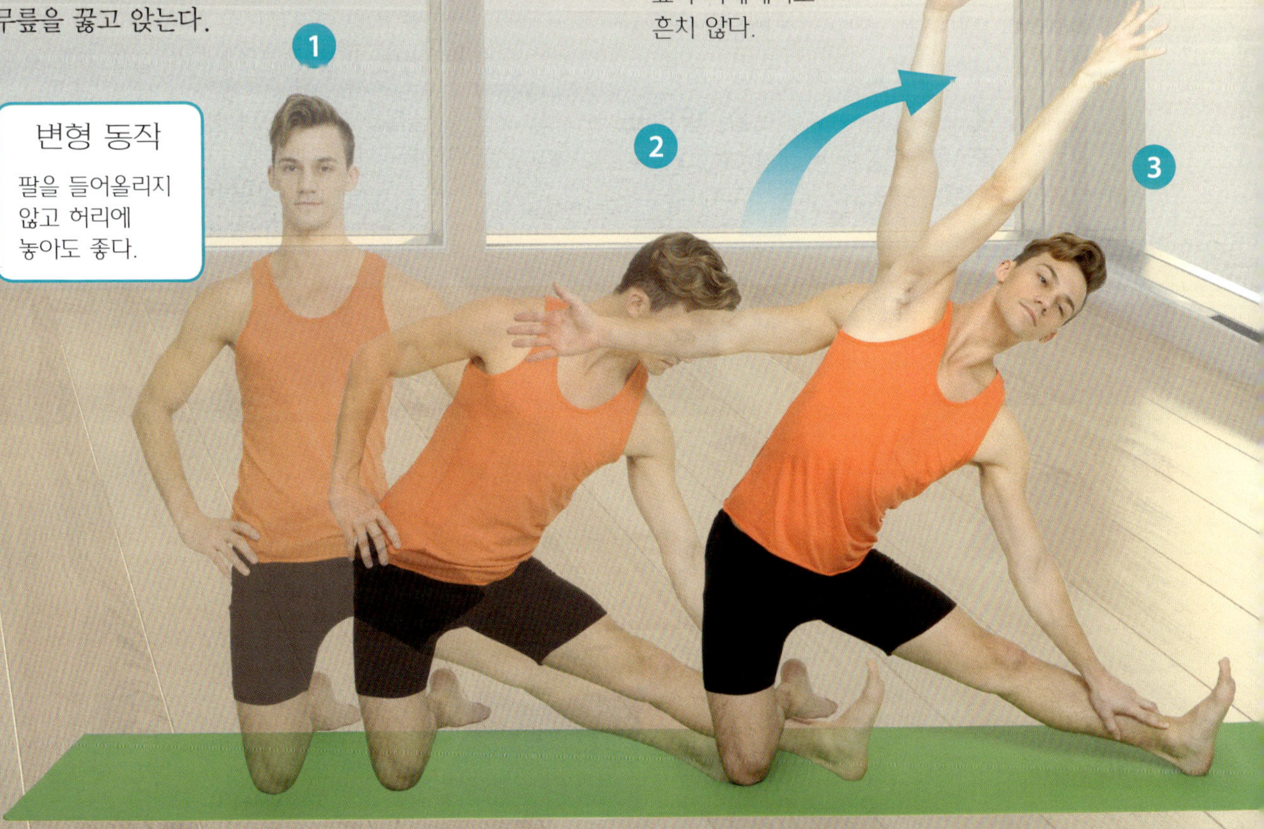

낮은 런지
Low Lunge
Anjaneyasana(안자네야사나)

낮은 런지는 신체 앞면, 뒷면 뿐만 아니라, 고관절과 서혜부 깊이 위치한 조직들을 늘려주는 자세이다. 고관절과 서혜부의 유연성이 향상되면 허리의 긴장을 낮춰주는 파급효과를 가져온다. 엉덩이를 너무 낮추지 않도록 유의한다. 골반을 중립위에 놓고 다리 근육을 긴장시킨다.

1 단계 아래를 향한 개 자세에서 오른발목을 들어올려 양 손 끝에 맞춰 나란히 놓는다. 발은 골반 바깥쪽 선에 맞추어 놓는다.

2 단계 왼무릎과 발등을 긴장을 풀어 매트 위에 내려놓는다. 골반을 전방으로 누르고, 오른 발뒤꿈치는 무릎 아래에 위치시킨다. 필요하다면 양 발의 폭을 넓혀도 된다.

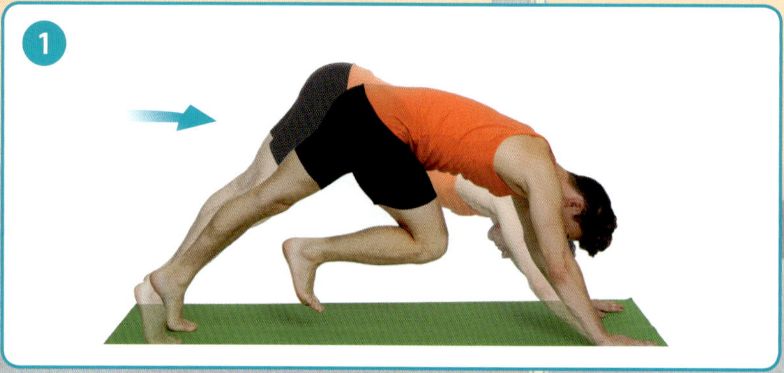

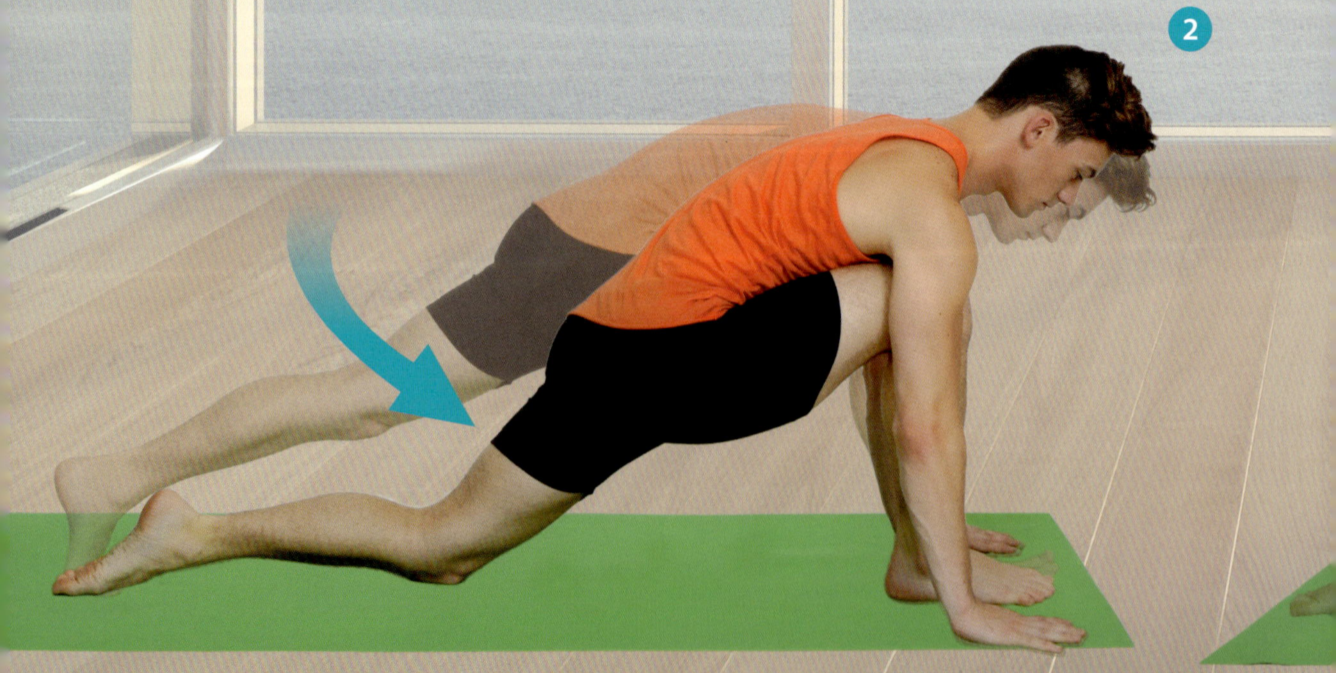

3 단계 꼬리뼈를 늘려 내리고 치골을 들어올린다. 양 팔을 머리 위로 평행하게 손바닥이 마주보도록 하여 들어올린다. 전방 또는 상방을 바라본다. 세번 호흡한다.

4 단계 양 손을 매트에 내려놓고 아래를 향한 개 자세로 돌아간다.

고려할 점

- 서혜부를 계속적으로 늘려주자. 이를 통해 허리의 긴장을 감소시킬 수 있다.

작용 근육

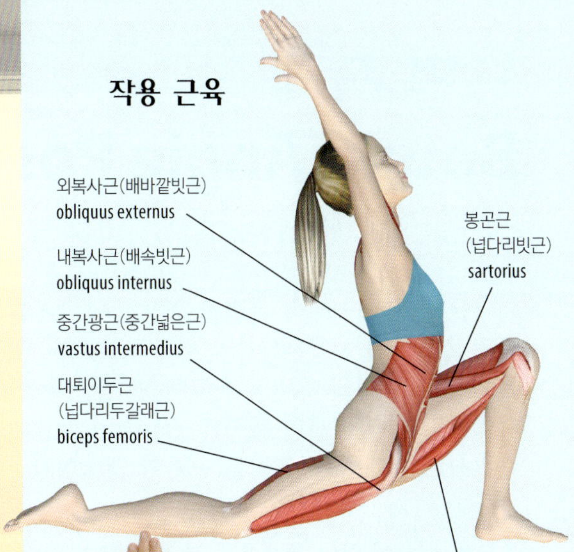

서혜부 근육(GROIN)

3

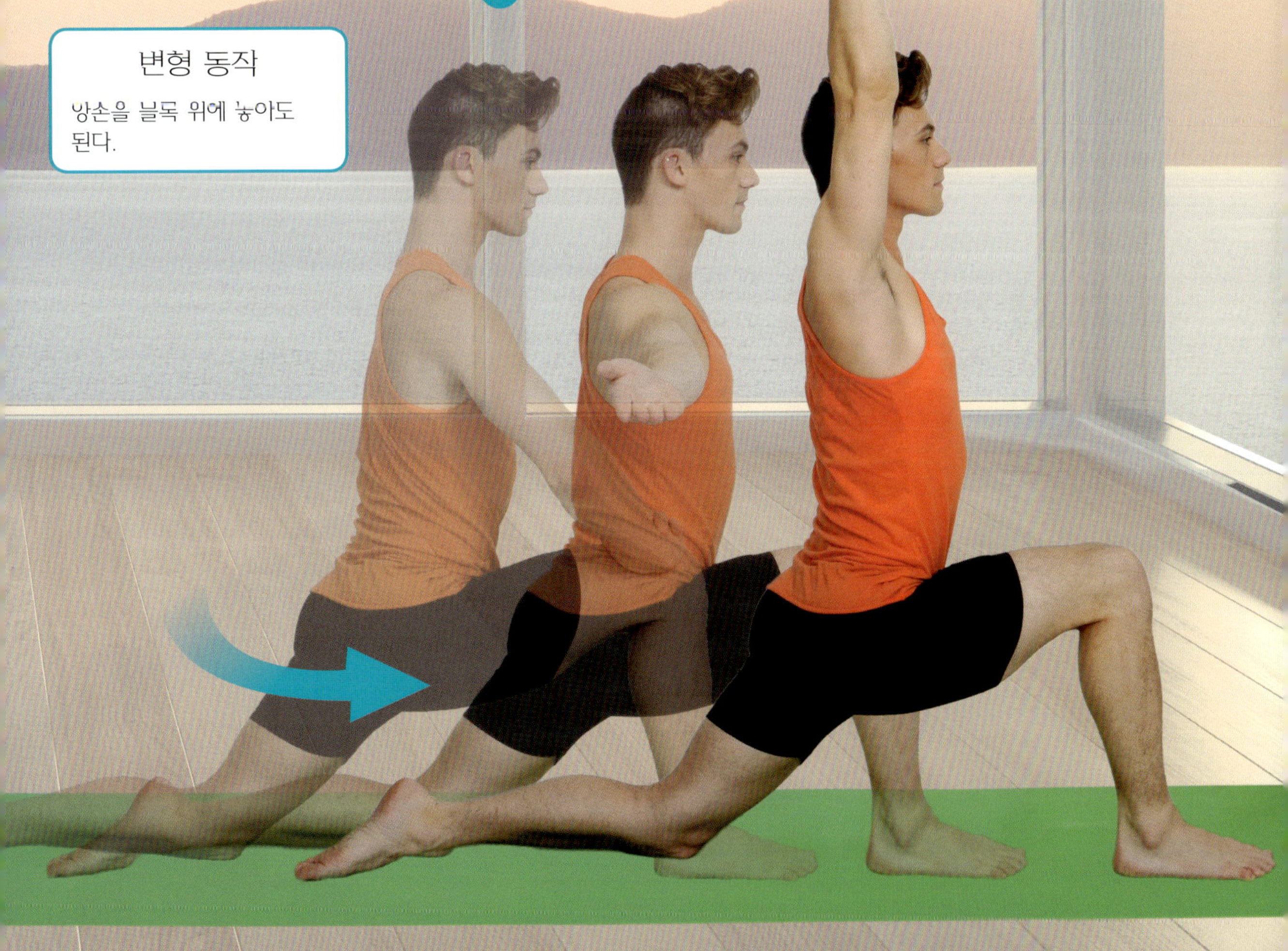

변형 동작

양손을 블록 위에 놓아도 된다.

나비 자세
Bound Angle Pose
Baddha Konasana(바다 코나사나)

이 자세는 초보자부터 숙련자 과정까지 대부분의 요가 수업에서 사용된다. 이 자세의 효과는 매우 중요하다. 골반 및 서혜부의 유연성과 코어 및 등근육의 근력이 있어야만 바닥에 편히 앉기가 가능하기 때문이다. 숙련자라고 해도 이 동작을 꾸준히 연습하자.

1 단계 매트에 앉아 무릎을 구부리고 양 발바닥을 모은다.

2 단계 좌골이 바닥에 잘 놓인 느낌이 들 때까지 자세를 고친다.

3 단계 발목이나 발을 잡고 숨을 들이쉬고 정수리에서부터 척추 전체를 길게 늘린다.

4 단계 숨을 내쉬며 고관절을 굴곡한다. 이때 치골이 바닥 가까이 움직이는 것을 허용한다.

작용 근육

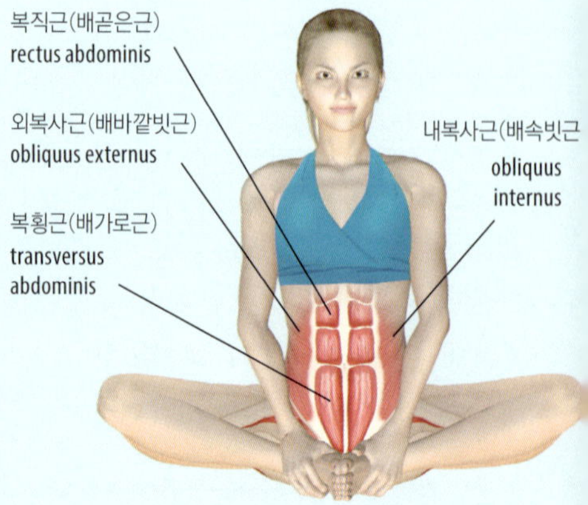

복부 근육(ABDOMINALS)

5 단계 팔꿈치를 무릎 위 또는 종아리 위에 놓는다. 머리를 척추 위에 잘 정렬하고 꼬리뼈부터 정수리까지 계속적으로 길게 늘린다.

6 단계 세번 호흡하고 고관절을 펴면서 체간을 바로 세운다. 다리를 펴준다.

고려할 점

- 등을 굽혔을 때, 또는 바로 폈을 때 그 차이를 느껴본다.
- 발바닥을 모았을 때와 발의 긴장을 푼 상태에서 자세를 취했을 때의 차이를 느껴본다.

1

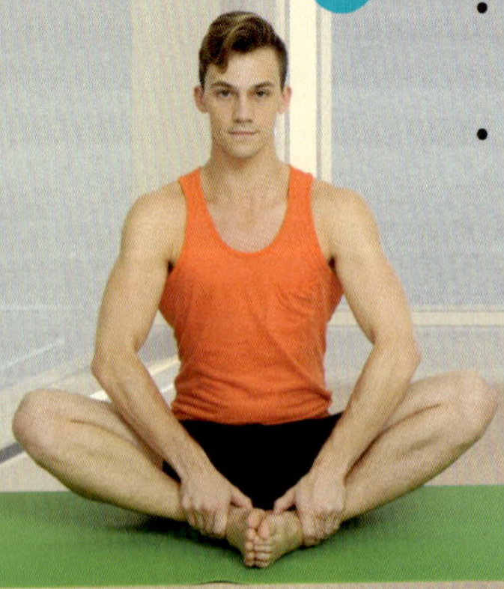

4

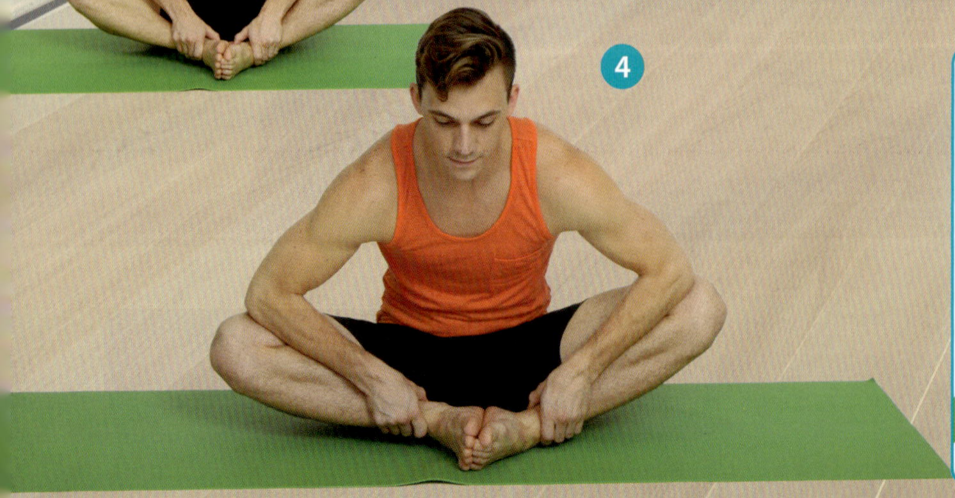

변형 동작

무릎이 바닥에서부터 높이 뜬다면 담요를 깔고 앉는다.

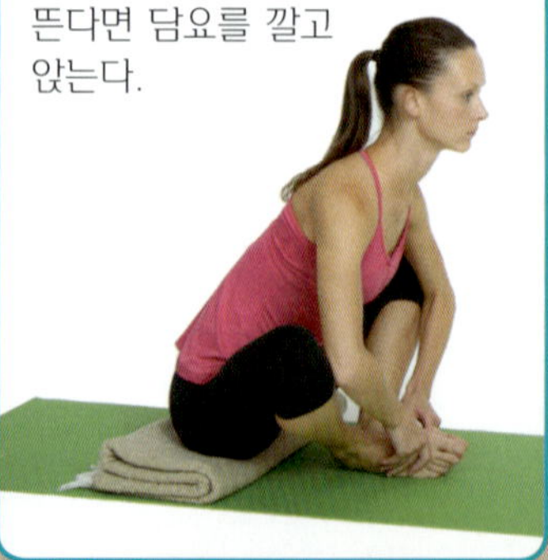

누운 엄지발가락 잡기 자세

Supine Big Toe Hold

Supta Pada Gustasanana(숩타 파다 구스타사나나)

이 자세는 다리 후면, 서혜부, 고관절 등을 늘려주는 자세이다. 다리 후면과 고관절 뒤쪽을 늘릴 때 근육이 짧으면 흔히 등이 구부러지는데, 이 자세는 등을 바닥에 대고 누웠기 때문에 이를 방지할 수 있는 효과적인 자세이다.

작용 근육

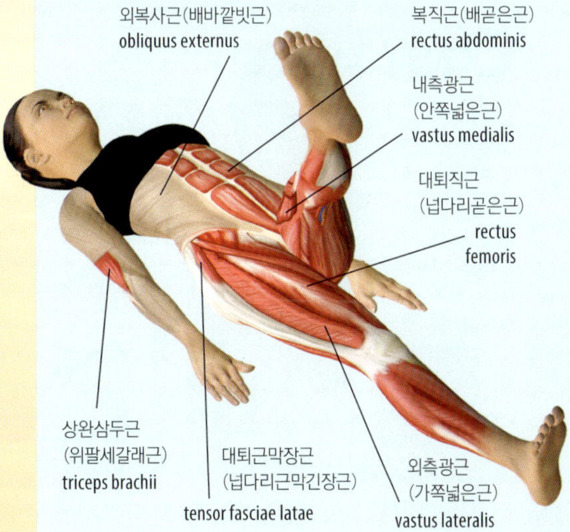

고관절 근육(HIPS)

1 단계 등을 대고 누워 발은 바닥에 대고 무릎을 굽힌다. 오른다리를 들어올리고 발에 스트랩을 감아준다. 양 손으로 동일한 힘으로 스트랩을 당기고 팔을 쭉 편다.

2 단계 바닥에 내려놓은 왼다리를 길게 펴며 근육을 긴장시킨다. 허벅지 위쪽을 내회전한다. 세 번 호흡하고 오른손으로 스트랩을 잡는다.

3 단계 왼손으로 왼쪽 고관절을 잘 위치시키고 오른다리를 바깥쪽으로 열어주면서 바닥에 내려놓는다. 동작을 하는 동안 양 다리 근육을 모두 사용한다.

4 단계 오른다리는 고관절 안에 잘 당기듯이 위치시키고 천장을 향해 중립위치로 올린다. 스트랩을 왼손으로 옮겨 잡는다. 안정성 확보를 위해 오른팔은 몸 바깥으로 뻗어 바닥에 놓는다.

5 단계 오른다리를 신체중심선을 넘어 왼 방향으로 보내준다.

6 단계 오른다리를 점차적으로 왼쪽 바닥을 향해 낮추는 동안, 아래에 놓인 왼다리가 자연스럽게 바깥으로 회전하는 것을 허용한다. 동작을 하는 동안 양 다리 근육을 모두 사용하도록 한다. 바닥에 놓인 오른 어깨로 부드럽게 자세를 지지한다.

7 단계 세번 호흡하고 오른 어깨와 팔로 바닥을 지긋이 누르고 배꼽은 척추로 당기면서 오른다리를 중립 위치로 들어올린다.

8 단계 스트랩을 양손으로 잡고 다리 후면을 길게 늘려준다.

주의사항

- 허리에 불편함이 느껴진다면 들어올린 이 자세를 피한다. 들어올린 다리의 무릎을 구부려도 좋다.

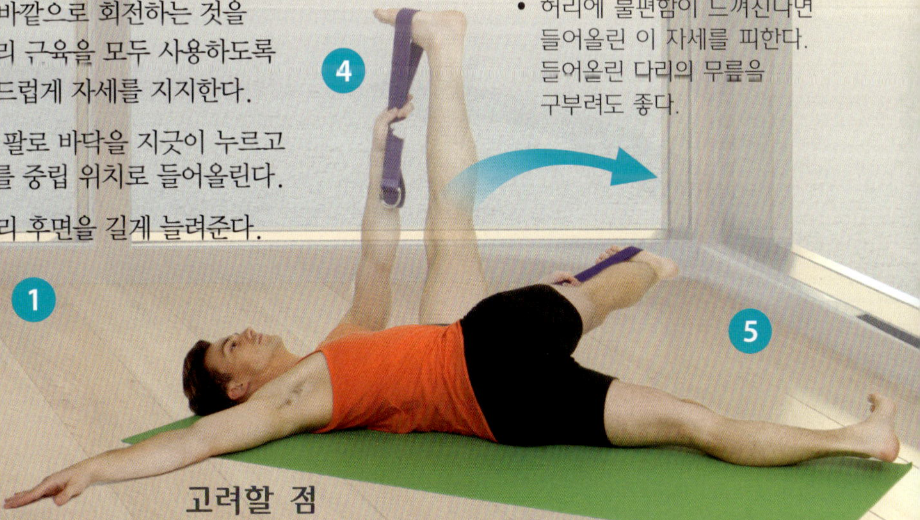

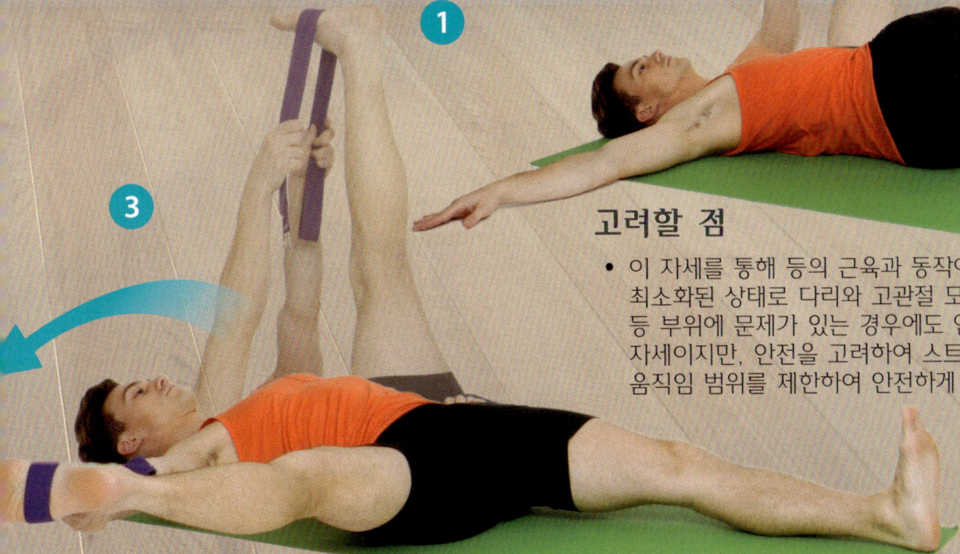

고려할 점

- 이 자세를 통해 등의 근육과 동작이 최소화된 상태로 다리와 고관절 모두를 스트레칭할 수 있다. 등 부위에 문제가 있는 경우에도 안전하게 취할 수 있는 자세이지만, 안전을 고려하여 스트랩을 사용하거나 움직임 범위를 제한하여 안전하게 동작을 취한다.

소머리 자세
Cow Face
Gomukhasana(고무카사나)

소마리 자세를 통해 신체가 완벽한 대칭을 이루지 않는다는 것을 바로 깨닫게 된다. 왼다리가 위에 위치할 때 편안하던 자세가 오른다리를 위로 하면 무릎이 꽤 큰 간격으로 바닥으로부터 떠있을 수 있다. 이와 유사하게, 한 방향으로는 양 손을 쉽게 맞잡을 수 있는데 다른 방향으로는 벨트를 이용해야 할 수도 있다. 이에 좌절하지 말고, 적절한 소도구를 사용하면서, 서서히 경직되고 단축된 부위를 열어준다.

1 단계 매트에 앉는다. 오른발을 왼 무릎 아래로 밀어 오른발이 왼쪽 골반의 바깥에 위치하도록 한다. 이때 발 바깥쪽이 매트에 닿게 한다.

2 단계 왼발을 오른 무릎 위, 오른 골반 바깥에 놓는다. 양발을 굴곡하면서 무릎을 서로 포갠다.

3 단계 손끝으로 엉덩이 뒤 쪽 바닥을 지지하면서 척추와 흉곽을 스트레칭한다.

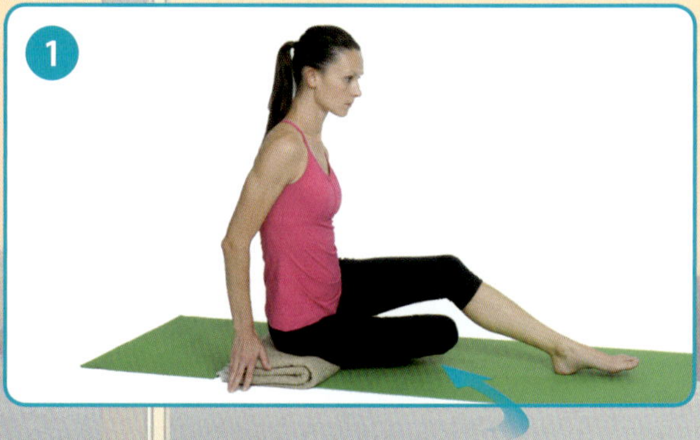

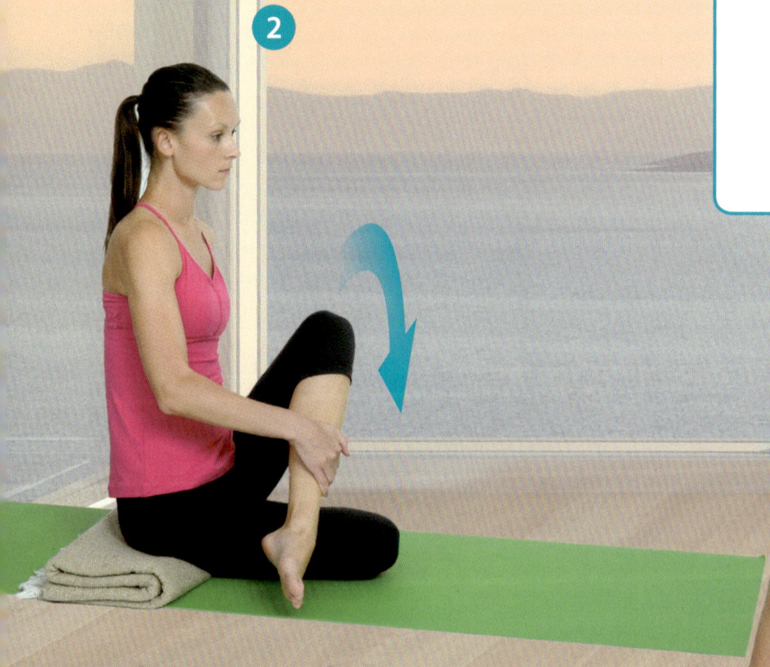

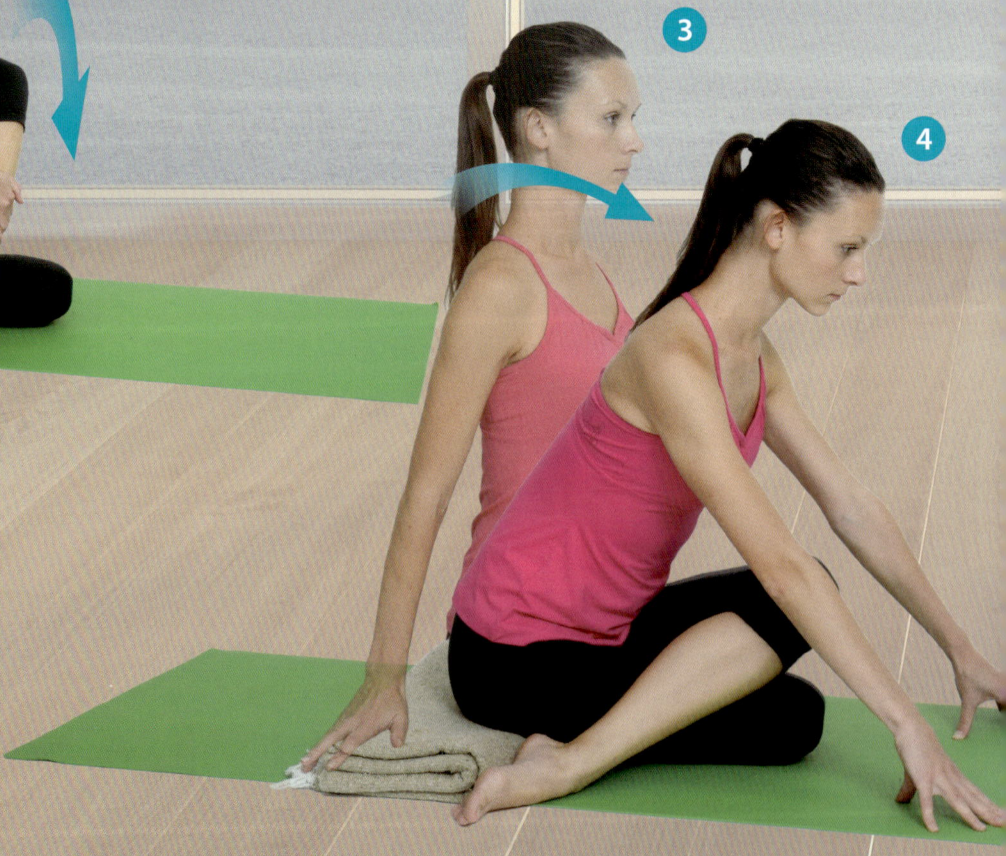

4 단계 고관절을 깊게 열어주기 위해서, 양 무릎을 더욱 굽힌다.

5 단계 왼팔을 바깥쪽으로 뻗으면서 내회전한다. 팔꿈치를 구부려 손등이 등에 닿도록 놓고 손가락을 머리 방향으로 늘린다.

6 단계 오른손을 바깥쪽으로 뻗으면서 손바닥은 천장을 향한다. 팔을 귀에 닿도록 올린 뒤 팔꿈치를 구부려 손가락이 바닥을 향하도록 한다.

7 단계 손가락을 구부려 양손을 맞잡는다.

8 단계 오른 팔꿈치를 지속적으로 들어올리는 동시에 왼 팔꿈치는 뒤로 당긴다.

9 단계 자세가 편안하게 느껴진다면, 상체를 무릎을 향해 숙인다.

10 단계 세번 호흡하고, 바르게 상체를 세워 앉고 교차하고 있는 다리와 맞잡은 손을 풀어준다. 방향을 바꿔 반복하기 전에 다리와 팔을 가볍게 스트레칭한다.

작용 근육

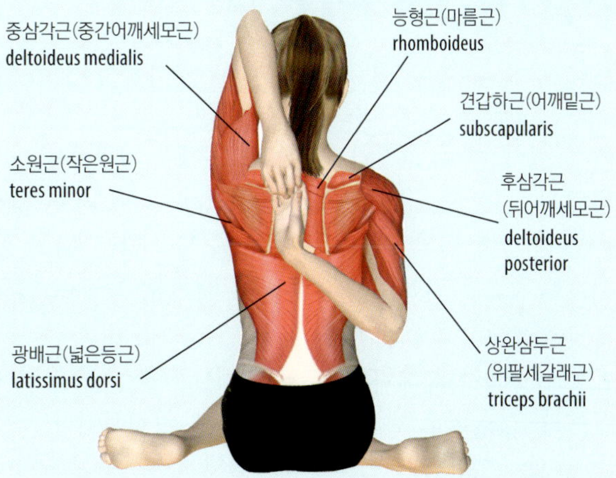

등과 어깨 근육(BACK AND SHOULDERS)

주의사항

- 무릎에 통증이 있는 경우 이 자세를 피한다.
- 어깨에 문제가 있다면 양팔의 동작을 취할 때 주의한다.

변형 동작

고관절이 뻣뻣하거나 불편한 경우 담요를 깔고 앉는다. 팔이나 다리 중 한 부위의 동작만 취해도 무방하다. 손을 맞잡을 수 없는 경우 스트랩을 사용한다.

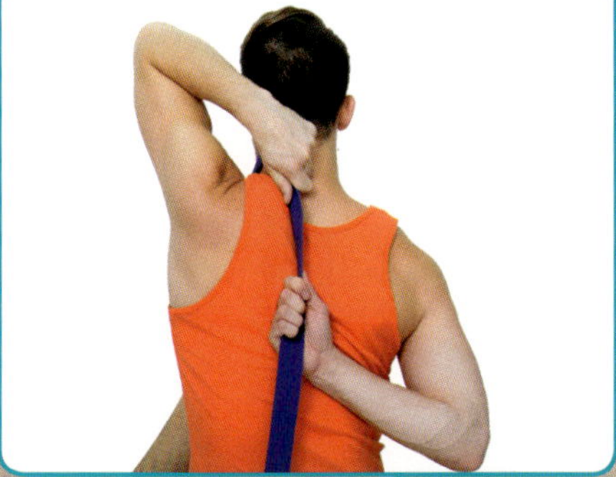

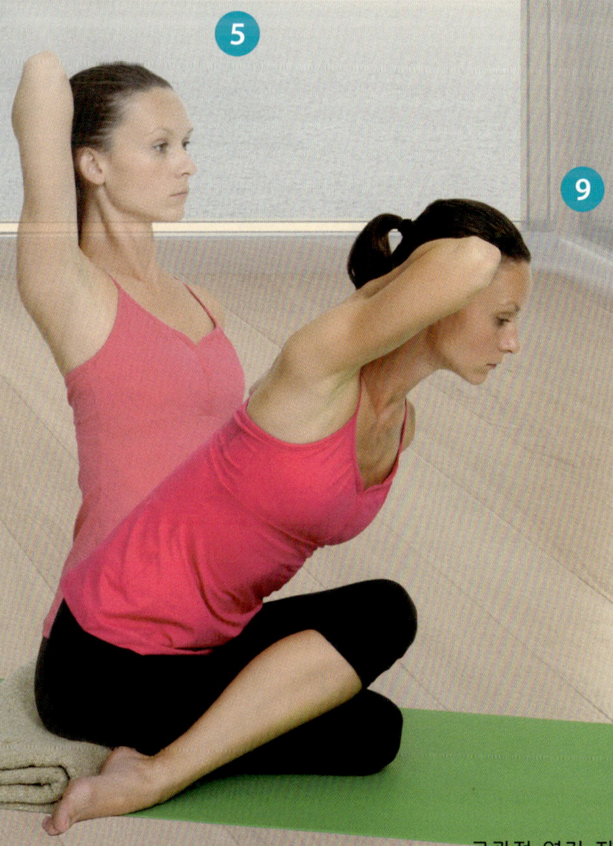

비둘기 자세
Pigeon Pose
Eka Pada Rajakapotasana(에카 파다 라자카포타사나)

이 동작에는 두 단계가 있다. 첫 단계는 수동적인 스트레칭에 가깝다. 앞으로 숙이면서 고관절의 외회전근, 둔근, 이상근에 초점을 둔다. 두 번째 단계는 등근육의 강한 능동적 스트레칭이 요구된다. 손을 조금씩 뒤로 가져가면서 등을 부드럽게 뒤로 젖히듯이 세워준다.
지속적으로 꼬리뼈를 늘려주면서 배꼽을 척추로 끌어당기는 것을 잊지 말자.

***1* 단계** 탁자 자세에서부터 오른 무릎을 앞으로 끌어와 손목 바로 뒤 골반의 바깥쪽에 위치시킨다. 종아리는 체간 아래 비스듬히 놓는다. 골반이 충분히 열려 있고 유연하다면, 종아리의 정렬을 매트 앞면에 평행하게 한다.

***2* 단계** 체중을 양손과 앞 종아리에 싣고 뒤 다리를 허벅지가 매트에 닿을 때까지 뒤로 길게 뻗어 펴준다. 이때 발등은 매트에 닿도록 놓고 발과 발목 근육을 쉰다. 왼다리가 내회전 상태로 곧게 뒤로 뻗어있는지 잠시 눈으로 살핀다.

주의사항

- 무릎에 문제가 있는 경우 이 자세를 피한다.

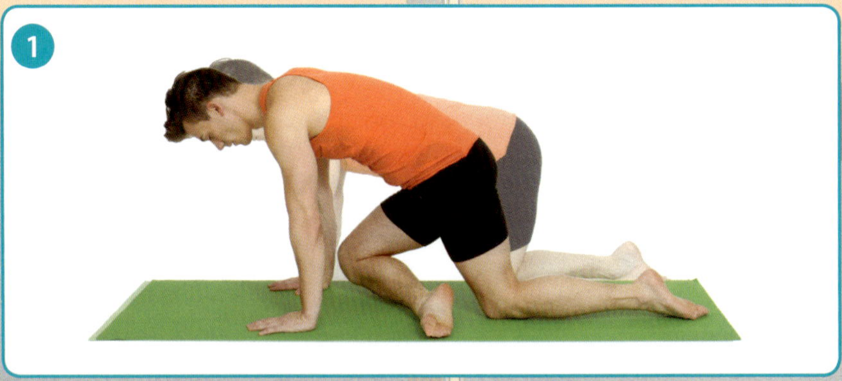

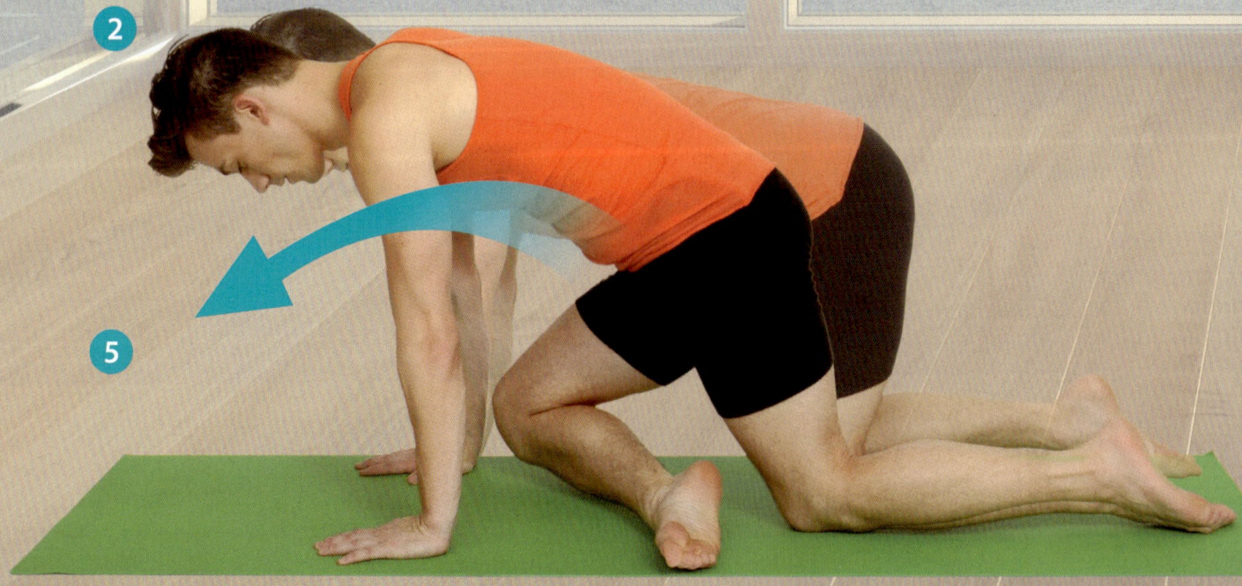

3 단계 오른쪽 둔부를 바닥에 내려놓고 앞쪽 무릎이 편안한지 고관절 좌우의 균형이 맞는지 확인한다. 꼬리뼈를 내려주고 요추를 늘린다.

4 단계 척추를 곧게 위로 뻗고 상완은 뒤로 흉골은 앞, 위 방향으로 보내 스트레칭한다.

5 단계 가슴을 바닥으로 보내고 이마를 매트 위에 놓는다. 양팔은 편다.

6 단계 세 번 호흡하고 다시 체간을 세우면서, 양손을 체간에 가깝게 이동시킨다. 배꼽을 척추로 당기고 꼬리뼈를 늘린다. 흉골을 들어올리듯이 스트레칭하고 양 상완은 뒤로 조인다.

7 단계 세 번 호흡한 뒤, 오른 다리를 뒤로 보내 탁자 자세로 돌아온다. 발가락을 세워 바닥을 디디고, 발꿈치에서부터 바닥을 지긋이 누른다.

작용 근육

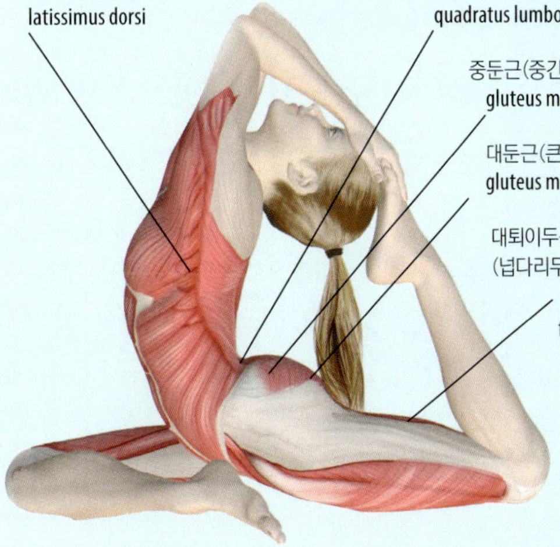

이상근 및 둔근(PIRIFORMIS AND GLUTES)

변형 동작

앞 무릎을 편안하게 충분히 굽힌 상태를 유지한다. 앞쪽 고관절 아래 담요를 깔아 지지한다.

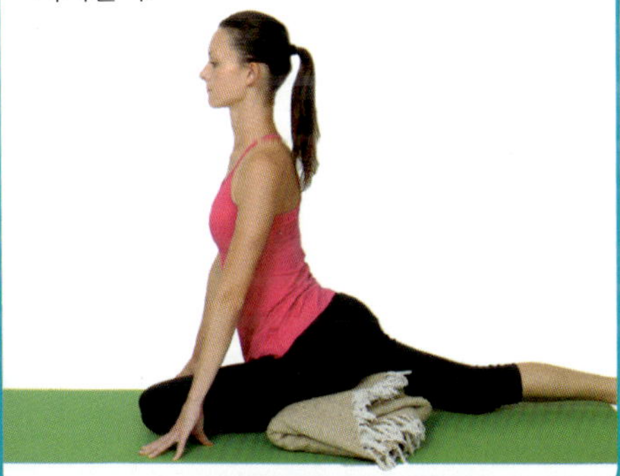

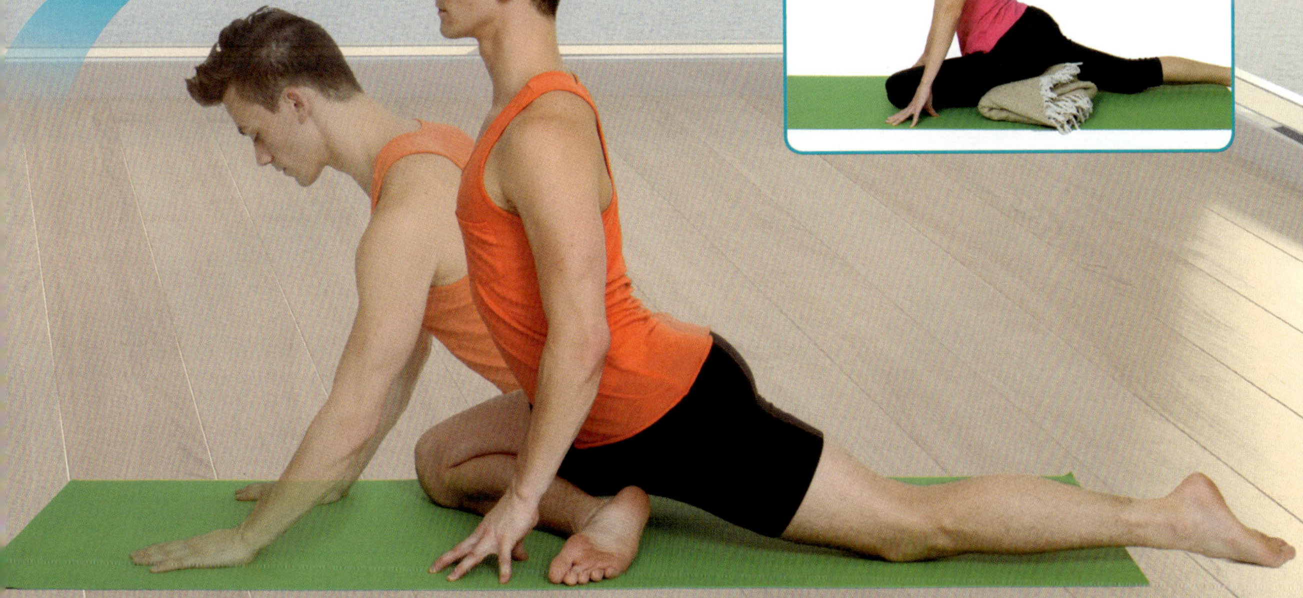

반 연꽃 자세
Half Lotus
Ardha Padmasana(아르드하 파드마사나)

연꽃 자세는 대표적인 명상 자세이지만, 완전 연꽃 자세는 많은 사람들이 어려움을 호소하거나 무릎에 무리를 느끼기도 한다. 무릎통증은 대개 고관절의 유연성 감소에서 기인한다. 그런 경우, 양 다리를 번갈아 반 연꽃 자세를 취하자.

주의사항

- 무릎에 문제가 있는 경우, 이 자세를 피한다.

고려할 점

- 발목과 발의 유연성 감소 또한 이 자세를 불편하게 할 수 있다.

작용 근육

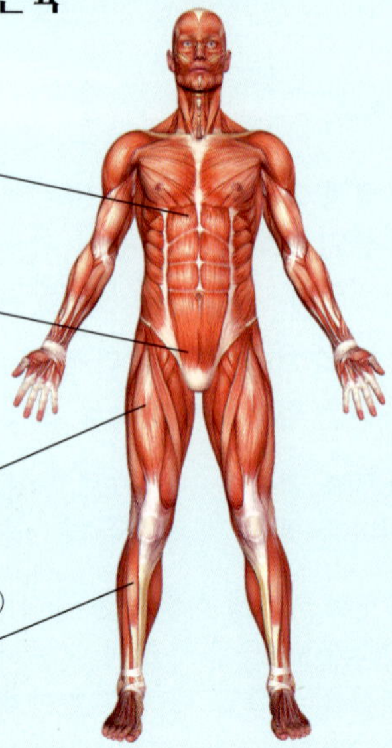

다리와 복부 근육(LEGS AND ABDOMINALS)

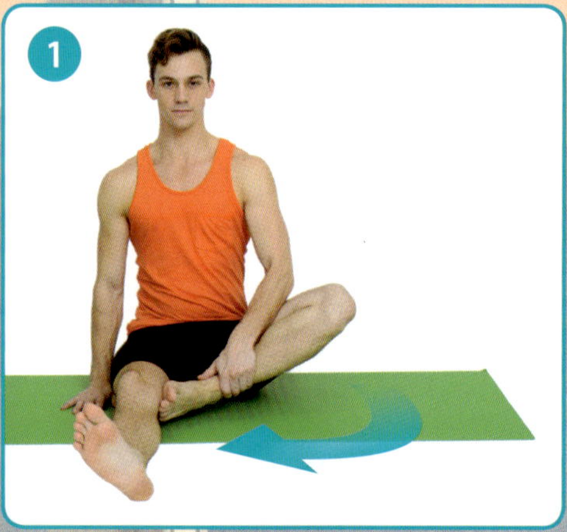

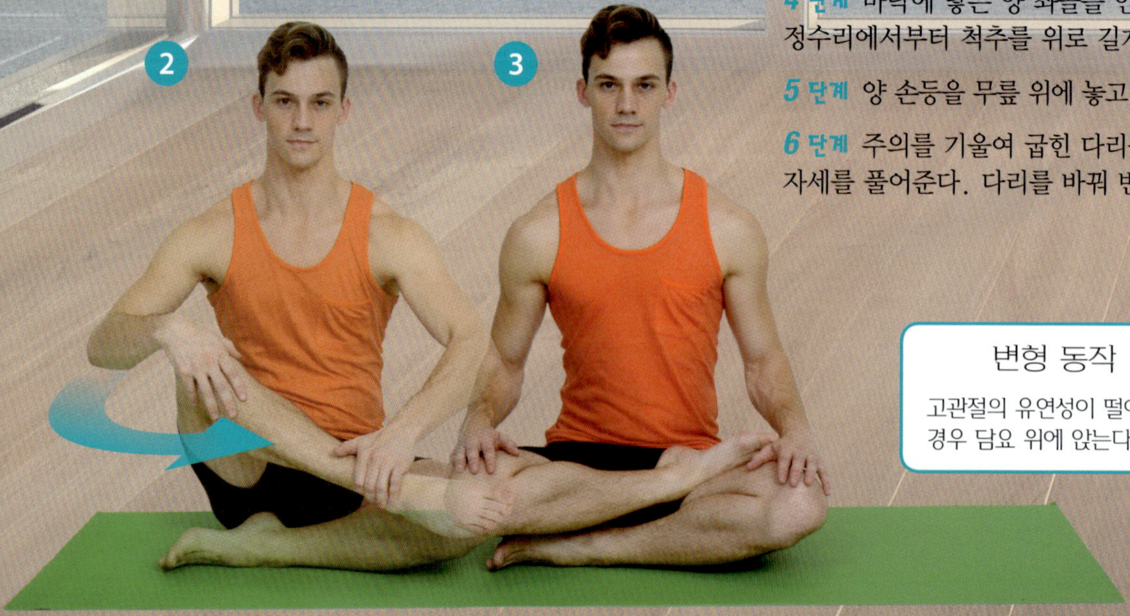

1 단계 매트에 앉아 왼쪽 무릎을 굽힌다. 왼쪽 골반을 열어, 바깥쪽 허벅지가 바닥에 닿게 한다.

2 단계 왼다리 발꿈치가 오른 서혜부에 가깝게 오도록 왼발을 오른쪽 허벅지 아래로 끌어온다.

3 단계 오른 무릎을 구부려 오른발을 왼쪽 허벅지 위로 가져온다. 양 다리가 서로 대칭되도록 놓는다. 발바닥은 천장을 향한다.

4 단계 바닥에 닿는 양 좌골을 인식하면서, 정수리에서부터 척추를 위로 길게 늘린다.

5 단계 양 손등을 무릎 위에 놓고 쉰다.

6 단계 주의를 기울여 굽힌 다리를 신전하고 자세를 풀어준다. 다리를 바꿔 반복한다.

변형 동작

고관절의 유연성이 떨어지는 경우 담요 위에 앉는다.

영웅 자세

Hero

Virasana(비라사나)

어린 아이들이 이 자세로 항상 앉아 있듯이, 영웅 자세는 초보자가 보기에 쉬워 보일 수 있다. 하지만 성인에게는 발, 종아리, 무릎, 허벅지 등 다리 전체에 불편감을 초래할 수 있는 자세이다. 그렇기 때문에 정확한 정렬과 소도구 사용이 요구된다. 다리의 유연성을 키워주는 자세이므로, 소도구 등 필요한 준비를 잘 갖추고 연습하도록 한다.

작용 근육

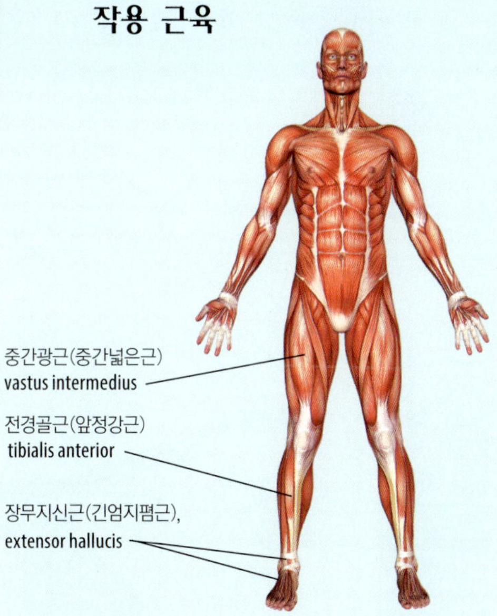

다리 근육(LEGS AND FEET)

1

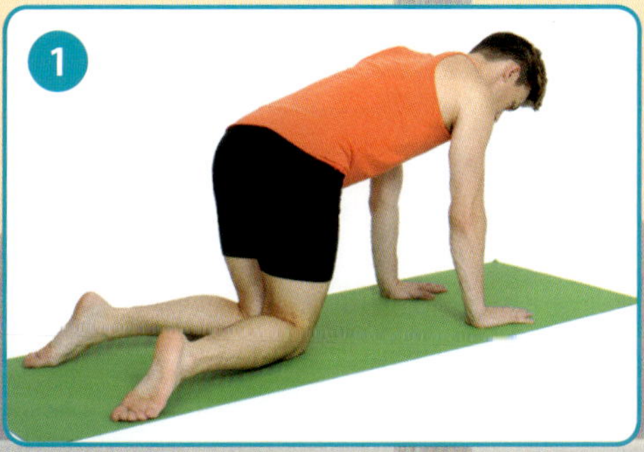

2

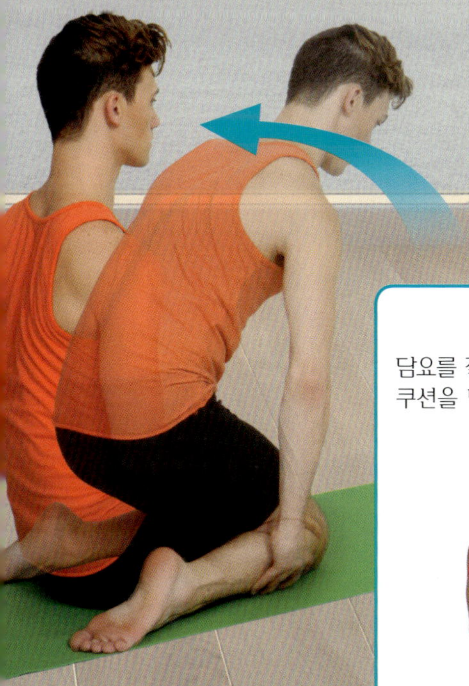

1 단계 탁자 자세에서 시작한다. 무릎을 모으고 양발은 골반 보다 살짝 넓게 벌린다. 발등은 매트에 닿게 놓는다.

2 단계 양손으로 종아리 근육을 잡아 바깥쪽 발쪽 방향으로 보낸다. 엉덩이를 뒤로 보내며 양발 사이 바닥에 앉는다.

3 단계 무릎 앞 피부를 손으로 삽고 옆으로 당긴다.

4 단계 양 발바닥이 천장을 향하고, 허벅지 안쪽이 바닥에 닿도록 내회전한다.

5 단계 양손을 허벅지 위에 놓는다. 척추를 늘려 앉은키를 크게 한다.

6 단계 잠시 자세를 유지한 뒤, 탁자 자세로 돌아온다. 발가락을 세워 바닥을 딛고 천천히 다리를 펴준다.

변형 동작

담요를 깔고 앉거나 발목 아래 쿠션을 댄다.

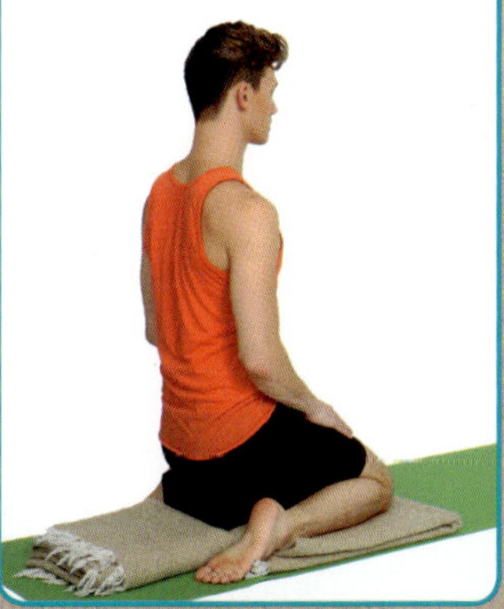

주의사항

- 무릎에 통증이 있는 경우 이 자세를 피한다.

고려할 점

- 처음에는 한 번에 한 다리씩 교대로 연습해도 좋다.

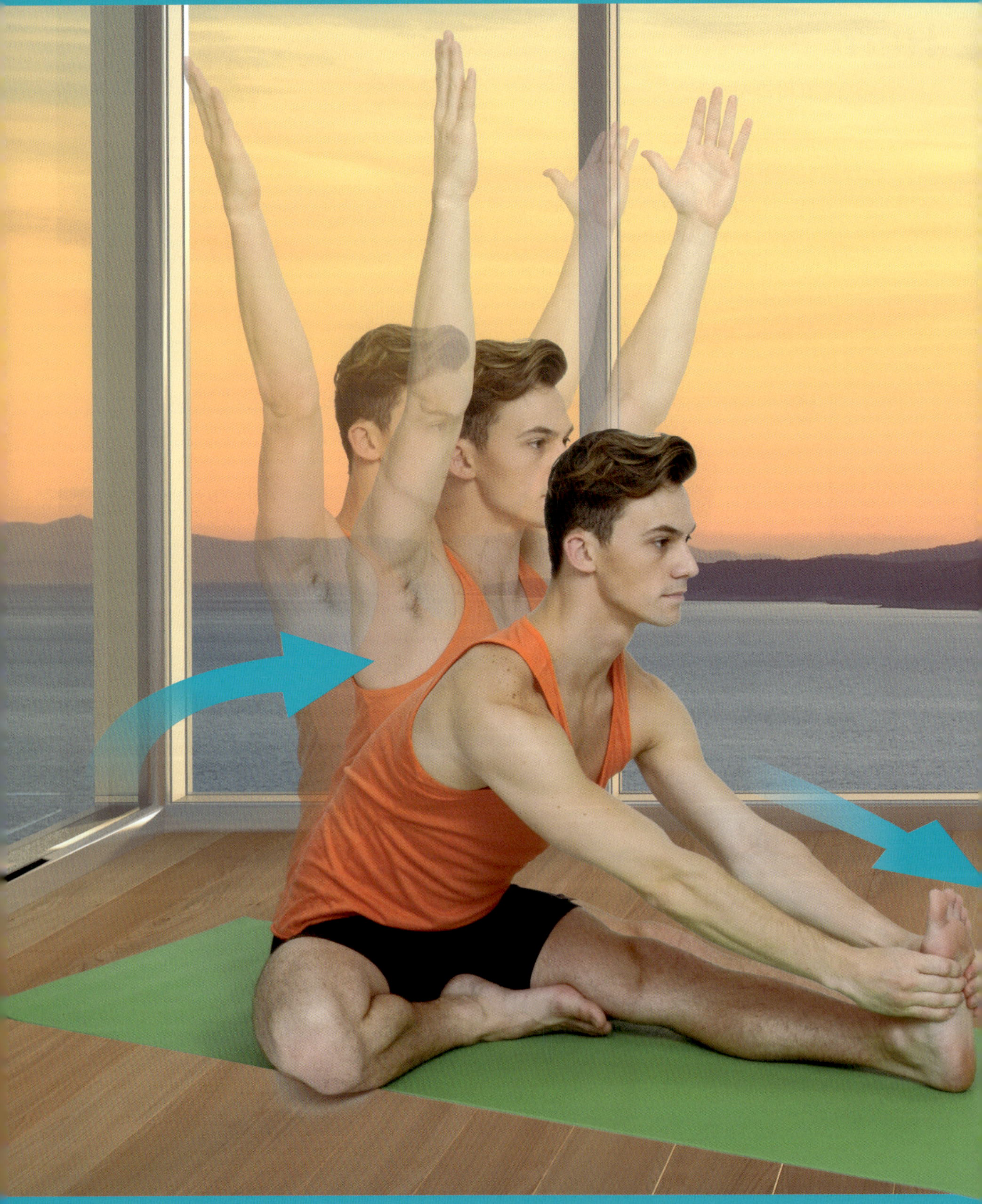

전굴 자세
Forward Bends

전굴 자세는 발끝치에서 경추에 이르기까지 신체 후면 전체의 강력한 스트레칭 동작이다. 전체 척추를 늘리고 강화함과 동시에 척추와 고관절의 유연성을 키워준다. 다리 후면의 근육, 인대, 신경을 신장시키면서 좌골신경통(sciatica) 증상을 개선할 수도 있다. 또한, 골반과 복부 장기를 마사지하고, 산소를 공급하며, 체내 순환을 돕는다. 전굴 자세를 통해 신경계를 이완시키고, 마음과 감정을 안정시킬 수 있다.

막대 자세
Staff Pose
Dandasana(단다사나)

단순히 앉아있는 것처럼 보이지만,
막대 자세는 깊은 집중이 요구되는 난이도 있는
동작이다. 화려하진 않아도 매우 중요한
요가 동작이므로 꾸준히 연습하자.

1 단계 다리를 앞으로 펴고 앉는다.
양발은 몇 인치 내외로 살짝 벌린다.

2 단계 발목을 세워 발끝이 체간을 향하도록
당기는데, 발 내측을 먼저 외측을
다음 순서로 당겨준다.

3 단계 양 다리 근육을 긴장시킨다.
팔꿈치는 부드럽게 유지하면서 양팔을 신체 뒤로
보내 손끝이 엉덩이를 향하도록 바닥을 짚는다.

1

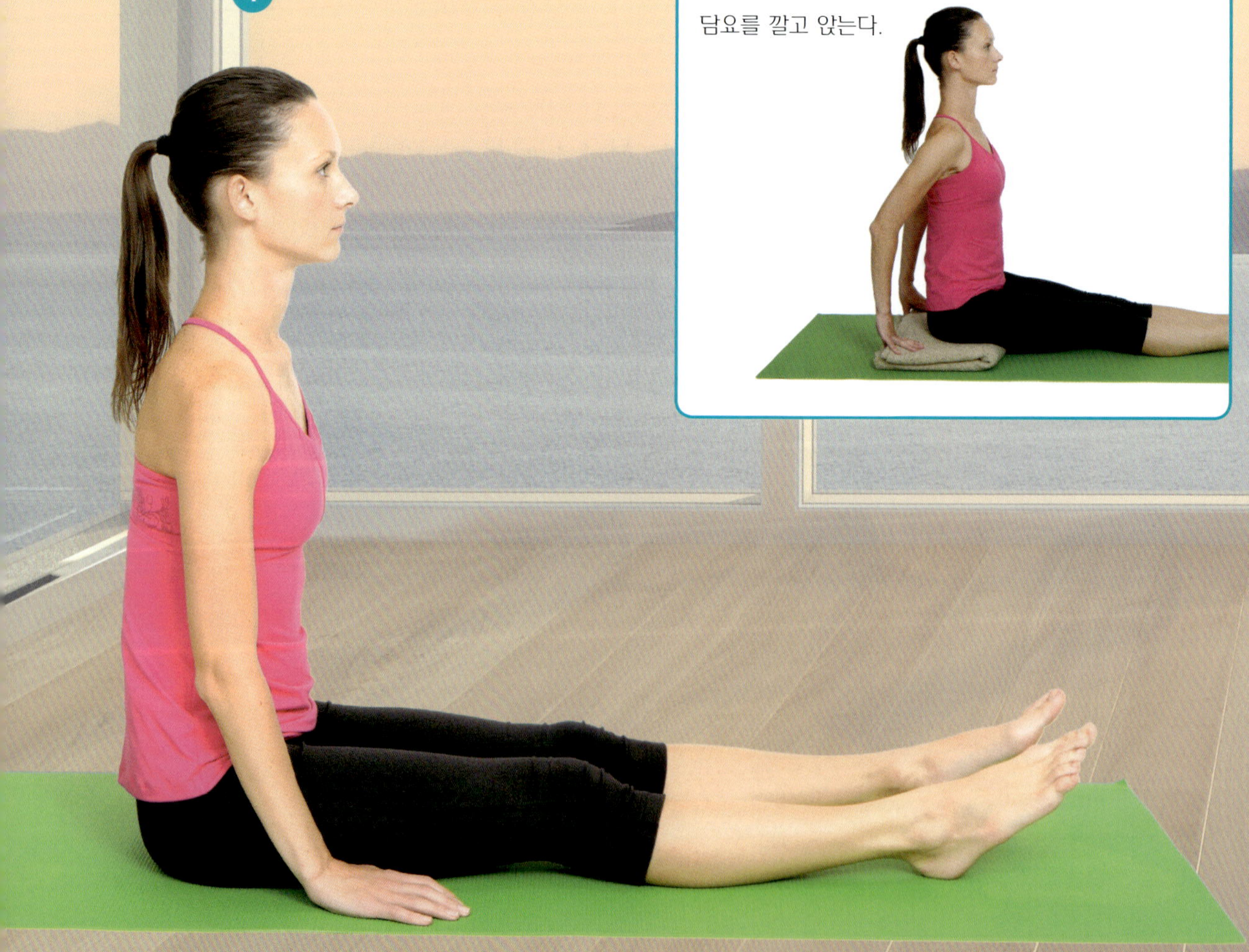

변형 동작

담요를 깔고 앉는다.

4 단계 척추를 위로 길게 늘려주면서 손가락을 아래로 지긋이 눌러준다. 상완을 뒤로 당기면서 견갑골을 모아준다. 흉골을 앞으로 들어올리면서 흉곽을 확장시킨다.

5 단계 세 번 호흡한 뒤, 휴식을 취한다.

작용 근육

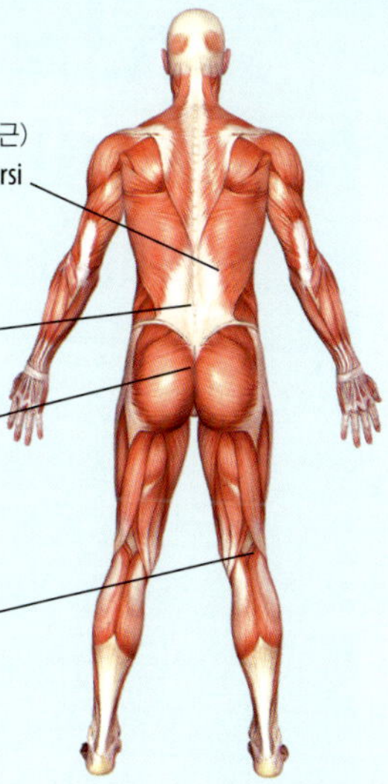

등근육과 슬괵근(BACK AND HAMSTRINGS)

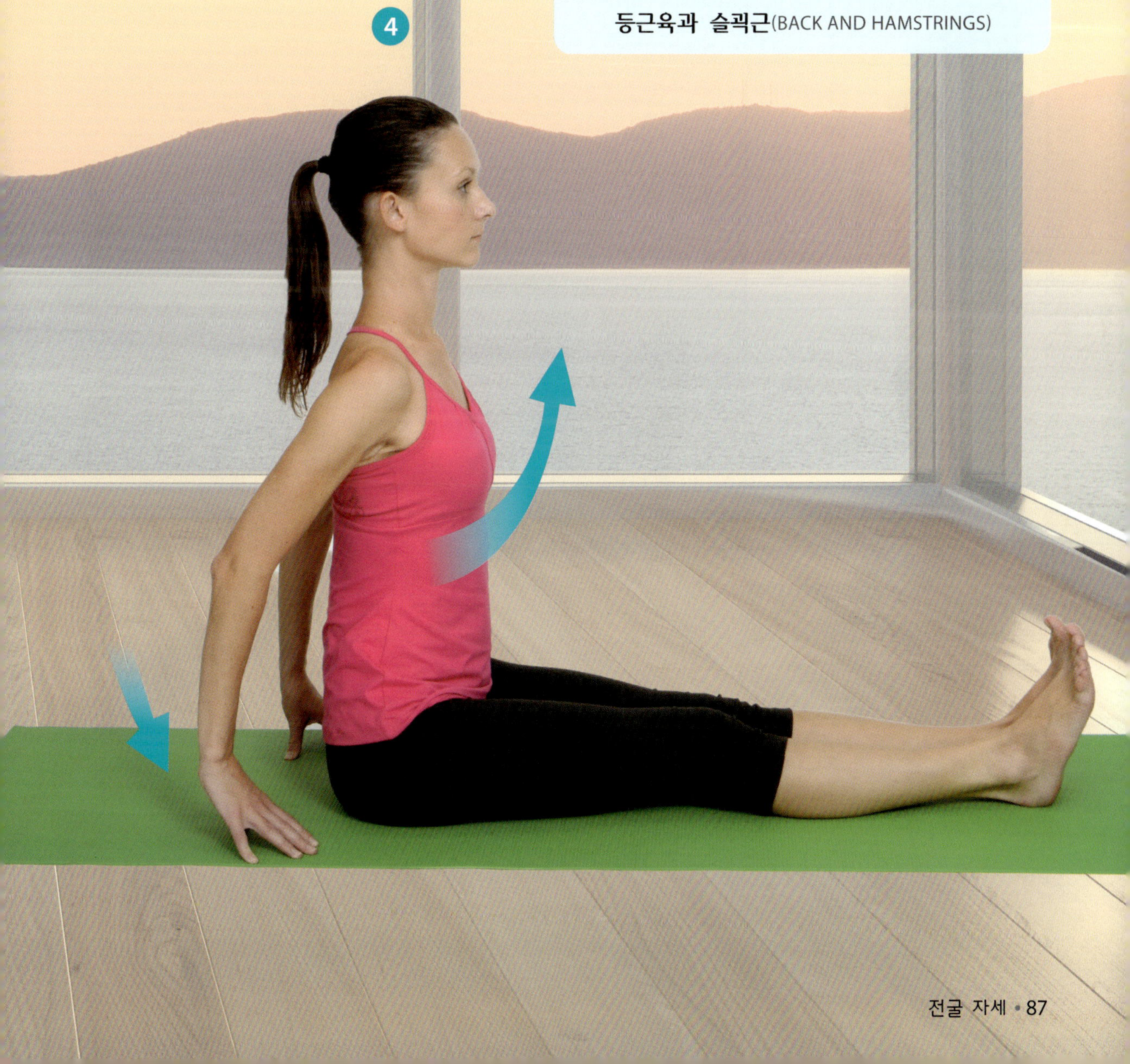

반 선 전굴 자세 또는 완전 선 전굴 자세
Half/Full Standing Forward Bend

Uttanasana /Ardha Uttanasana(우타나사나/ 아르드하 우타나사나)

전굴 자세의 기본인 이 자세는 중력을 이용한다. 앞으로 숙인 상태에서 중력이 척추 전반에 어떻게 작용하는지 특히 머리와 연결된 경추 근육을 어떻게 이완시키는지 느껴보자. 또한, 반 선 전굴 자세에서 체간을 중력선으로부터 멀리 보내는 동안 다리 뒤쪽, 등, 코어 부분 근육의 근력과 유연성을 키울 수 있다. 이 자세는 태양 경배 시퀀스의 일부이기도 하다.

1 단계 발을 골반 너비로 벌리고 서로 평행하게 선다. 양손은 허리를 잡는다.

2 단계 숨을 들이쉬며 흉골을 들어올린다. 숨을 내쉬며 고관절을 접듯이 앞으로 굴곡한다. 척추는 곧게 편 자세를 유지한다.

3 단계 손끝을 바닥에(또는 블록 위에) 어깨 너비로 벌려 놓는다.

주의사항

- 허리가 민감한 경우, 구부린 상체를 세울 때 무릎을 굽히거나 등을 말듯이 들어올린다.

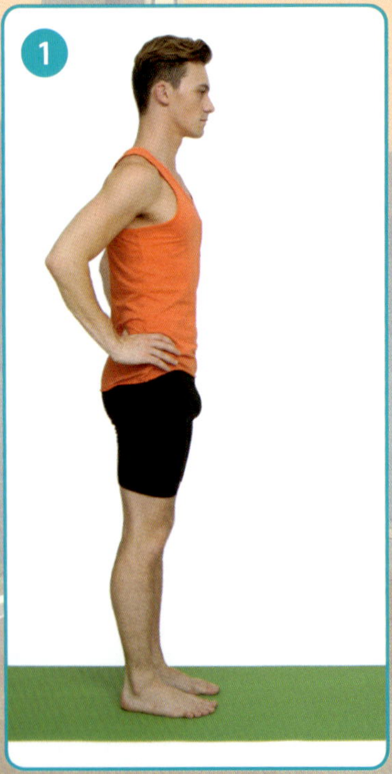

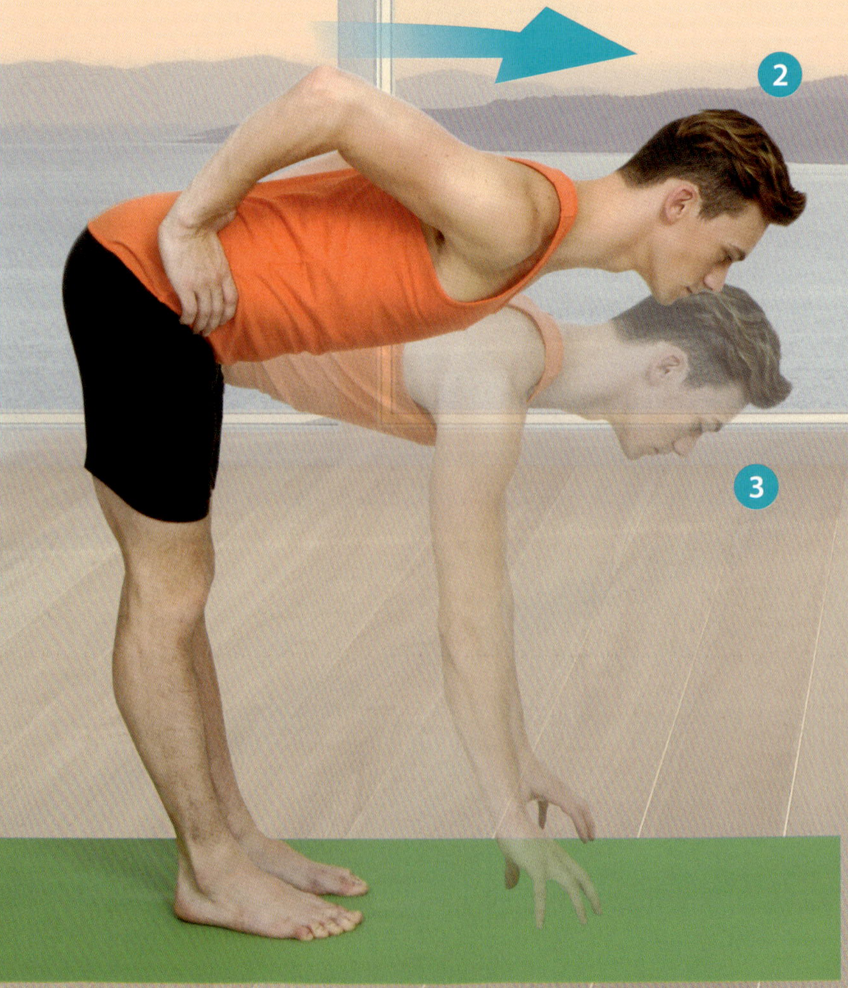

4 단계 다리 근육을 전체적으로 사용하면서 발의 네 모서리로 바닥을 고르게 누른다. 이때, 머리와 목 부위를 이완시킨다.

5 단계 양 손으로 무릎 아래를 짚거나 손가락을 어깨 아래에 놓은 블록 위에 놓는다. 코어 근육에 집중하면서 숨을 들이쉰다. 짚은 다리나 블록을 지긋이 누르면서 상체를 밀어 올린다.

6 단계 꼬리뼈에서부터 정수리까지 길게 늘리고, 견갑골을 모아준다.

7 단계 숨을 내쉬면서 바로 선 자세로 돌아온다.

8 단계 세 번 호흡하고 다리 근육을 사용하면서 배꼽을 척추로 당긴다. 양손을 고관절 뒤쪽에 놓고 어깨와 팔꿈치를 뒤로 당기며 가슴을 열어준다. 등을 곧게 유지하고 숨을 들이쉰 뒤 휴식을 취한다.

작용 근육

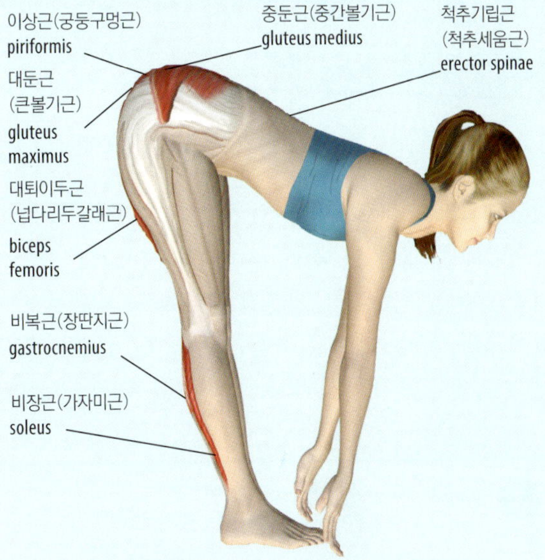

요추, 종아리 근육, 슬괵근, 둔근

(LOWER BACK, CALVES, HAMSTRINGS, AND GLUTES)

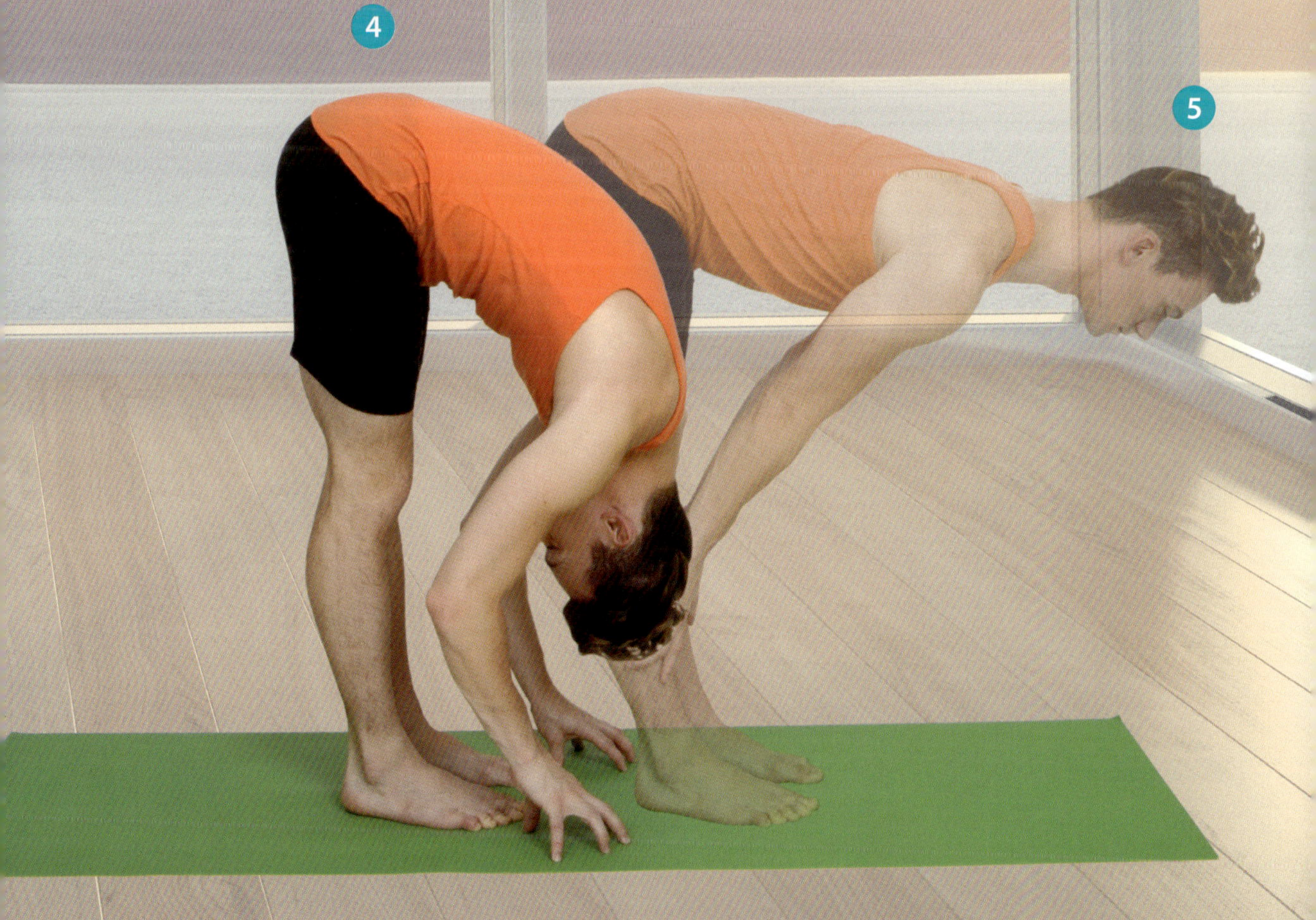

머리 무릎 자세

Head to Knees

Janu Sirsasana(자누 시르사사나)

이름에서 쉽게 오해할 수 있겠으나, 반드시 머리를 무릎 가까이 놓아야만 효과를 볼 수 있는 자세는 아니다. 한 번에 한 다리씩, 뒤쪽 근육을 스트레칭 해주기 때문에 양 다리를 모두 편 경우 보다 쉽게 접근할 수 있는 기초적인 전굴 자세이다. 앞으로 편 다리의 근 수축을 지속하면서 호흡에 초점을 두고 연습한다.

***1* 단계** 다리를 앞으로 펴고 앉는다.

***2* 단계** 오른쪽 무릎을 굽히면서 바깥으로 내려놓는다. 발바닥을 왼쪽 허벅지 안쪽에 댄다.

***3* 단계** 척추를 위로 늘려주고 편 다리의 발목을 체간 방향으로 당기며 다리의 근육을 긴장시킨다. 숨을 들이쉬고 양팔을 머리 위로 들어올린다.

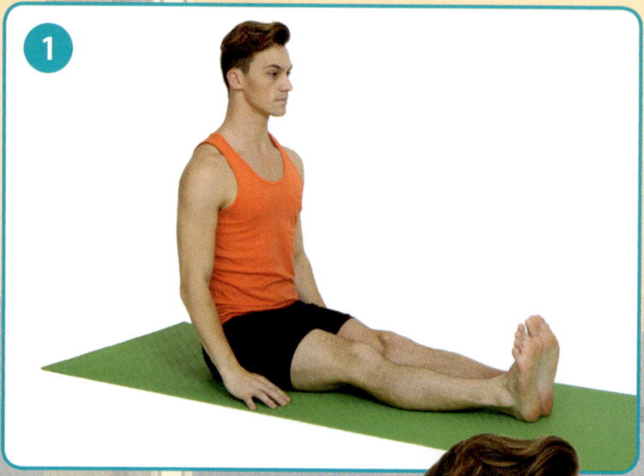

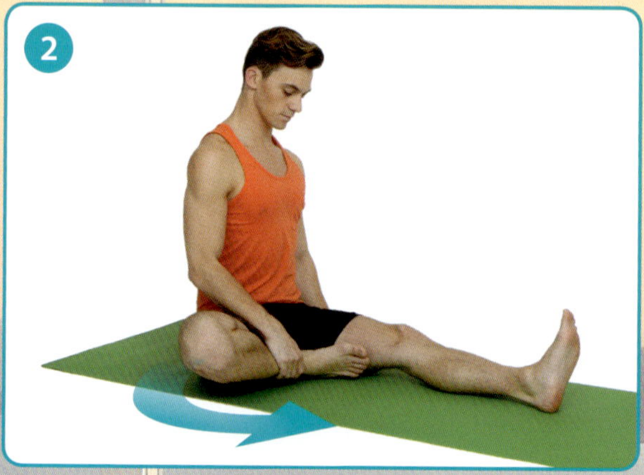

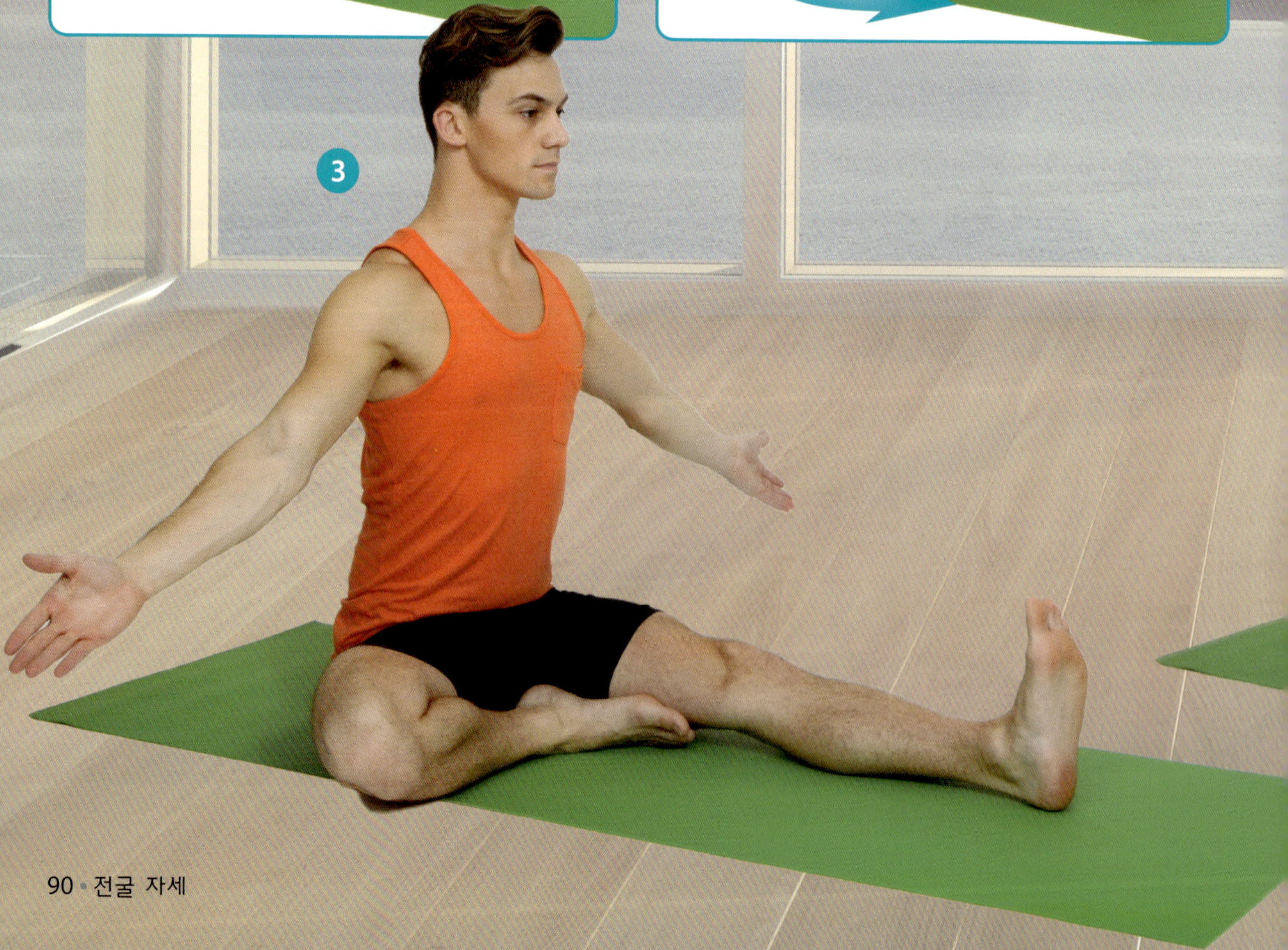

4 단계 숨을 내쉬며, 고관절에서 접듯이 굴곡하면서 양손을 뻗어 왼발(또는 발목, 무릎 아래)을 잡는다.

5 단계 머리와 목 부위의 긴장을 풀고 척추와 머리의 정렬을 바르게 한다.

6 단계 세 번 호흡한 뒤, 숨을 들이쉬며 척추를 길게 늘린다. 양팔을 앞으로 뻗은 상태로 바로 앉은 자세로 돌아온다. 숨을 내쉬며 팔을 내려준다.

7 단계 다리 뒤쪽 근육을 늘려주면서 바르게 앉는다.

작용 근육

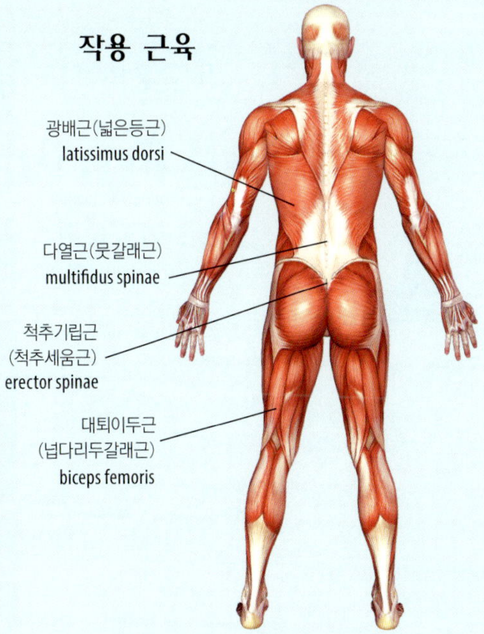

슬괵근과 종아리 근육
(HAMSTRINGS AND CALVES)

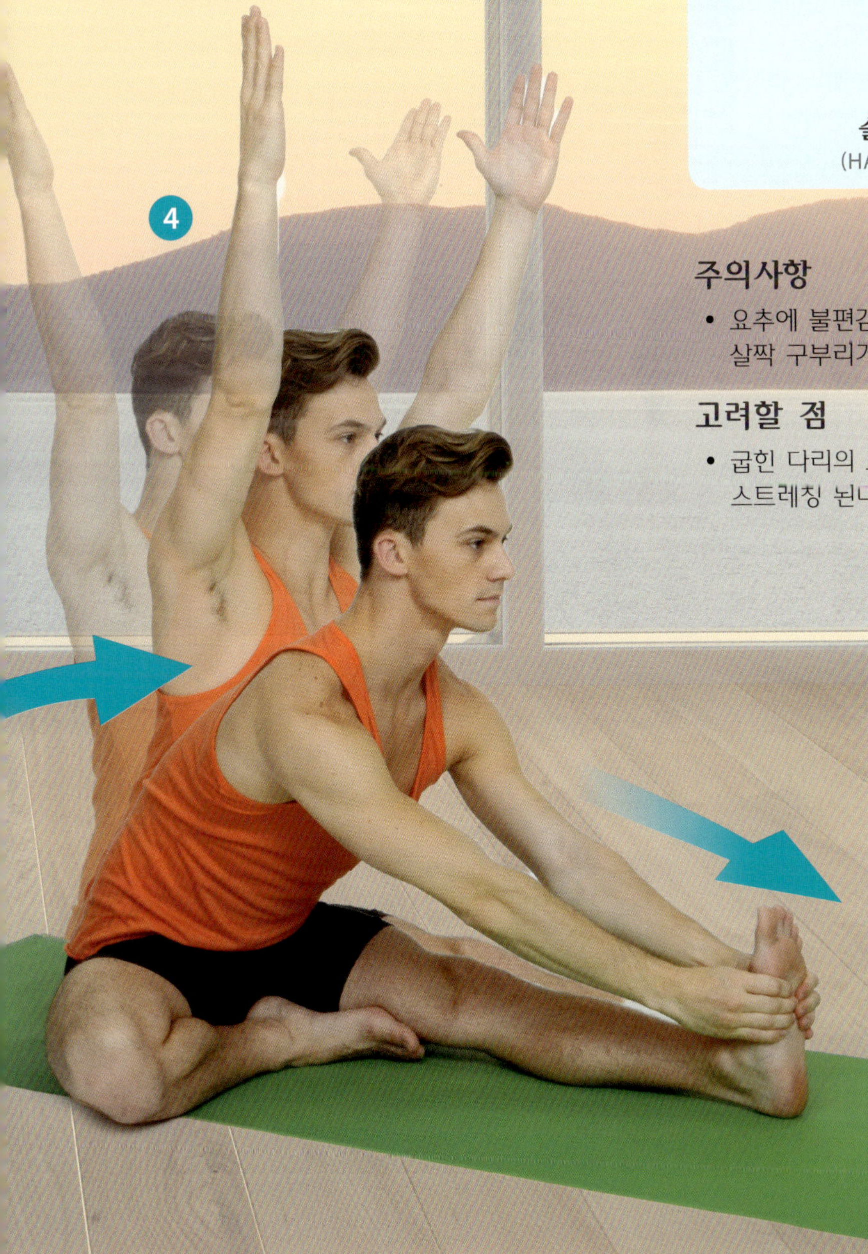

주의사항

- 요추에 불편감이 있는 경우 편 다리의 무릎을 살짝 구부리거나 스트랩을 이용해서 잡는다.

고려할 점

- 굽힌 다리의 고관절과 서혜부 안쪽 또한 스트레칭 된다.

변형 동작

슬괵근이 짧은 경우 담요를 깔고 앉거나 스트랩을 사용한다.

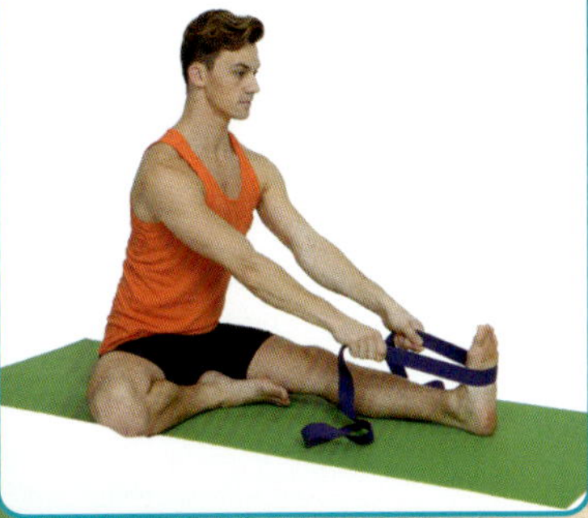

앉은 완전 전굴 자세
Seated Full Forward Bend
Paschimottanasana(파스취모타나사나)

유연성을 측정하기 위해 앉은 자세에서 발가락을 잡는 동작을 취하곤 한다.
이를 유연성 측정의 올바른 방법이라고 할 수 있을까?
대답은, 그렇지 않다. 발을 잡는 것에만 초점을 둔다면 여러 보상작용이 일어나기 때문이다.
같은 이유로, 앉은 완전 전굴 자세는 정확하게 천천히 동작을 취하는 것이 중요하다.
정확한 동작을 위해 소도구를 사용해도 좋다.
고관절을 접듯이 굴곡하는 것에 집중하면서, 등을 구부리지 않고 척추의 길이를 유지한다.

1 단계 다리를 앞으로 펴고 앉는다. 다리의 근육을 긴장시키고 발끝을 체간 방향으로 당긴다. 이때, 엄지발가락 보다는 발의 바깥 가장자리를 강조하여 당긴다.

2 단계 척추를 늘려 앉은 키를 크게 만들어 준다. 숨을 들이쉬고 양팔을 머리 위로 뻗는다.

3 단계 숨을 내쉬면서 골반을 접듯이 굴곡한다. 척추의 길이를 유지한다. 무릎 아래나 발목, 또는 발을 잡는다. 척추와 동일선상에 있도록 목을 정렬한다.

1
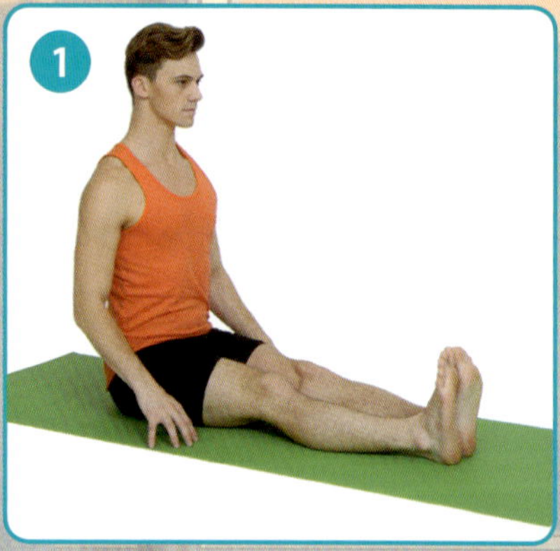

2
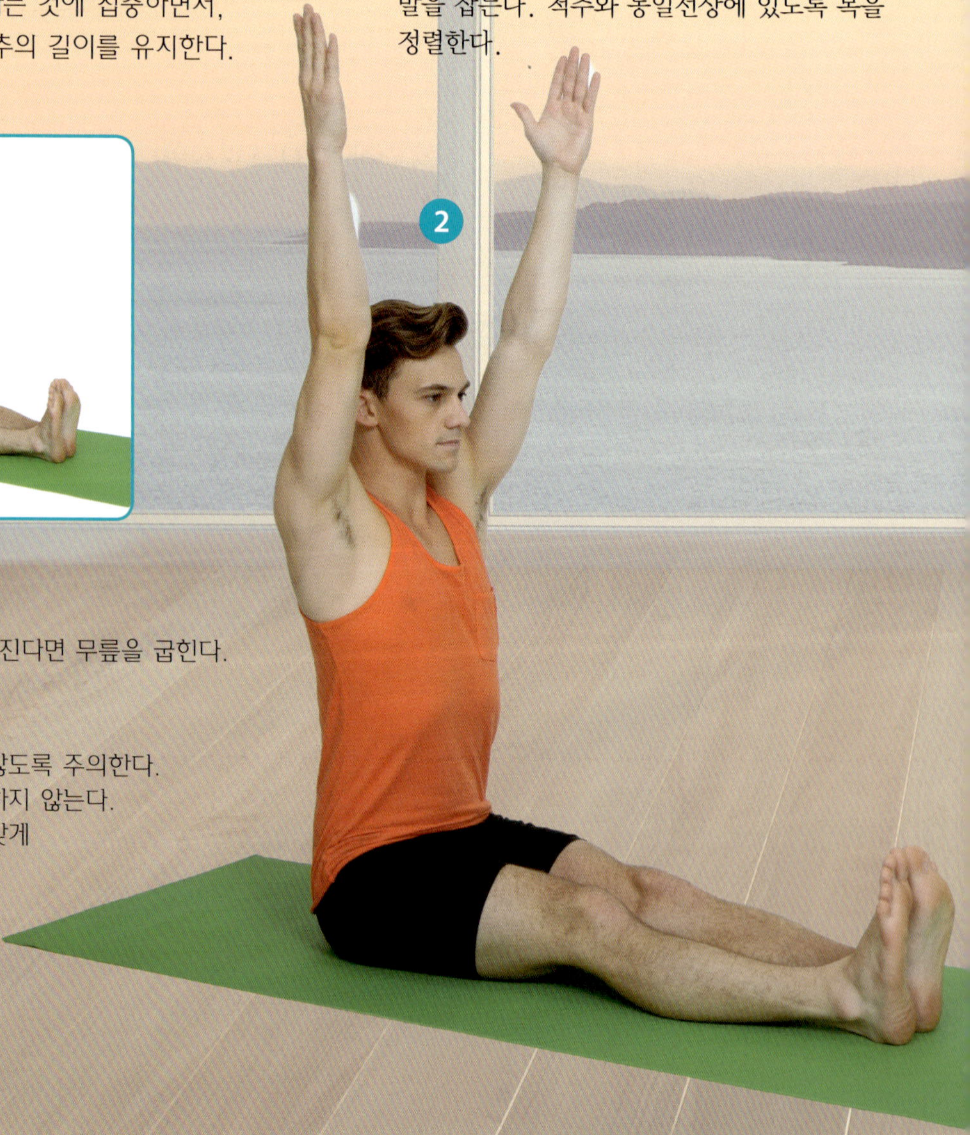

주의사항

- 허리에 불편함이 느껴진다면 무릎을 굽힌다.

고려할 점

- 지나치게 팔을 뻗지 않도록 주의한다. 발을 잡는 것에 집착하지 않는다. 본인의 신체 능력에 맞게 팔을 뻗는다.

4 단계 목과 머리의 긴장을 풀고, 계속적으로 척추와의 정렬을 유지한다.

5 단계 세 번 호흡한다. 배꼽을 척추로 당기면서 팔을 앞으로 그 다음 위로 길게 뻗는다.

6 단계 숨을 내쉰다. 팔을 내리고 바로 앉는다.

작용 근육

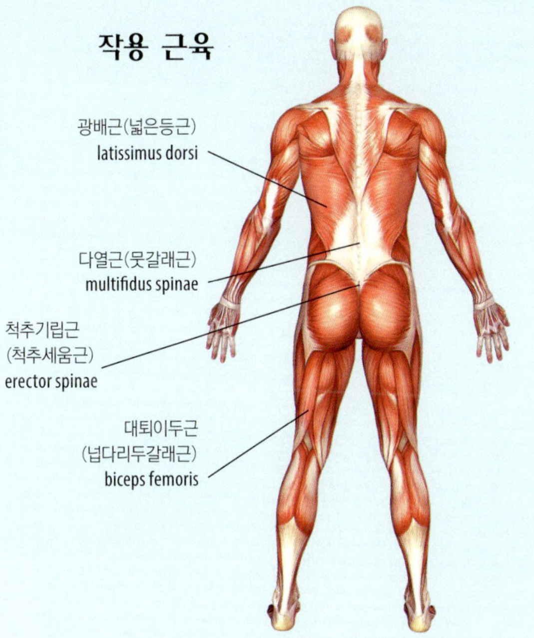

슬괵근과 등근육(HAMSTRINGS AND BACK)

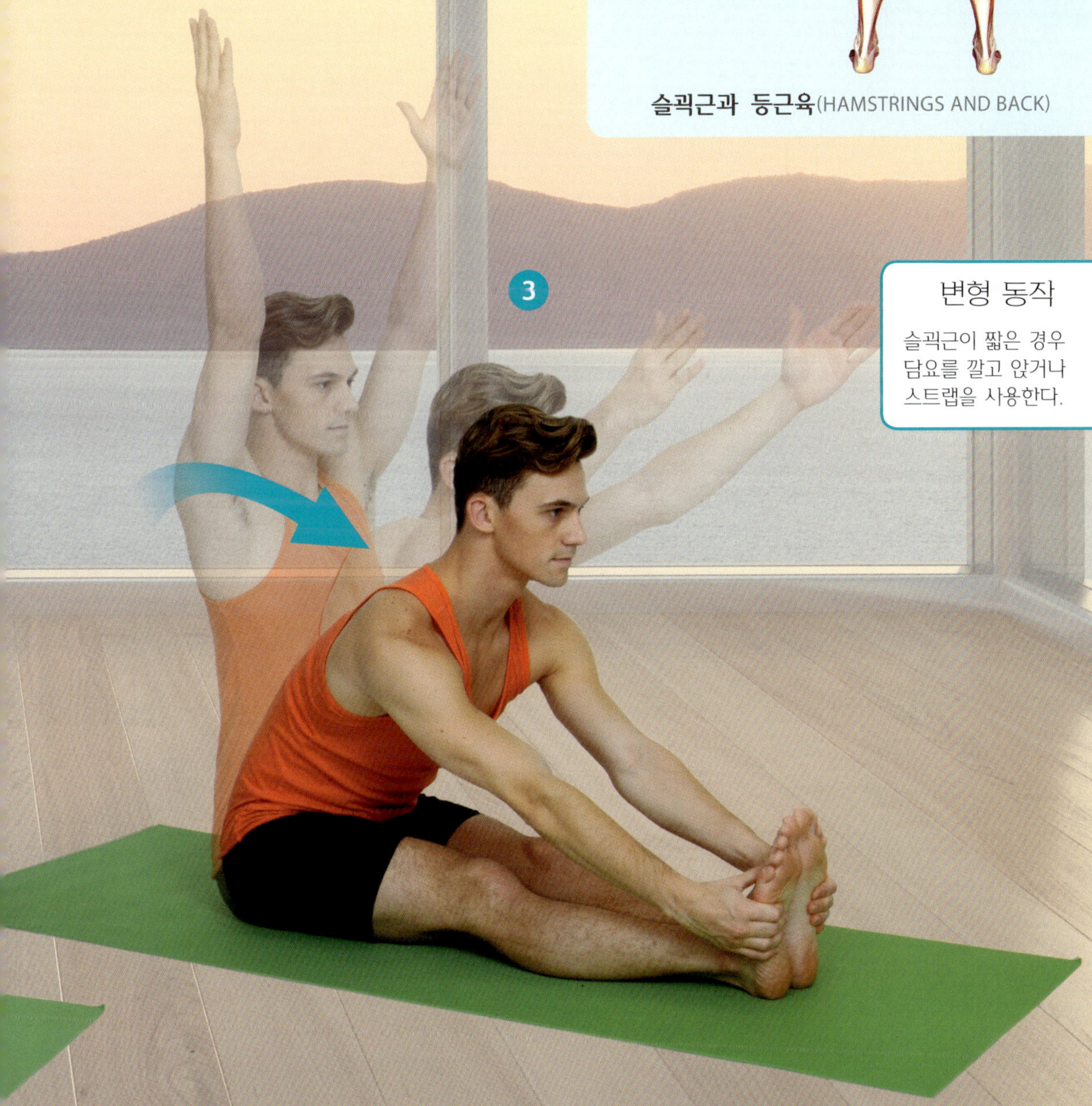

변형 동작

슬괵근이 짧은 경우 담요를 깔고 앉거나 스트랩을 사용한다.

다리 벌린 전굴 자세
Wide-Angle Seated Forward Bend
Upavistha Konasana(우파비스타 코나사나)

이 전굴 자세는 고관절 내전근(안쪽 허벅지 근육)의 스트레칭이 혼합된 복합적인 동작이다. 단순히 동작 자체의 난이도 이상으로 심리적인 어려움을 겪을 수 있는 자세이다. 요가 수업 중 이 자세를 취할 때문 많은 수련자들이 왜 자신의 자세가 다른 사람들과 같지 않은 지 왜 다른 사람들 보다 제한된 전굴 범위를 가지는지 지속적으로 의문이 들 수 있다. 하지만, 처음에 이 동작을 취할 때 흔히 볼 수 있는 현상이므로, 걱정하지 말자.
이 자세를 취하는 동안,
신체 감각을 깊게 일깨우고, 어떤 사고작용이 일어나는지 살펴본다.

1 단계 다리를 벌리고 앉는다.
좌골이 잘 바닥에 놓은 느낌이 들도록 자세를 고친다. 엉덩이 및 근처 허벅지 살을 잡아 뒤로 그리고 발쪽 방향으로 보낸다. 발꿈치를 길게 늘리고 무릎과 두 번째 발가락은 천장을 향한다.

2 단계 엉덩이 뒤쪽 바닥을 손 끝으로 짚으면서 팔꿈치는 부드럽게 긴장을 푼다.
척추를 늘려주고 흉골을 들어올린다.

1

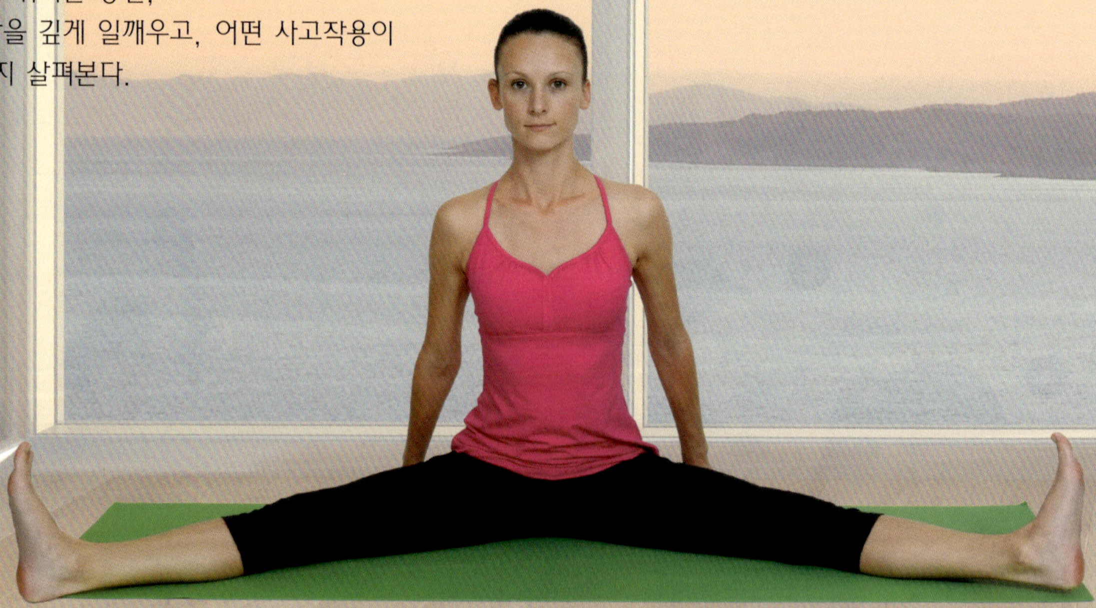

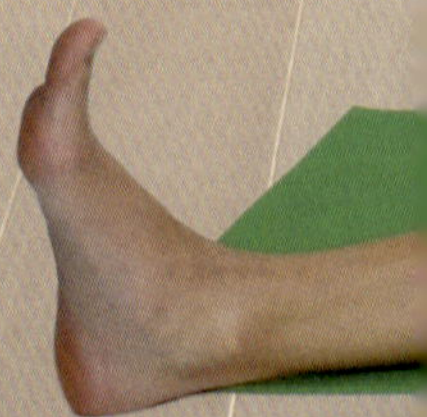

주의사항

- 무릎 뒤쪽에 불편함이 있는 경우 다리를 살짝 모아주어 자세를 취한다.

고려할 점

- 무릎 뒤나 안쪽에 통증이 지속되는 경우 무릎을 살짝 구부리고 말린 타월을 각 무릎 아래에 괸다. 그런 다음 다리 근육에 집중하여 무릎 뒤로 타월을 눌러준다.

3 단계 팔을 앞으로 보낸다.
척추의 곧게 편 자세를 유지하고, 양손을 걸어 나가듯이 천천히 앞으로 이동시키면서 체간을 바닥을 향해 낮춰준다.

4 단계 세 번 호흡한다. 들이쉬는 숨에 손을 천천히 뒤로 가져오면서 앉은 자세로 돌아간다.

5 단계 다리를 앞으로 모아준 뒤 다리를 흔들어 긴장을 풀어준다.

작용 근육

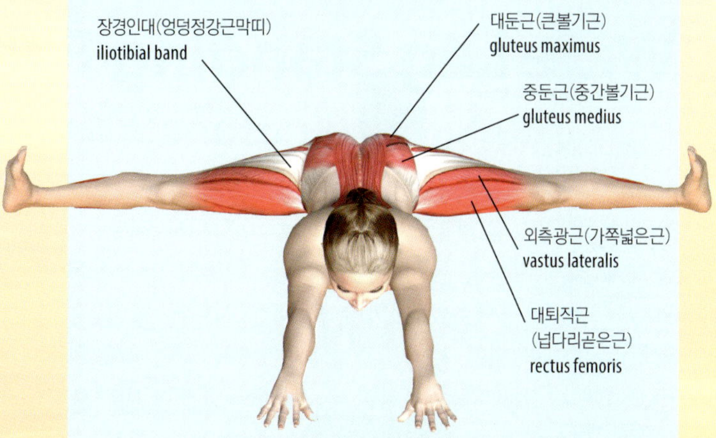

서혜부, 둔근, 등근육(GROIN, GLUTES, AND BACK)

변형 동작

슬괵근이 짧은 경우 담요를 깔고 앉거나 전굴을 생략한다.

3

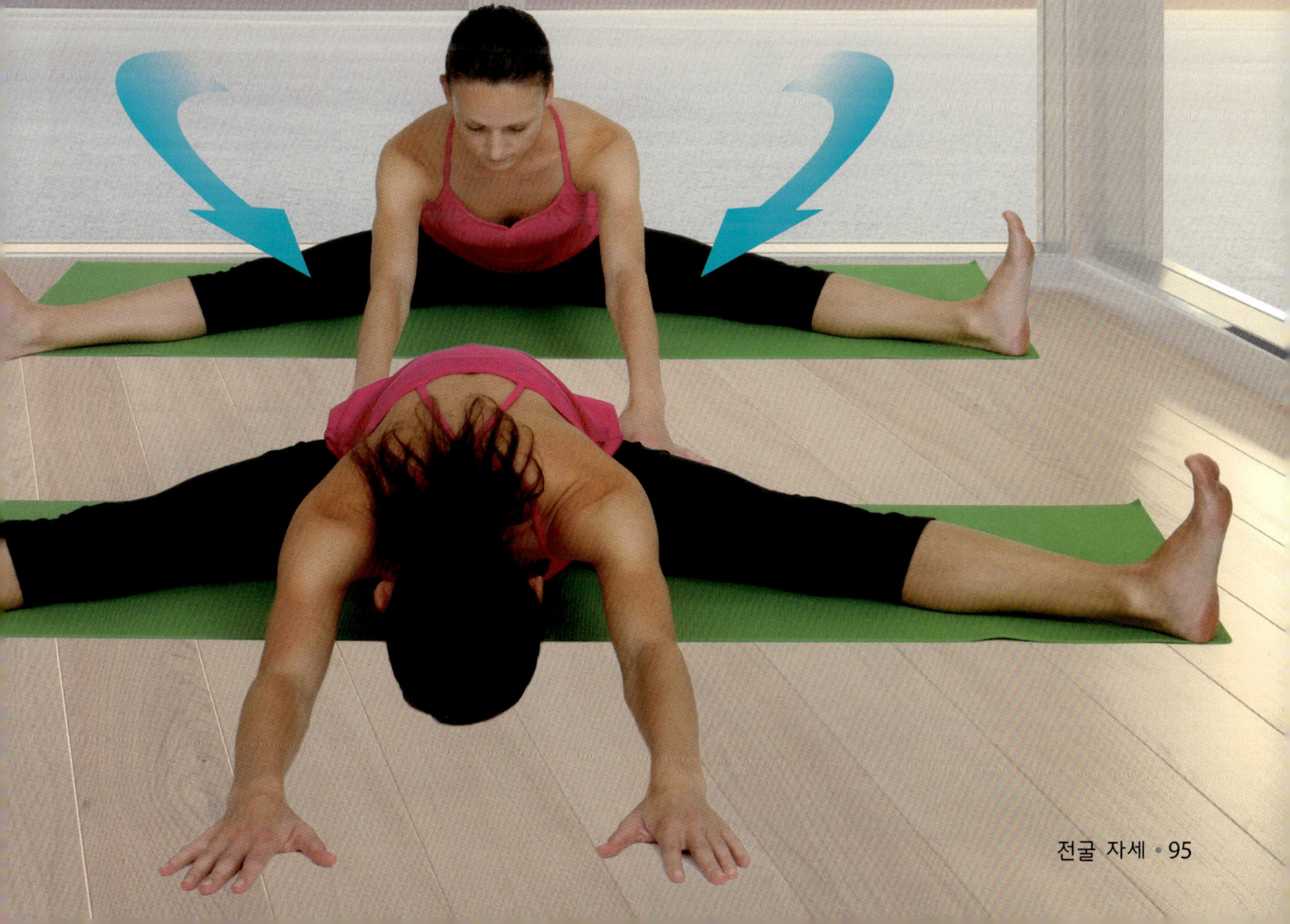

선 다리 벌린 전굴 자세

Wide Leg Standing Forward Bend

Prasarita Padottanasana(프라사리타 파도타나사나)

동작에 필요한 스트레칭 공간을 만들고 자세를 취하는 동안 고요한 마음을 유지하기 위해서, 하체의 힘과 노력이 필수적으로 요구되는 자세이다. 자세를 취하는 동안, 미끄러운 빙판 위에 서 있다고 상상하면서 발이 바깥으로 미끄러져 나가는 것을 방지한다. 머리와 체간이 바닥을 향하여 이완하고 있는 동안, 양 다리를 통해 신체 중심선을 느껴보자. 양 다리의 에너지와 바닥을 향한 머리/체간의 이완 사이의 균형에 초점을 둔다.

변형 동작

슬괵근이나 등근육이 짧은 경우, 양손을 블록 위에 올린다.

1 단계 매트의 긴 면을 향해 선다.

2 단계 양팔을 바닥과 수평으로 벌렸을 때 손목 아래 발이 위치하도록 양 발을 벌린다.

3 단계 고관절에 양손을 올리고 견갑골을 모으면서 가슴을 열어준다.

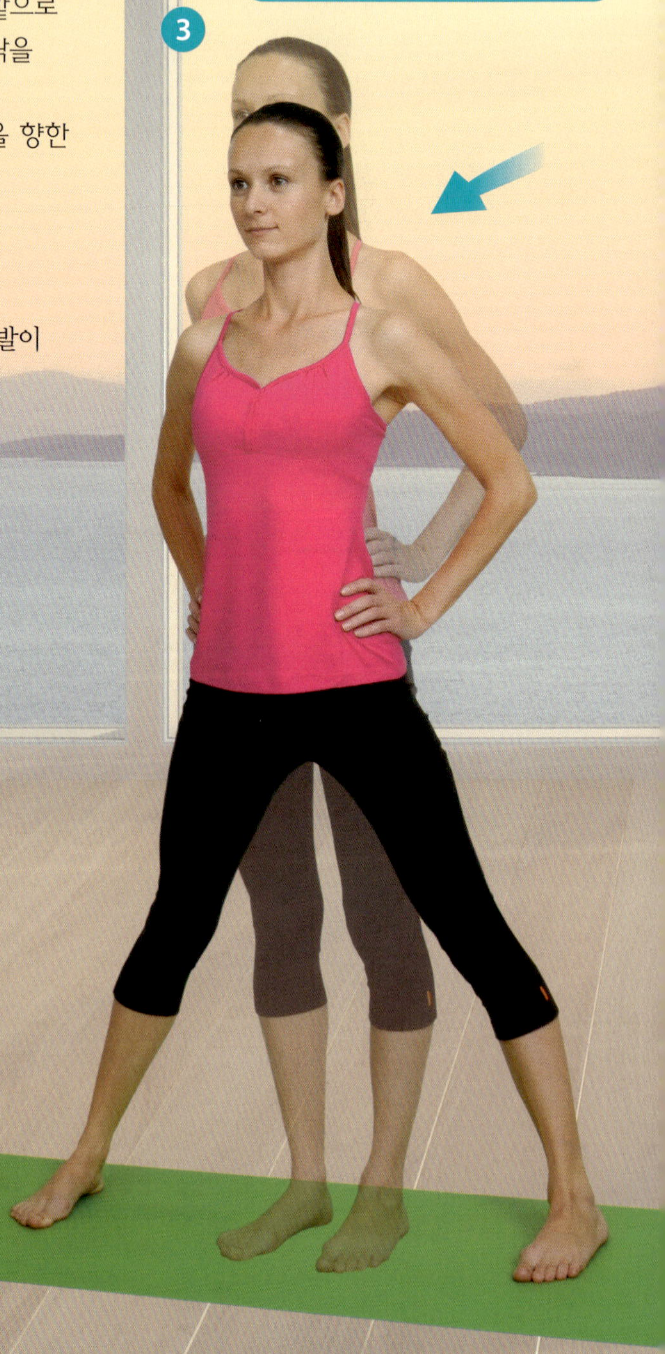

주의사항

- 무릎 뒤쪽에 불편함이 느껴진다면 체중을 발뒤꿈치로 이동하고 발 간격을 살짝 좁힌다. 또는 무릎을 약간 구부린다.

4 단계 숨을 들이쉬며 발부터 정수리까지 늘려준다. 숨을 내쉬며 고관절을 접듯이 앞으로 숙인다. 이때 척추는 곧게 편다.

5 단계 바깥쪽 발바닥을 누르면서 동시에 두 다리를 신체중심선 방향으로 끌어당긴다.

6 단계 머리와 목의 긴장을 풀고, 할 수 있다면 손 끝을 걸어 들어가듯이 점차 깊숙이 다리 사이에 위치시킨다.

7 단계 세 번 또는 네 번 호흡한다. 발을 누르면서 배꼽을 척추로 당기고 고관절에 양손을 올린다. 팔꿈치는 뒤로 당기고 견갑골은 서로 조인다. 숨을 들이쉬며 바로 선다.

8 단계 손을 내리고, 걷거나 가볍게 뛰어오르면서 두 발을 모은다.

작용 근육

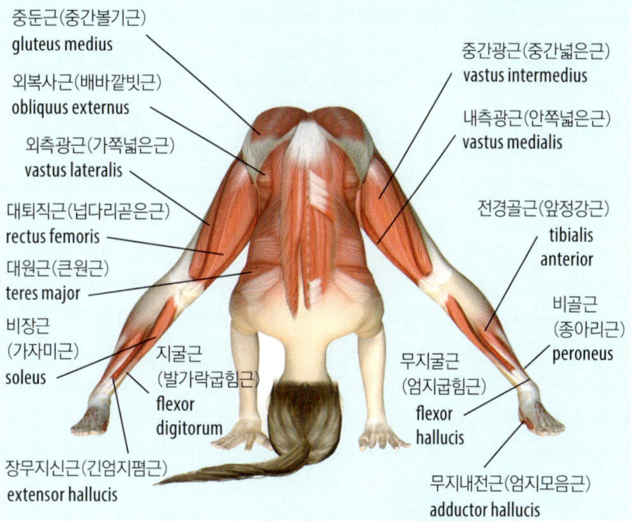

바깥쪽 다리, 등, 안쪽 다리 근육
(OUTER LEGS, BACK, AND INNER LEGS)

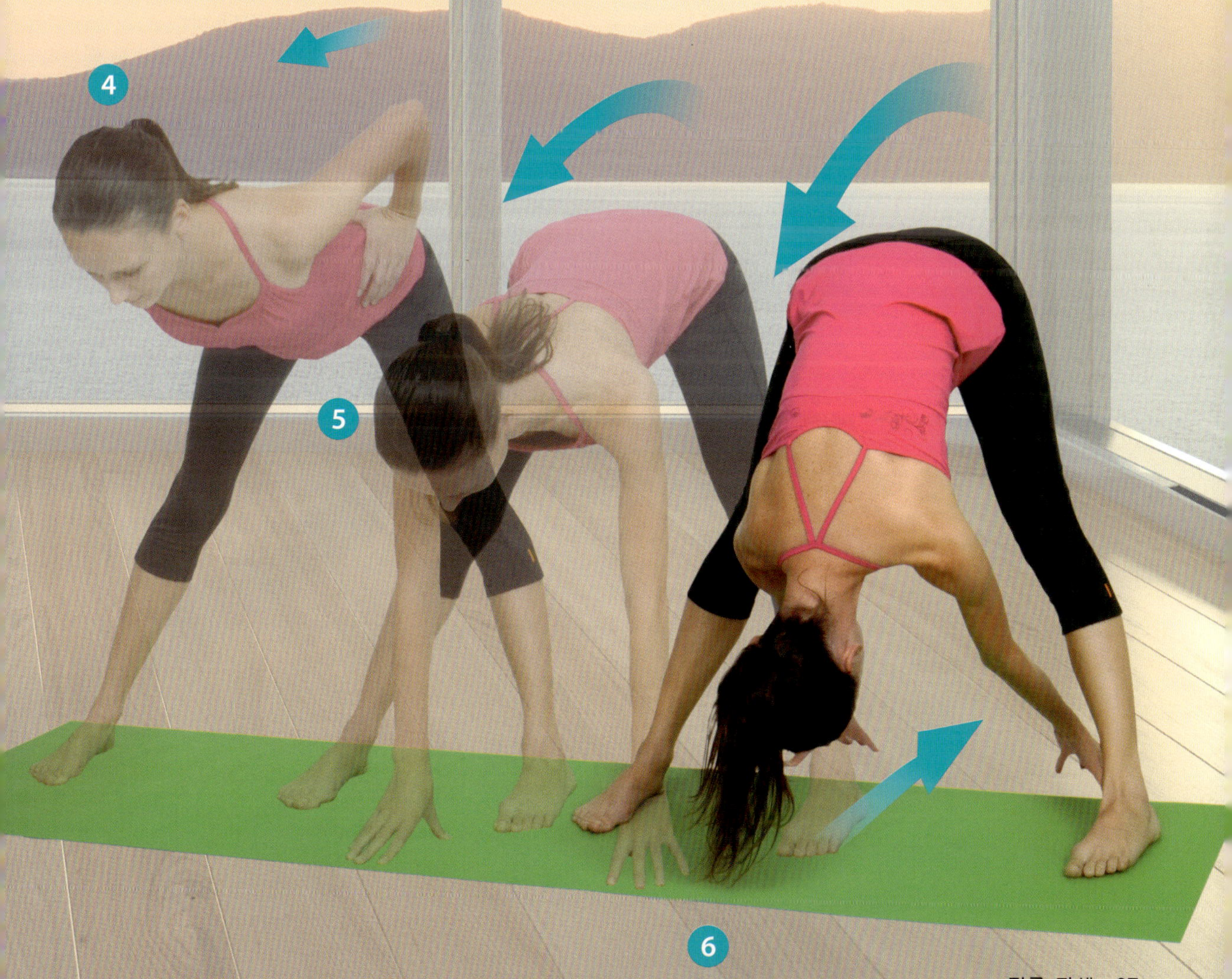

위를 향한 배 자세
Upward-Facing Boat
Paripurna Navasana (파리푸르나 나바사나)

이 자세는 상당한 코어 근력을 요구한다. 개인의 수준에 맞게, 무릎을 구부리거나, 손가락으로 바닥을 지지하거나, 스트랩을 사용한다. 수련을 거듭할수록 근력과 스태미너를 키울 수 있다.

1 단계 발바닥을 바닥에 대고 무릎을 구부린 채 앉는다.

2 단계 손가락이 발 반대 방향으로 가도록 양손을 엉덩이 뒤 바닥에 놓는다. 양손에 기대면서 가슴을 위로 열어준다.

3 단계 양손에 의지하여 양 발을 들어올린다. 양 엉덩이 사이에 균형을 찾는다.

4 단계 할 수 있다면 다리를 곧게 펴고 45도 가량 들어올린다.

5 단계 발끝을 발바닥 방향으로 밀어주고 양 팔을 앞으로 바닥과 평행하게 뻗는다.

6 단계 배꼽은 지속적으로 척추 방향으로 당긴다. 턱과 어깨의 긴장을 푼다.

1

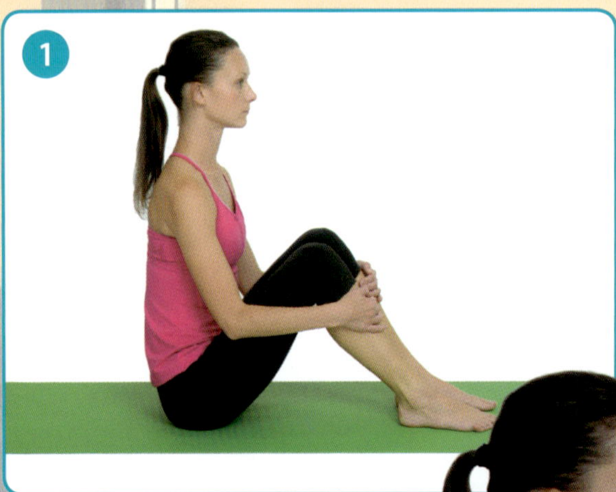

2

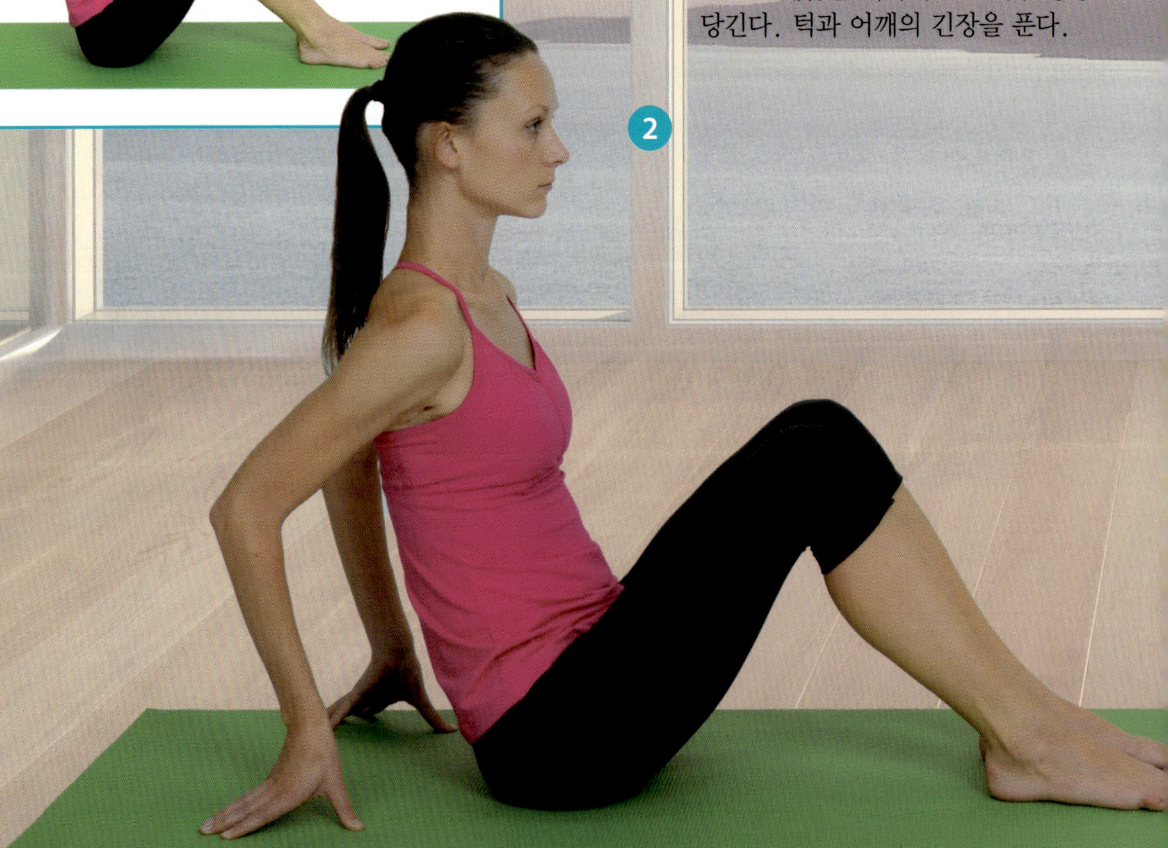

변형 동작

- 손가락으로 계속 바닥을 지지한다.
- 무릎을 살짝 구부린다.
- 스트랩을 사용한다.

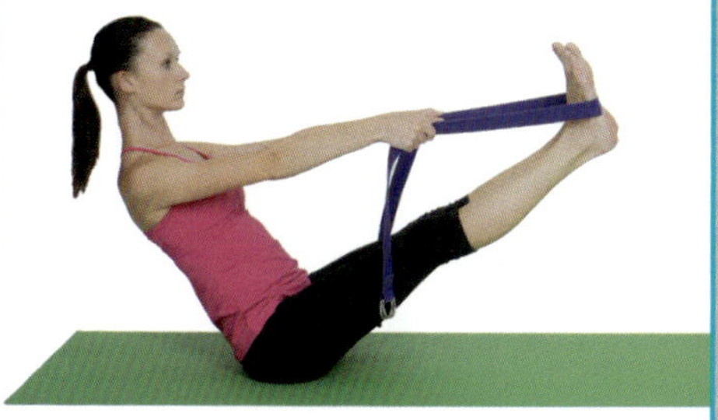

작용 근육

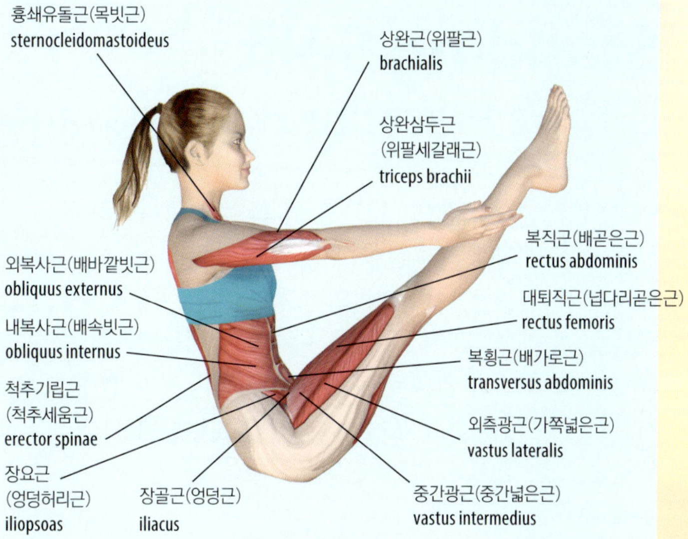

코어 근육(CORE)

고려할 점

- 상당한 균형이 요구되는 자세이다. 안정성을 더하기 위해 담요를 깔고 앉아도 좋다.

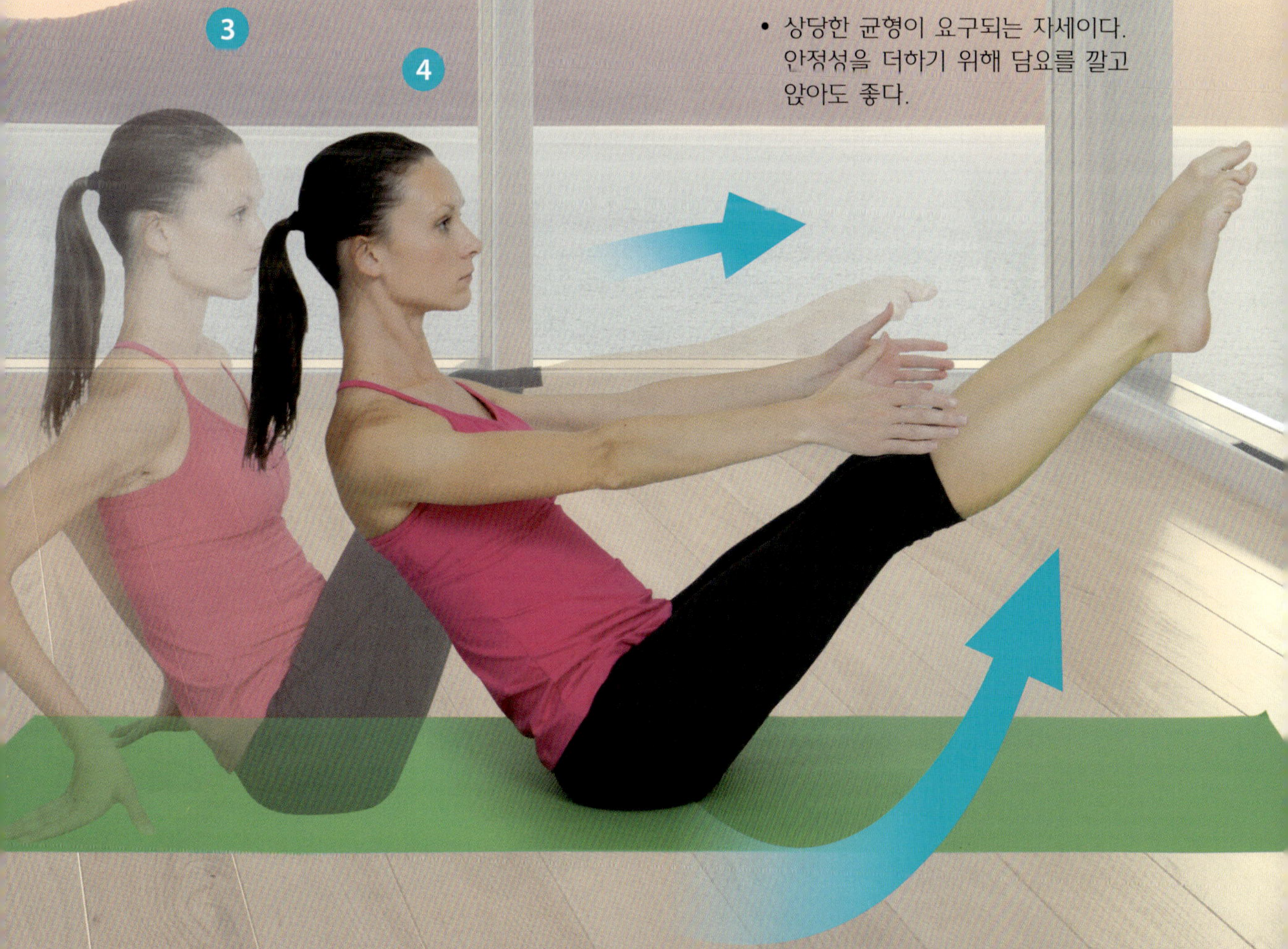

선 다리 찢기 자세

Standing Split

Urdhva Prasarita Eka Padasana(우르드흐바 프라사리타 에카 파다사나)

이 자세를 연습할 때면, 다리를 더 높이 들어올리고 싶은 생각에 쉽게 사로잡힐 수 있다. 하지만 들고 있는 다리 만큼이나 서있는 다리에도 주의를 기울여야 한다. 얼만큼 다리를 들어올렸는가 보다는 양 다리와 발의 근육을 활성화하고 균형 있게 사용하는데 집중한다. 한 손으로 서있는 다리의 발목을 감는 동작을 더하면, 균형능력을 좀 더 깊게 훈련할 수 있다.

1 단계 산 자세로 선다. 체중을 왼발에 싣는다. 체중을 발의 네 모서리에 균등하게 싣도록 집중한다. 다리 전체 근육을 긴장시킨다.

2 단계 등을 곧게 펴고 고관절을 굴곡한다. 오른다리를 뒤로 들어올린다.

3 단계 어깨와 고관절의 바른 정렬을 유지하면서 양 손끝을 뻗어 바닥이나 블록 위에 내려놓는다.

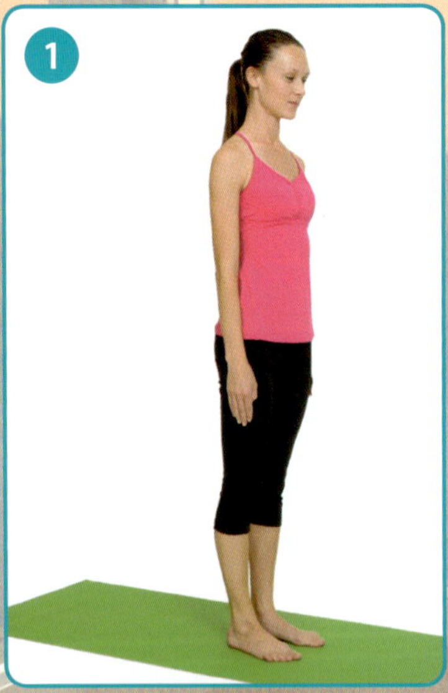

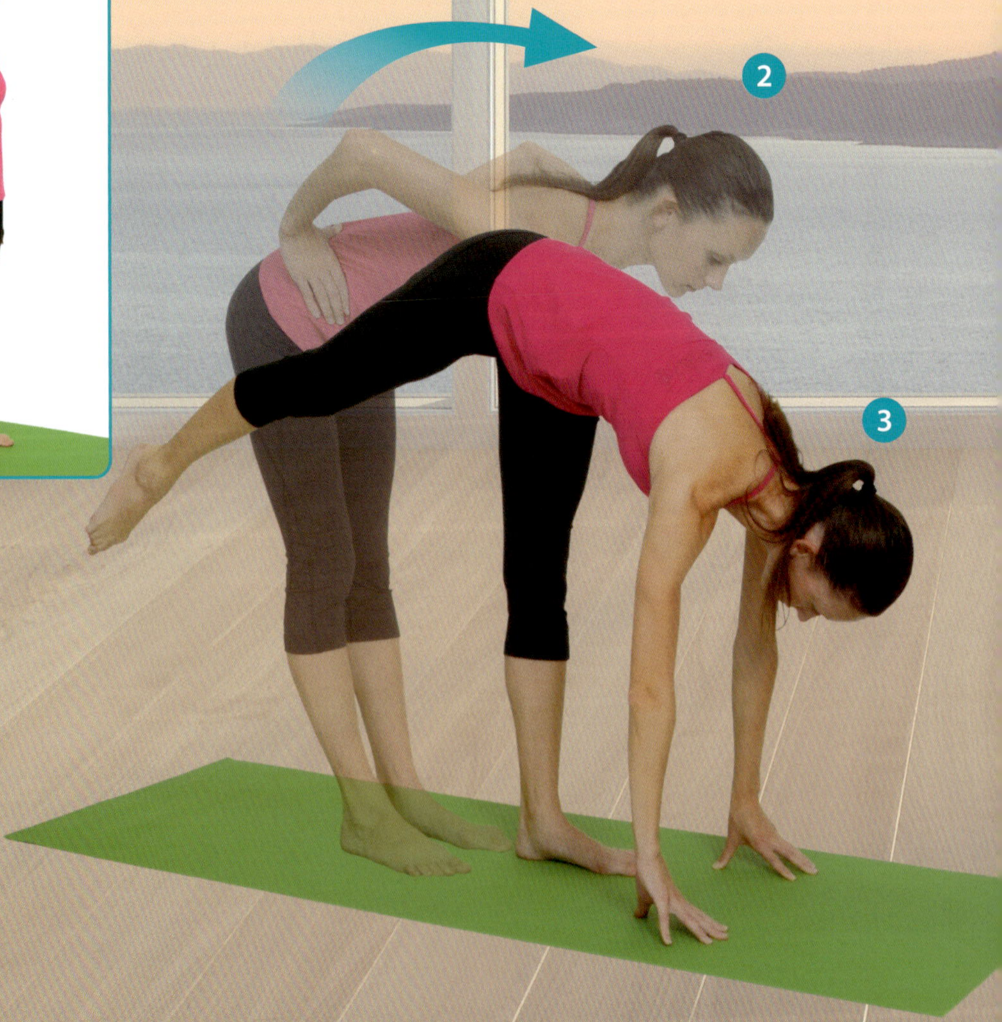

4 단계 오른다리를 길게 펴고 천장으로 들어올린다. 양 골반의 윗부분이 바닥을 향하도록 노력한다.

5 단계 가능하다면 한 손 또는 양손을 써서 왼쪽 발목을 잡는다.

6 단계 배꼽을 척추로 당기면서 바로 선 자세로 돌아온다.

고려할 점

- 선 다리로 바닥을 누르면서 반대 다리를 들어올린다. 그런 다음 들고 있는 다리를 곧게 하늘을 향해 뻗는다.

변형 동작

양 손을 블록 위에 놓는다.

작용 근육

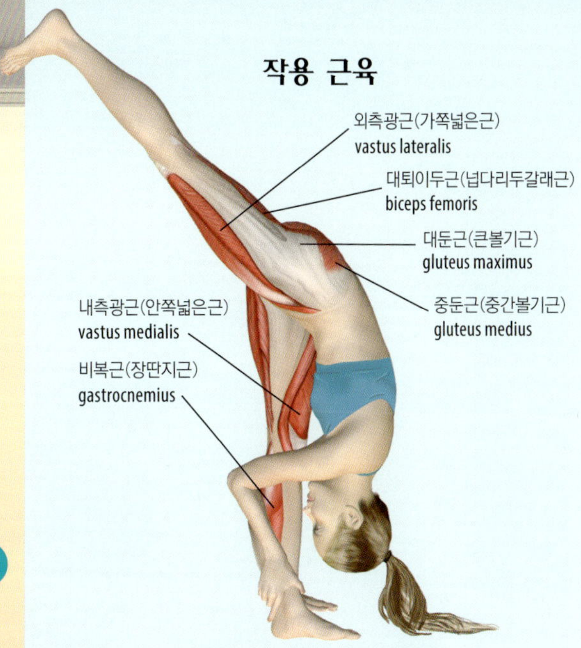

슬괵근(HAMSTRINGS)

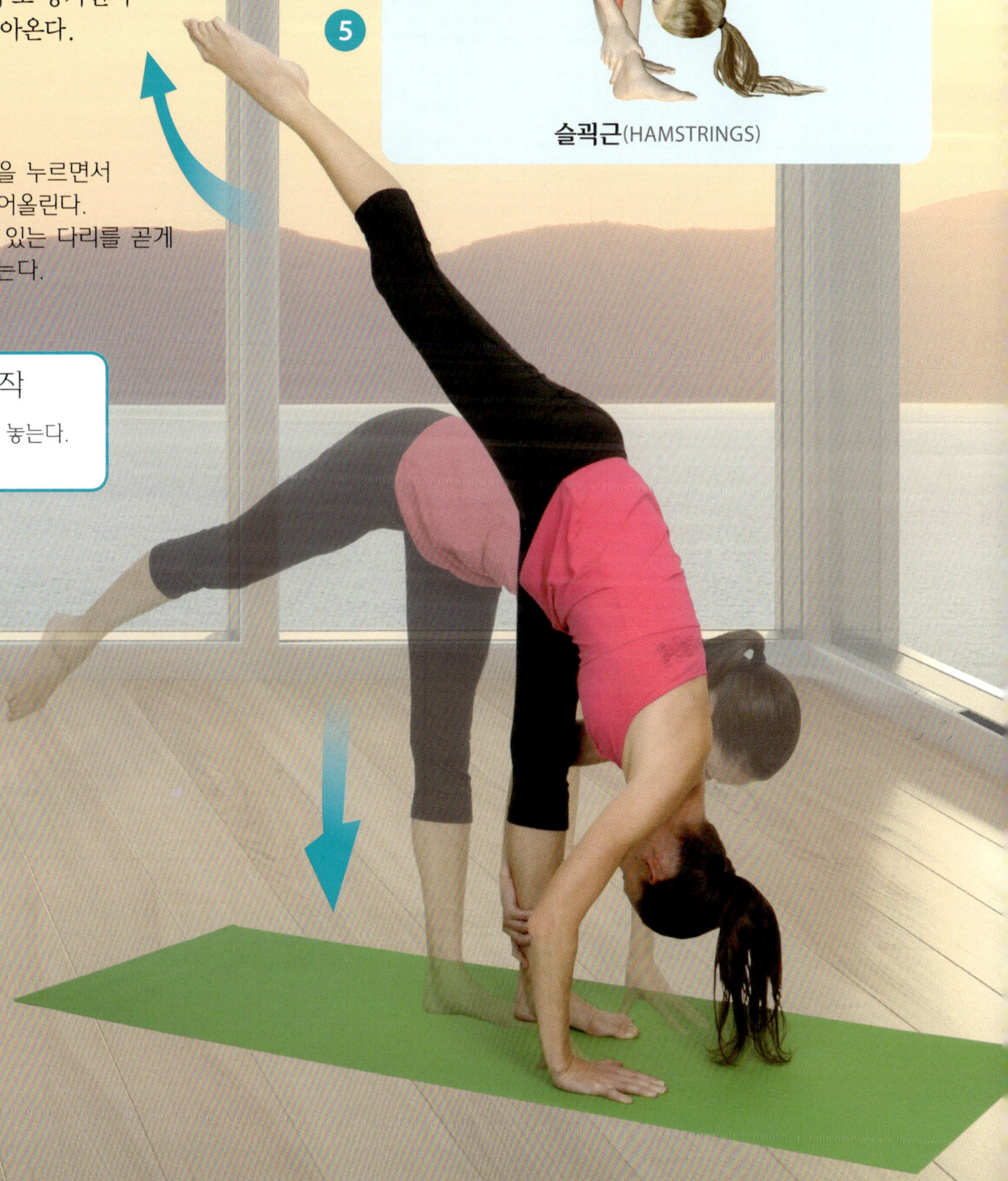

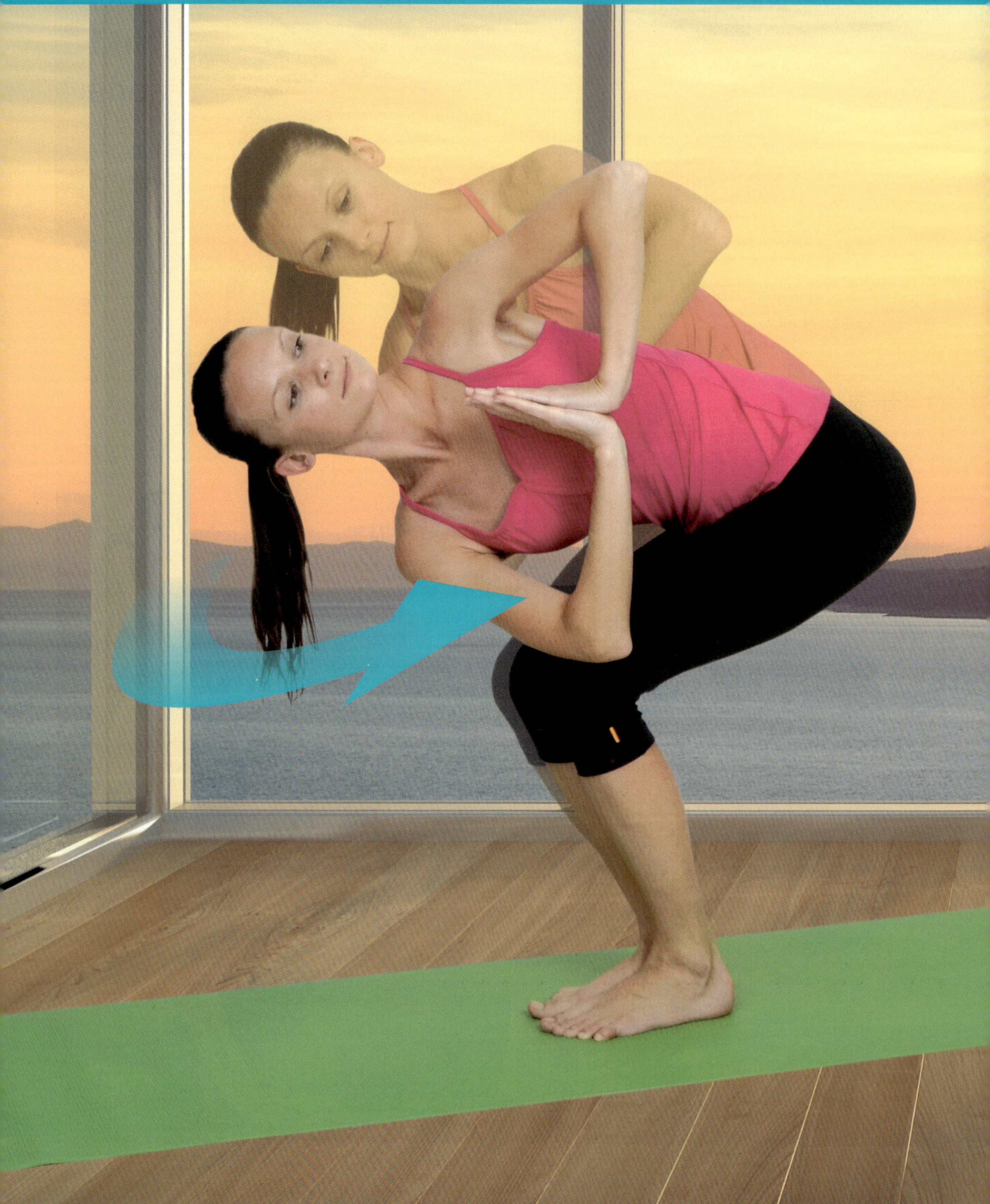

비틀기 자세
Twisted Poses

비틀기 자세는 척추의 회전과 신장을 통해 척추 분절의 정렬을 맞춰주고,
노화와 함께 흔히 나타나는 척추 강직과 관절가동범위 감소를 방지한다.
비틀기 자세는 추간판(spinal disc)에 수분을 공급하여 추간판 건강을 유지해준다.
또한 척추를 따라 위치한 근골격계에 혈액과 산소의 순환을 촉진시킨다.
비틀기 자세는 척추측만증 교정에 도움을 준다.
경직된 근육을 풀어주고, 등의 근육 뭉침 및 좌골신경통 증상을 개선해준다.
비틀기 자세를 통해 신경계를 안성시키고 전신과 미음의 생명의 활력 및
행복감을 증진시켜보자.

앉은 비틀기 자세
Simple Seated Twist
Bharadvajasana(바라드바자사나)

척추를 편안하게 회전할 수 있는 열린 비틀기 자세이다.
동작을 하는 동안 등이 구부러지기 쉽기 때문에
앞으로 내민 하부 늑골의 자세 유지에 신경을 써야 한다.
하체가 안정성을 제공하는 동안 정수리를 길게 늘려준다.

1 단계 앉은 자세에서 시작한다.
발과 다리를 오른쪽으로 보내 포개 준다.
양 무릎 사이는 편안하게 펼치고 발끝은 뒤를 향한다.
이때 위에 있는 발목이 아래 발 아치 위에 오도록 위치한다.

2 단계 오른쪽 좌골을 바닥으로 떨어뜨려 양 좌골의 높이를 맞춘다. 오른쪽 좌골이 바닥에 닿지 않는 경우, 접은 담요를 왼쪽 좌골 아래 깔아서 정렬을 맞춘다.

3 단계 앉은키를 크게 앉고, 오른손은 왼무릎에, 왼손은 골반 뒤로 멀리 보내 손끝으로 바닥을 짚어준다.

4 단계 왼쪽으로 체간을 회전한다. 척추는 중립 자세를 유지하고 왼쪽 어깨 너머를 바라본다. 등에 반동을 주지 않는다.

5 단계 세 번 호흡한 뒤, 숨을 내쉬며 체간의 회전을 푼다. 앞을 바라본다.

작용 근육

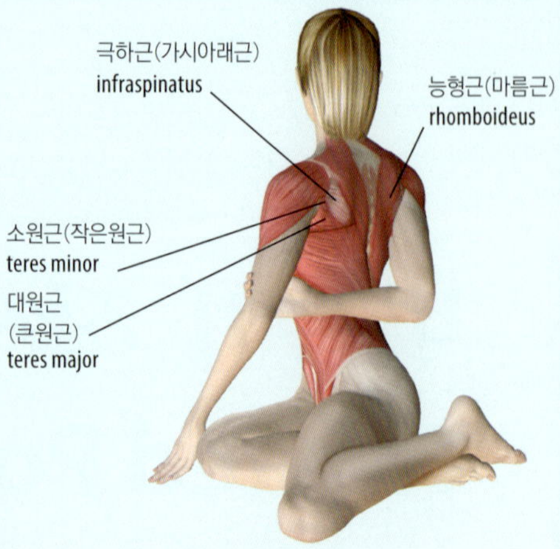

등근육(BACK)

변형 동작

고관절이 동작이 제한된 경우 담요를 깔고 앉는다.

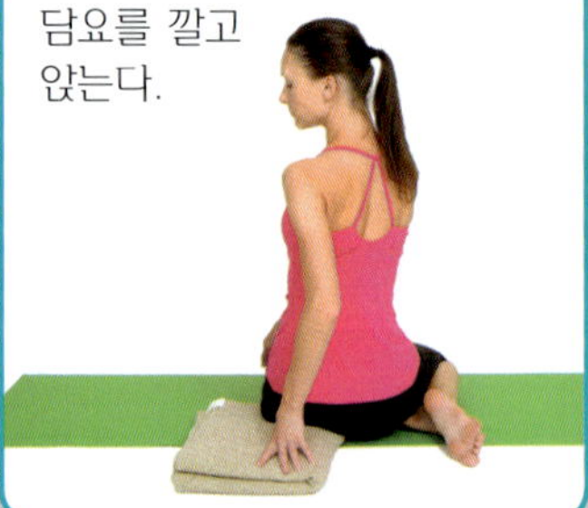

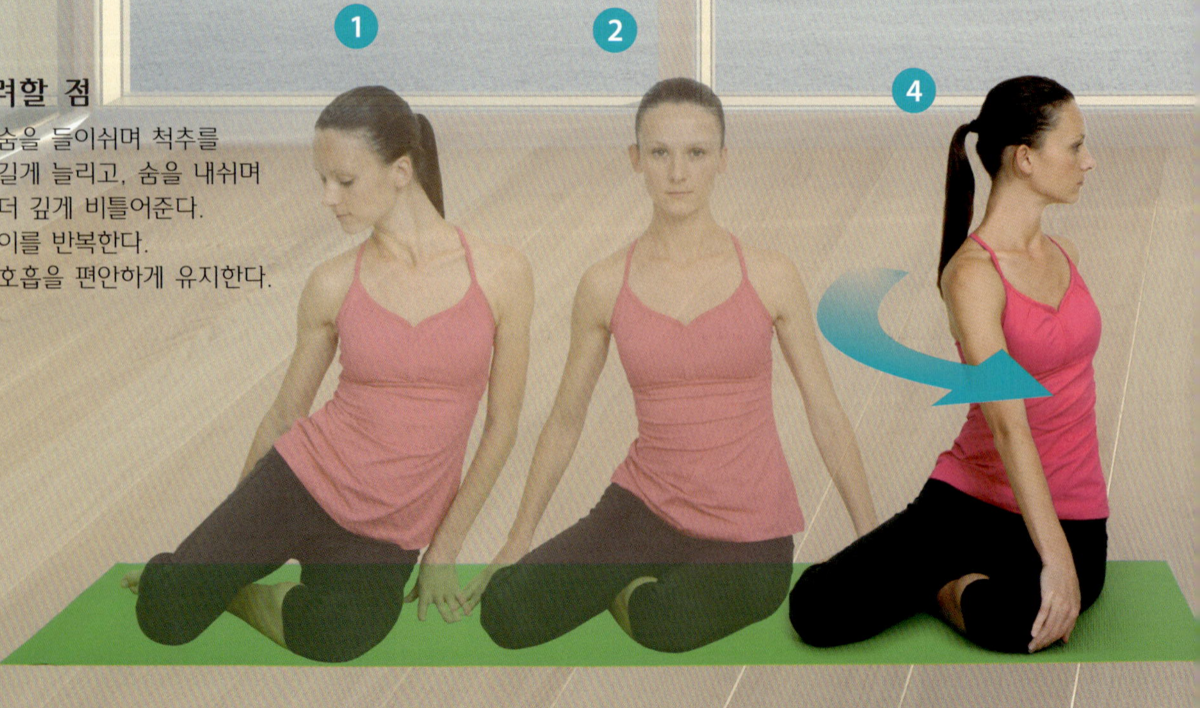

고려할 점

- 숨을 들이쉬며 척추를 길게 늘리고, 숨을 내쉬며 더 깊게 비틀어준다. 이를 반복한다. 호흡을 편안하게 유지한다.

누운 비틀기 자세

Supine Twist

Jathara Parivartanasana

(자타라 파리바르타나사나)

누운 비틀기 자세는 척추의 정렬을 바르게 하는 가벼운 비틀기 자세이다. 난이도를 높이는 여러 변형 동작이 가능하다. 회전범위를 늘리기 전에, 더 깊은 비틀기가 안전하고 적절하게 느껴지는지 본인의 신체 감각을 꼭 자각하고 확인하도록 한다.

작용 근육

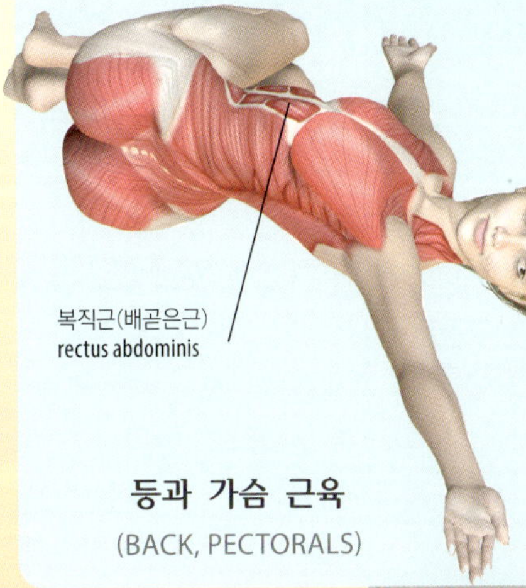

1 단계 등을 대고 누워 양팔은 옆으로 벌린다. 가슴을 향해 무릎을 구부리고 발목을 체간을 향해 당긴다.

2 단계 숨을 들이쉰다. 내쉬는 호흡과 함께, 왼 엉덩이로 바닥을 구르면서 들어올린 무릎을 체중심너머 왼쪽으로 보낸다.

3 단계 오른쪽 견갑골, 팔, 상부 등 부위가 바닥에 잘 닿아 있도록 유지하면서 길게 늘린다.

4 단계 세 번 또는 네 번 호흡한 뒤, 들이쉬는 호흡과 함께 복근을 써서 무릎을 가슴 앞 신체 중심으로 돌아오게 한다. 다른 방향으로 반복한다.

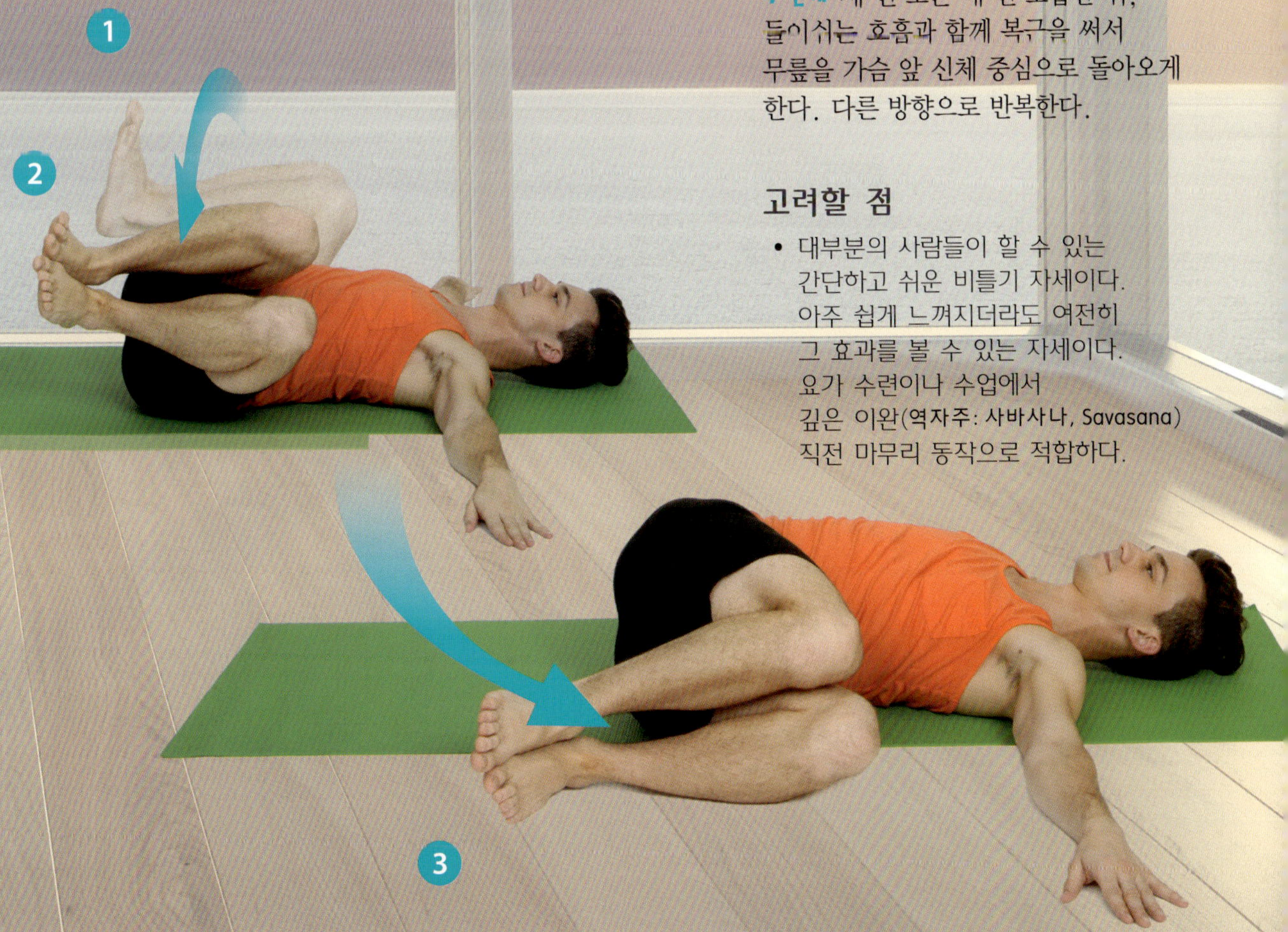

고려할 점

- 대부분의 사람들이 할 수 있는 간단하고 쉬운 비틀기 자세이다. 아주 쉽게 느껴지더라도 여전히 그 효과를 볼 수 있는 자세이다. 요가 수련이나 수업에서 깊은 이완(역자주: 사바사나, Savasana) 직전 마무리 동작으로 적합하다.

마리치 자세
Marichi's Pose

Marichyasana III (마리치야사나 3)

앉은 비틀기 자세는 내부 장기를 마사지함과 동시에 등과 코어 근육을 강화하고 늘려준다. 굽힌 무릎은 회전축이 되어 비틀기를 더욱 깊게 해준다. 자세를 취하는 동안 체중이 양 좌골에 고르게 실리도록 한다. 들이쉬는 숨에 체간을 늘리고 내쉬는 숨에 회전하면서, 호흡을 통해 자세에 집중해보자.

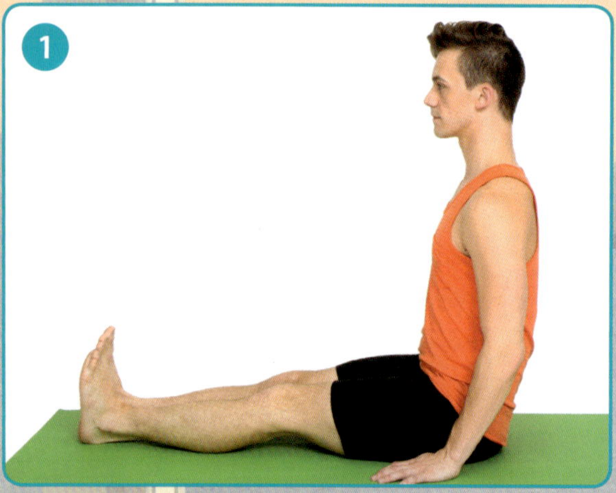

1 단계 다리를 앞으로 뻗고 앉는다.

2 단계 왼 무릎을 굽히면서 발꿈치를 엉덩이에 가능한 가까이 놓는다. 오른다리 전체 근육을 사용하여 다리를 곧게 펴고 뒤꿈치를 길게 늘린다.

3 단계 양 손을 편안하게 좌우에 놓는다. 손가락을 사용해 바닥을 지긋이 누르면서 들이쉬는 호흡과 함께 척추를 곧게 편다. 오른손을 둘러 왼 무릎 바깥면을 잡는다.

4 단계 왼손을 꼬리뼈의 뒤쪽으로 몇 인치 떨어진 지점에 놓는다. 손가락은 신체 바깥을 향하고 팔꿈치는 살짝 굽힌다. 숨을 들이쉬고 내쉬면서 굽힌 다리 방향으로 체간을 회전한다.

2 3

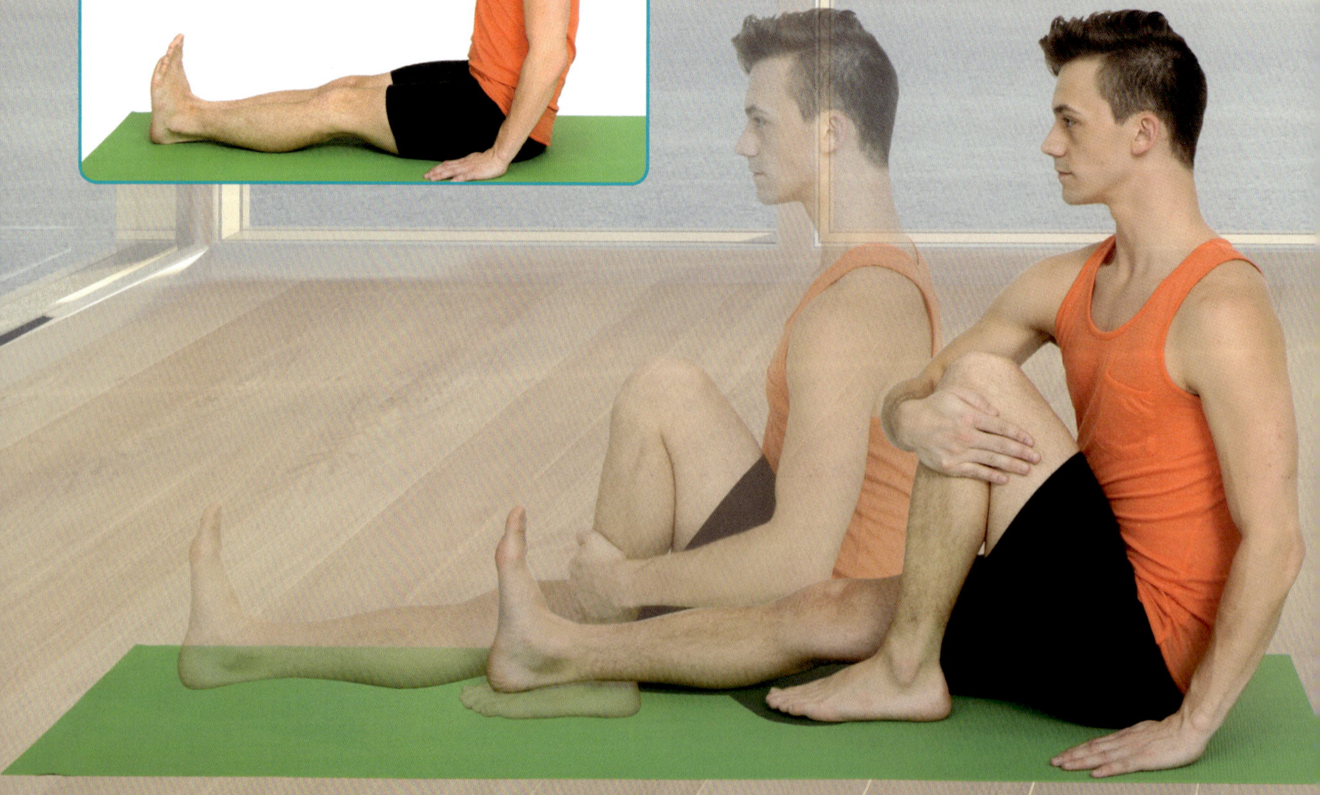

5 단계 척추를 길게 늘리고 흉골을 앞쪽으로 들어올린다. 왼 어깨를 뒤로 당긴다.

6 단계 왼 어깨를 바라본다.

7 단계 들이쉬는 호흡과 함께 체간을 높이 늘리고, 내쉬는 호흡에 회전을 깊게 더한다. 지속적으로 상부 등근육에 집중한다. 흉곽을 올려주고 동시에 확장시킨다.

8 단계 허리를 보호하면서, 배꼽과 하부 늑골 부위를 사용하여 체간을 회전한다.

9 단계 부드럽게 회전을 풀어준다. 반대 방향으로 반복한다.

고려할 점

- 무릎을 잡은 손으로 무리하게 무릎을 잡아당겨선 안된다. 자세의 목적 및 의도에 유념하며 동작을 취한다.

작용 근육

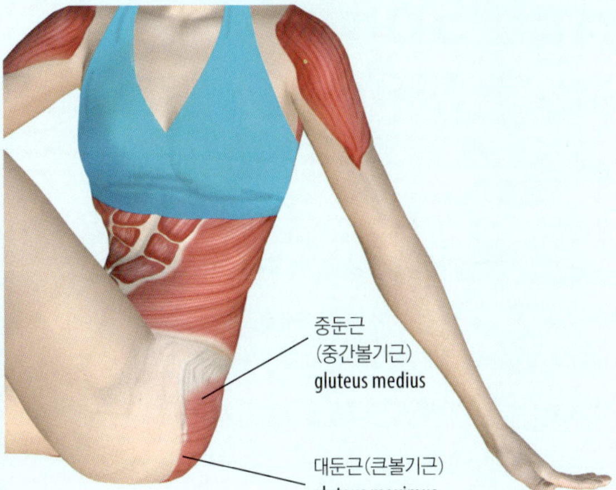

외측 고관절, 이상근, 둔근

(OUTER HIP, PIRIFORMIS, AND GLUTES)

4

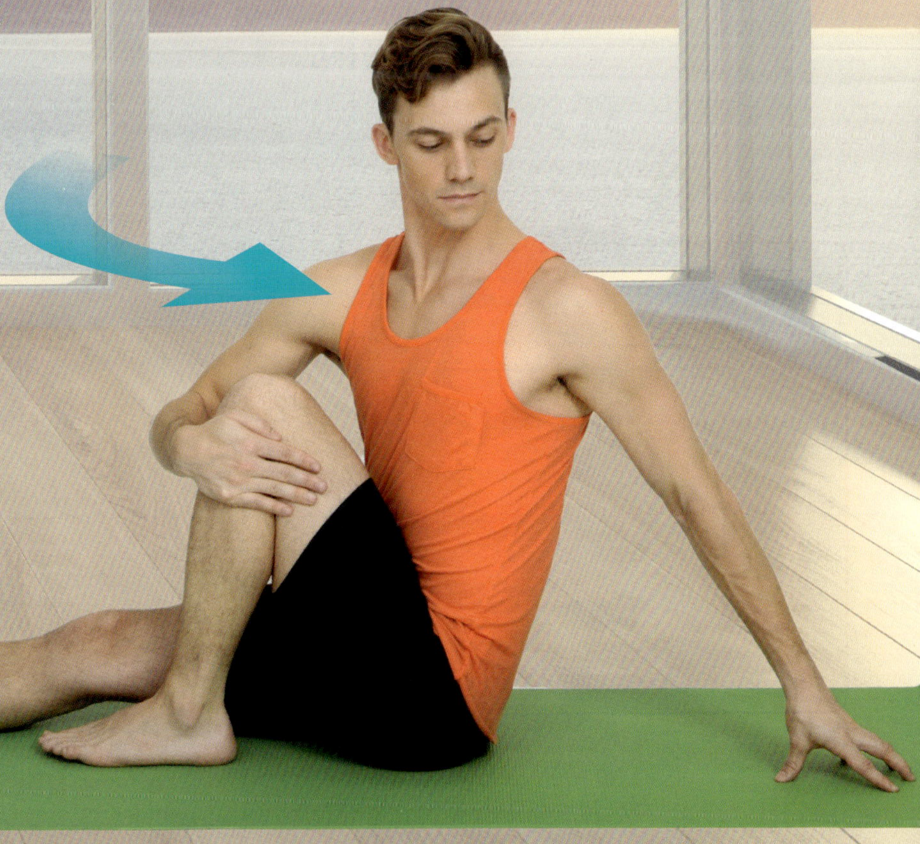

반 척추 비틀기 자세
Half Spinal Twist

Ardha Matsyendrasana(아르드하 맛센드라사나)

이 깊은 비틀기 자세는 척추 및 이와 연결된 근육, 건, 인대의 균형을 증진시킨다. 다리를 꼬고 앉은 자세는 내장기관을 더 깊게 마사지해준다. 체간을 회전할 때의 조임과 이완이 내장기관의 혈행을 증가시키고 독소를 제거해준다.

주의사항

- 요추나 천골에 불편함이 느껴진다면, 상부 체간의 회전에 초점을 두거나 자세를 수정하거나 이 자세를 피한다.

***1* 단계** 막대 자세로 다리를 앞으로 펴고 앉는다.

***2* 단계** 왼 무릎을 굽히면서 왼 발바닥을 오른 무릎이나 허벅지 바깥쪽에 놓는다. 오른다리 근육 전체를 사용하여 뒤꿈치를 길게 늘린다.

***3* 단계** 양 좌골이 바닥에 잘 닿도록 유지하고, 오른 허벅지가 바닥에 닿은 상태에서 오른 발꿈치가 왼 고관절 아래 오도록 무릎을 굽힌다.

1

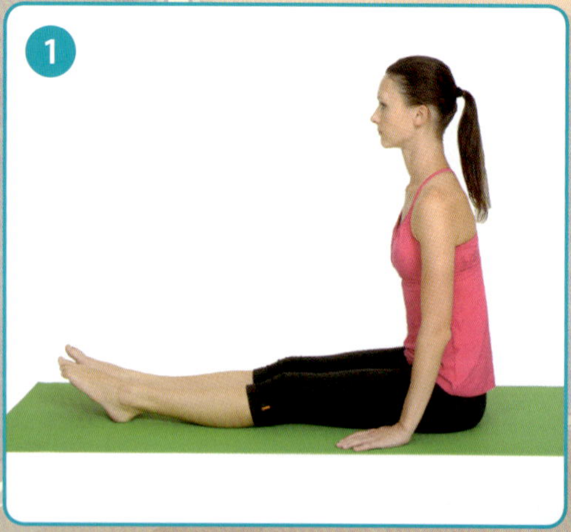

2 3

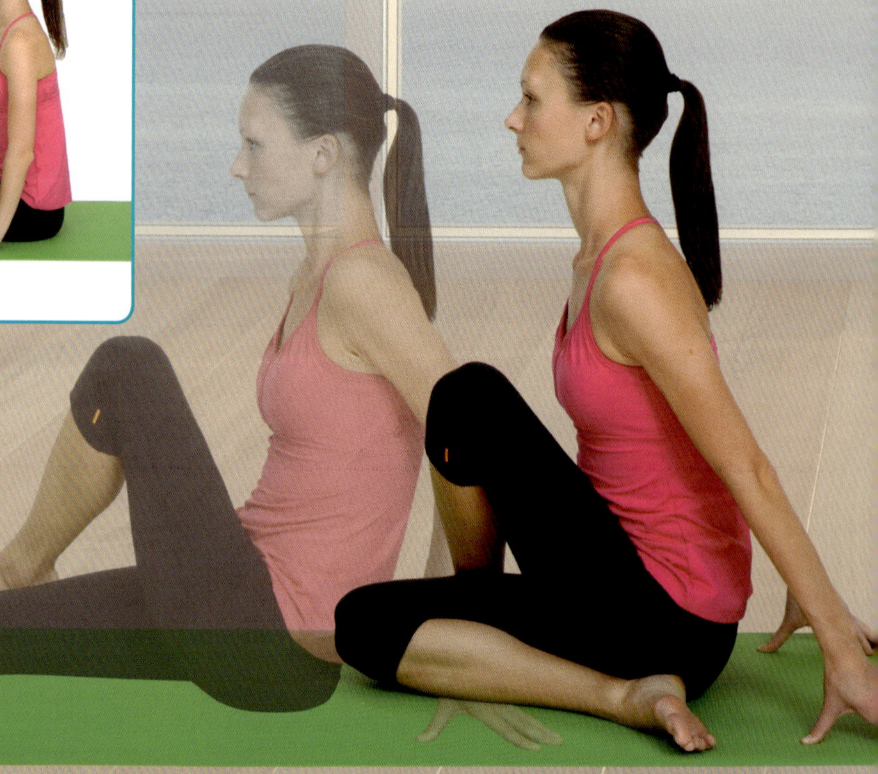

4 단계 오른팔로 왼 무릎을 감싼다. 왼손은 꼬리뼈 몇 인치 뒤, 손끝이 뒤를 향하도록 바닥을 짚는다. 이때 팔꿈치는 살짝 구부린다. 앉은키를 크게, 척추를 늘리고, 흉골은 위로 올리면서, 왼 어깨를 뒤로 젖힌다.

5 단계 숨을 들이쉬고 더욱 척추를 늘린다. 숨을 내쉬면서 체간을 왼쪽으로 회전한다. 상부 등근육의 사용에 집중한다. 가슴을 위로 끌어올리고 확장한다.

6 단계 세 번 또는 네 번 호흡하고, 숨을 내쉬면서 회전을 풀어주고 머리는 정면을 향한다. 막대 자세로 돌아온 뒤, 반대방향으로 반복한다.

작용 근육

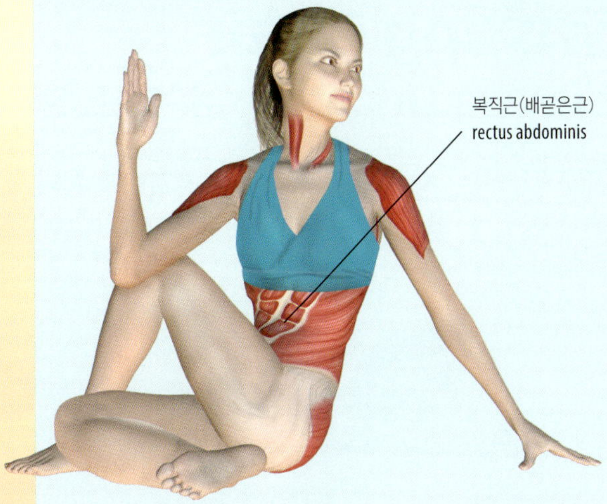

바깥 고관절 및 척추 근육(OUTER HIP AND SPINE)

변형 동작

양 좌골이 균등하게 바닥에 닿지 않는다면 아래에 위치한 다리를 바로 펴거나 담요를 깔고 앉는다.

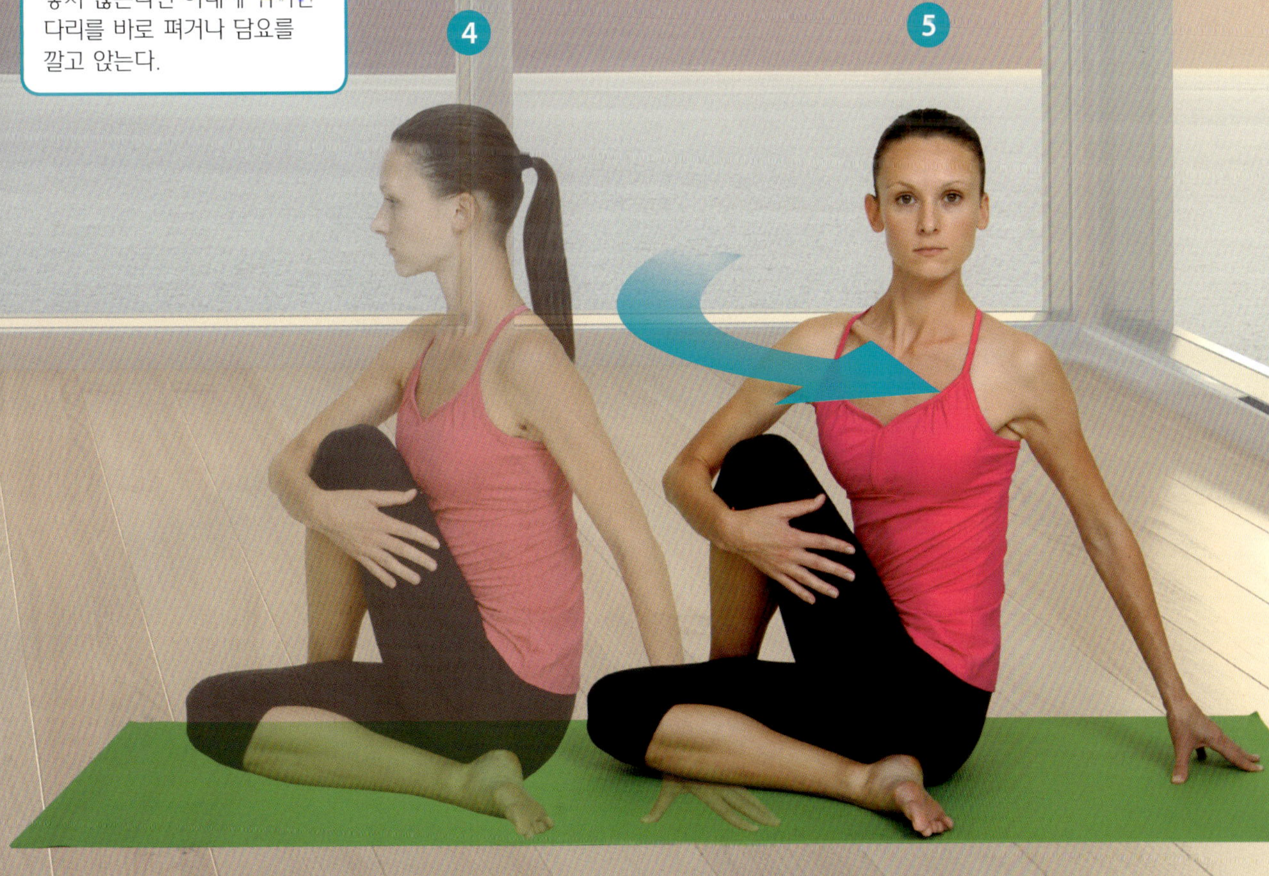

비튼 의자 자세

Twisting Chair

Parivrtta Utkatasana(파리브르타 웃카타사나)

선 비틀기 자세는 하체가 줄곧 정렬을 유지해야 하기 때문에 난이도가 있고, 다리의 근피로를 쉽게 느낄 수도 있다. 골반과 무릎이 일직선 상에서 정면을 향하도록 유지하는 데에 집중한다.

1 단계 의자 자세에서 시작한다. 합장한다.
숨을 들이쉬고 내쉬면서 체간을 왼쪽으로 회전한다.

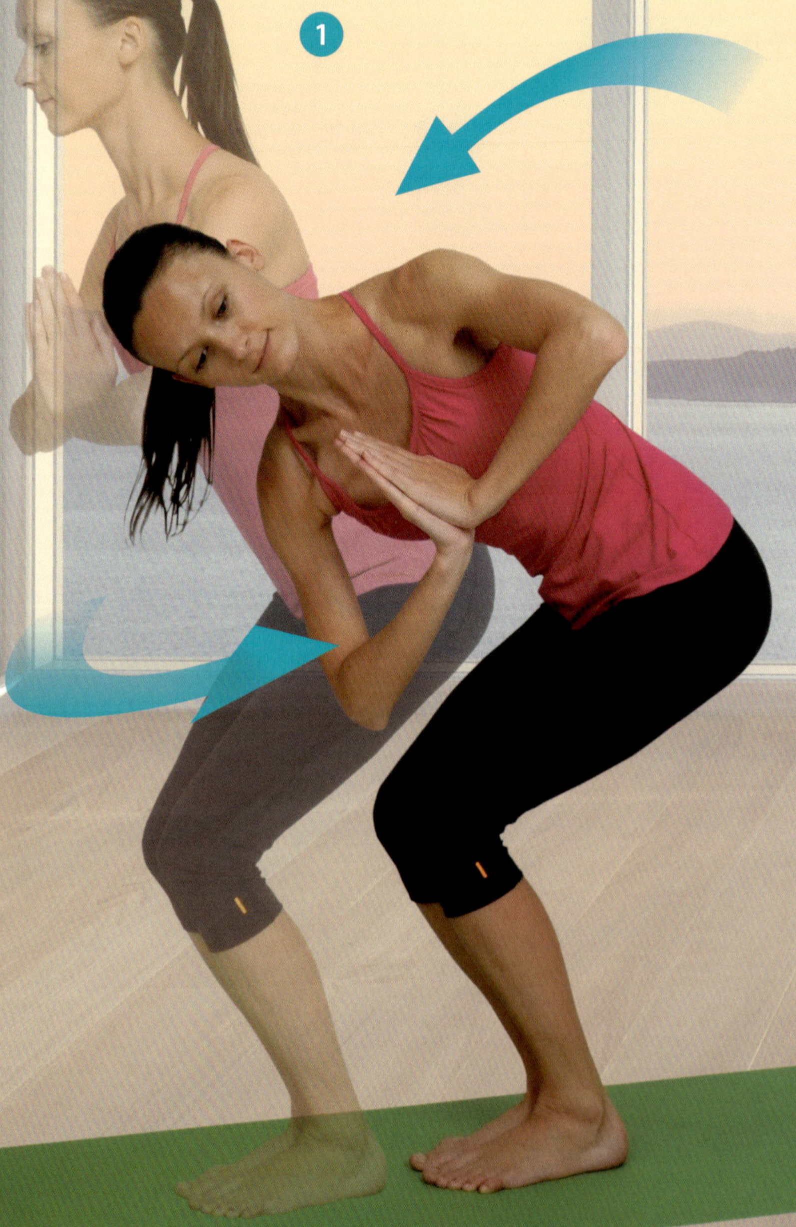

2 단계 꼬리뼈에서 정수리에 이르기까지 척추를 지속적으로 곧고 길게 펴준다. 오른 팔꿈치를 왼 허벅지 바깥면에 걸어 지지한다.

3 단계 양 무릎의 정렬이 바른지 확인한다. 오른 무릎이 앞으로 나오기 쉽다. 양쪽 무릎과 고관절의 균형을 맞춘다.

4 단계 견갑골을 모아주며 조이면서 가슴을 열어준다.

5 단계 숨을 들이쉬고 내쉬면서 체간의 회전을 풀어주며 의자 자세로 돌아간다.

작용 근육

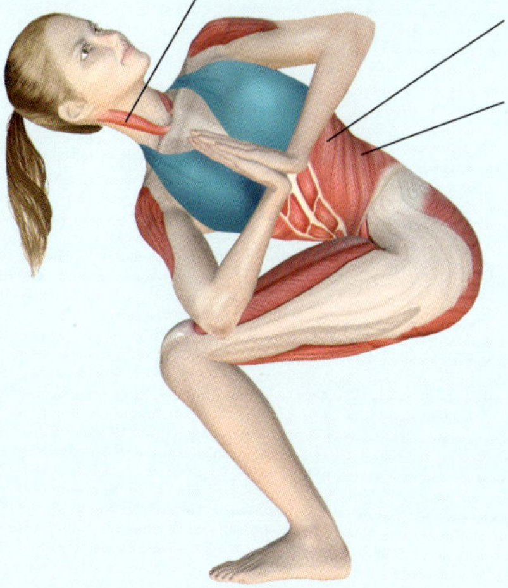

척추 근육(SPINE)

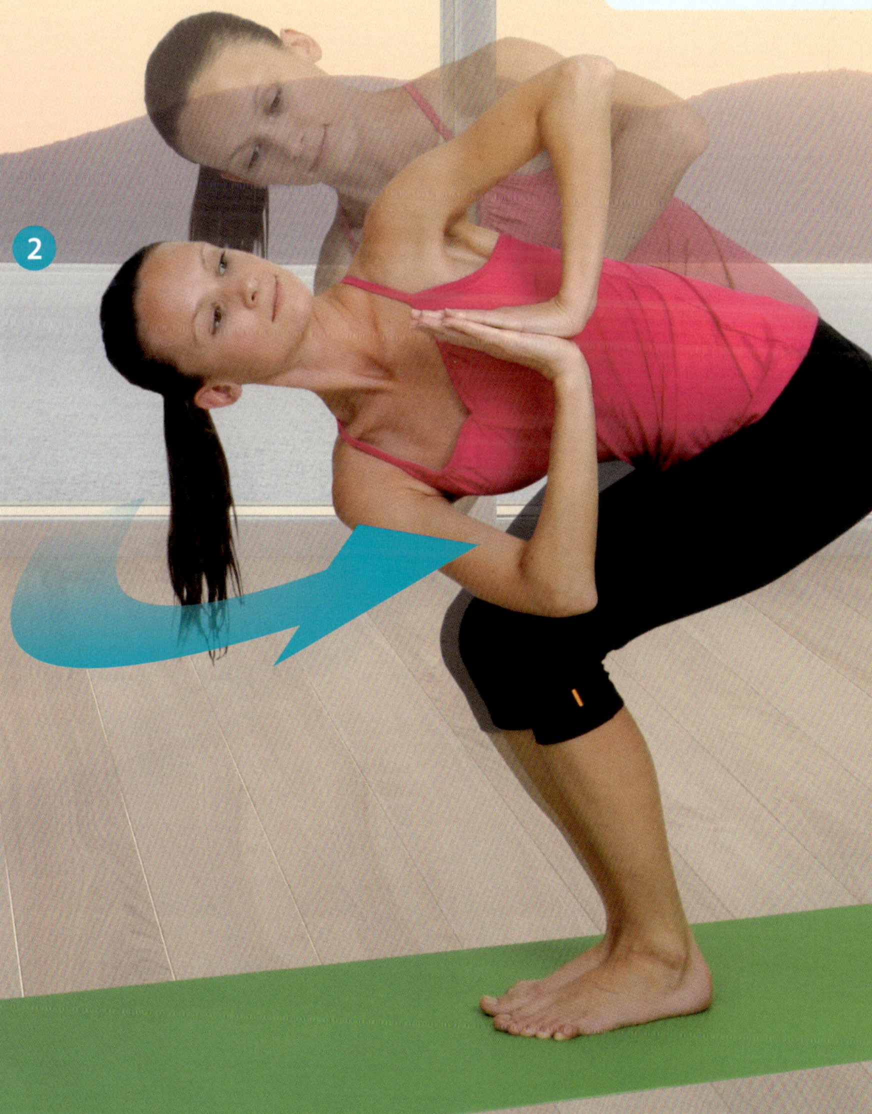

고려할 점

- **더 깊게 비틀면서 균형을 유지하기 위하기 위한 팁:** 허벅지 바깥면과 겨드랑이를 가깝게 위치시키고 상완으로 허벅지를 누른다.

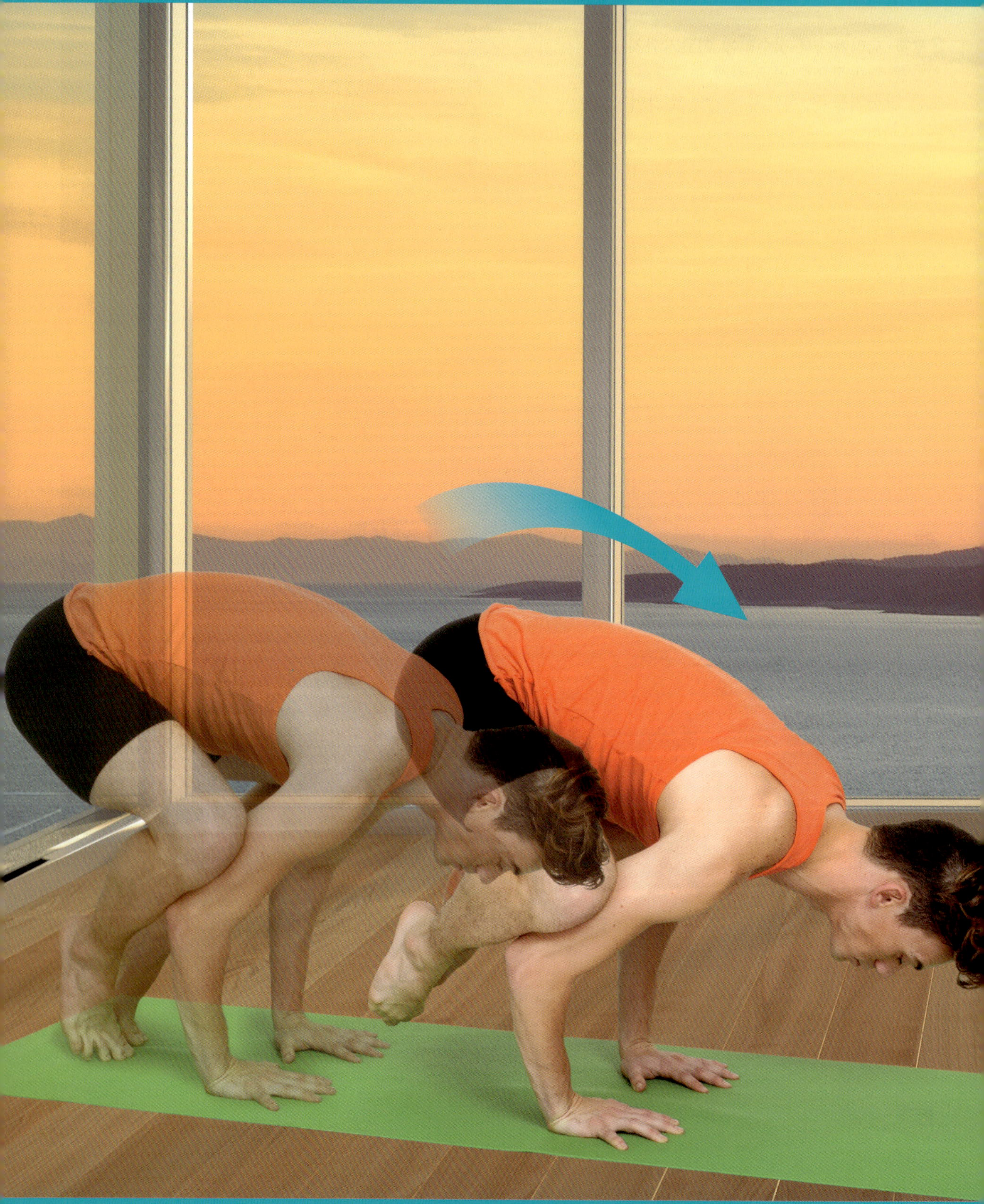

팔 균형 자세 및 역 자세
Arm Balances and Inversions

팔 균형 자세 및 역 자세는 근력과 유연성 모두를 요구한다. 또한 신체 중심을 지탱하고 안정화시킬 수 있는 복근의 근력이 매우 중요하다. 이 범주에 속하는 자세들은 우리의 집중력과 인내심을 시험하는 난이도 있는 동작들이다. 이 자세들은 우리 신체를 평생 아래로 당기는 중력 작용을 잠시나마 뒤집는 순간들이라고 할 수 있다.

역 자세는 혈행을 개선하고, 뇌에 에너지를 부여하며, 정신작용을 촉진시키고, 기억력과 집중력을 증진시킨다. 또한 두통을 개선하는 데 도움을 줄 수 있으며, 얼굴 피부, 두피, 모근에 영양을 공급한다. 중력의 반작용을 통해 내장기관들이 본래 위치로부터 들어올려지고, 체액의 흐름이 증진되면서 그로 인해 부종과 하지정맥류가 개선될 수 있다.

위를 향한 탁자/널판지 자세
Upward Table/Plank
Purvottanasana(푸르보타나사나)

이 자세는 모든 전굴 자세 후 나가는 단계에서 사용할 수 있는 훌륭한 대립 자세(counter pose)로서, 어깨, 가슴, 복부 등 신체 앞면을 열어준다. 또한, 어깨, 팔, 다리, 엉덩이, 팔목의 근력을 키워준다. 쉽지 않은 자세이지만 기운을 북돋아주는 자세이다.

1 단계 막대 자세로 다리를 앞으로 펴고 앉는다. 양손을 엉덩이 뒤로 15–20 cm 정도 떨어진 곳에 손끝이 발쪽 방향을 향하도록 하여 놓는다. 무릎을 굽히면서 발바닥 전체로 매트를 디딘다.

2 단계 양손을 향해 뒤로 기댄다. 팔꿈치를 굽히고 견갑골을 조이면서 가슴을 열어준다. 발바닥을 누르면서 양팔을 펴고 골반을 들어올려 역 탁자 자세를 취한다.

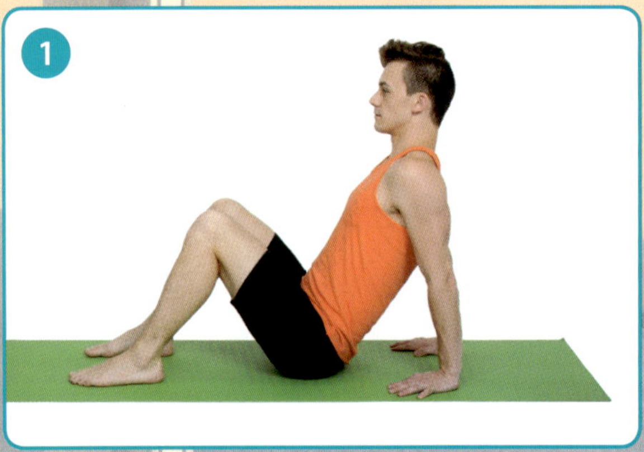

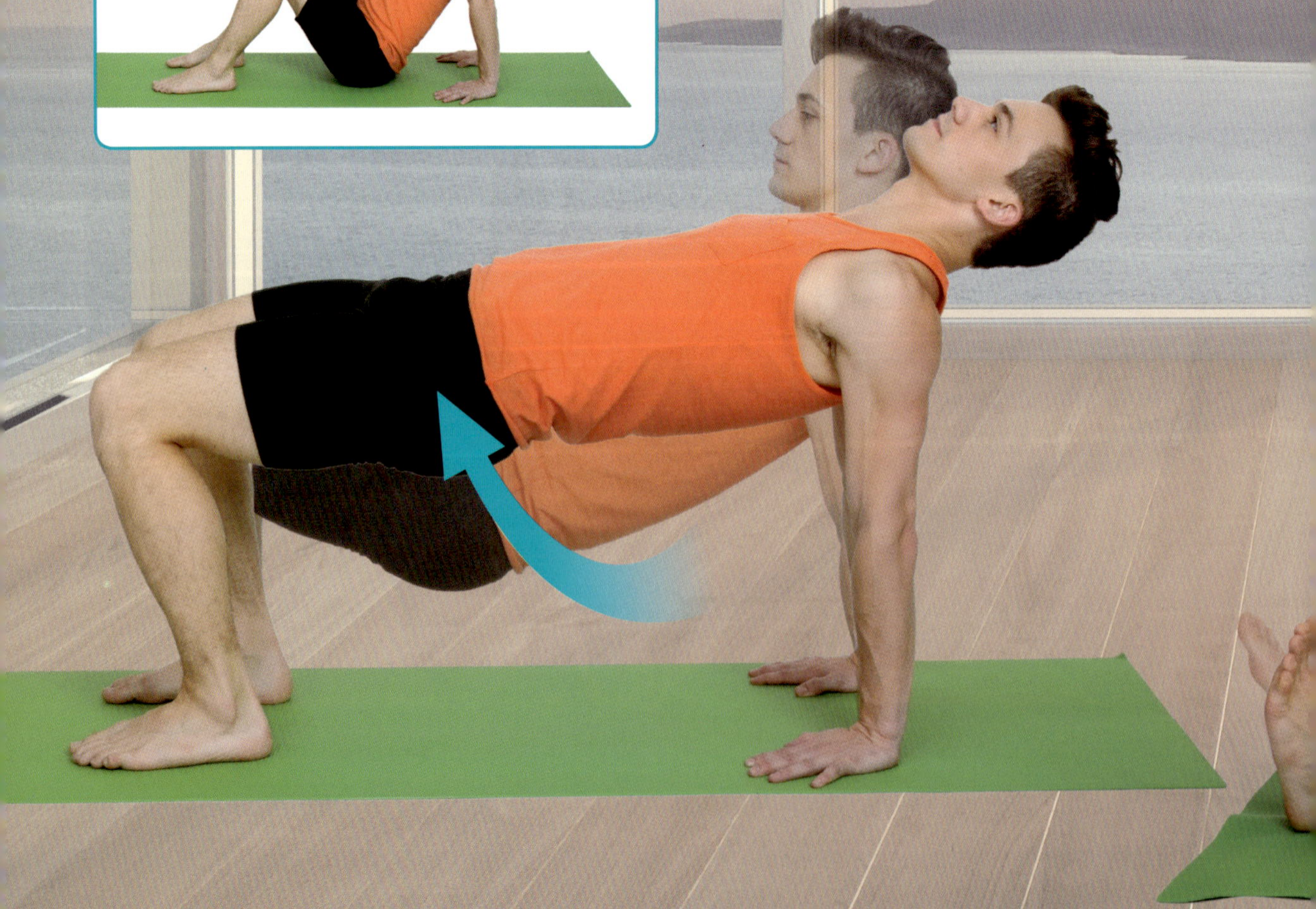

3 단계 발 위로 무릎이, 손목 위로 어깨가 위치하는지 정렬을 확인한다. 골반을 지속적으로 들어올리고 다리를 곧게 펴고 발바닥으로 바닥을 누른다. 둔근이 지나치게 수축하지 않을 만큼만, 골반을 들어올린다.

4 단계 목이 편안하게 느껴진다면 머리를 뒤로 젖히면서 기도 및 식도를 열어준다.

5 단계 세 번 호흡하고 발끝에서부터 신체 앞면 전체를 스트레칭 한다. 등근육을 사용하여 자세를 잘 지지한다.

6 단계 마무리 단계에서 젖힌 머리를 바로 하고 등은 바닥으로 내려준다. 막대 자세로 돌아간다.

작용 근육

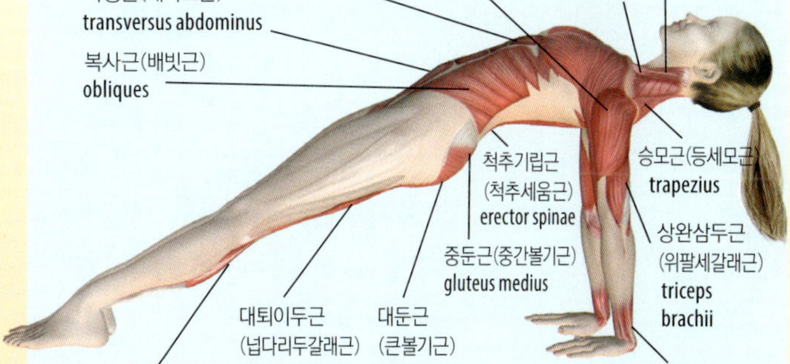

어깨 근육(SHOULDERS)

주의사항

- 손목이나 어깨 통증이 있다면 변형 동작을 취하거나 이 자세를 피한다.

고려할 점

- 자세에 들어간 뒤, 다시 한번 발바닥 근육에 의식을 집중하여 바닥을 누르면서, 들어올린 고관절의 높이를 확보한다.

변형 동작

손목에 부담이 느껴진다면 손끝을 바깥 방향으로 돌린다. 자세를 유지하기 어려운 경우, 무릎을 굽힌다.

3

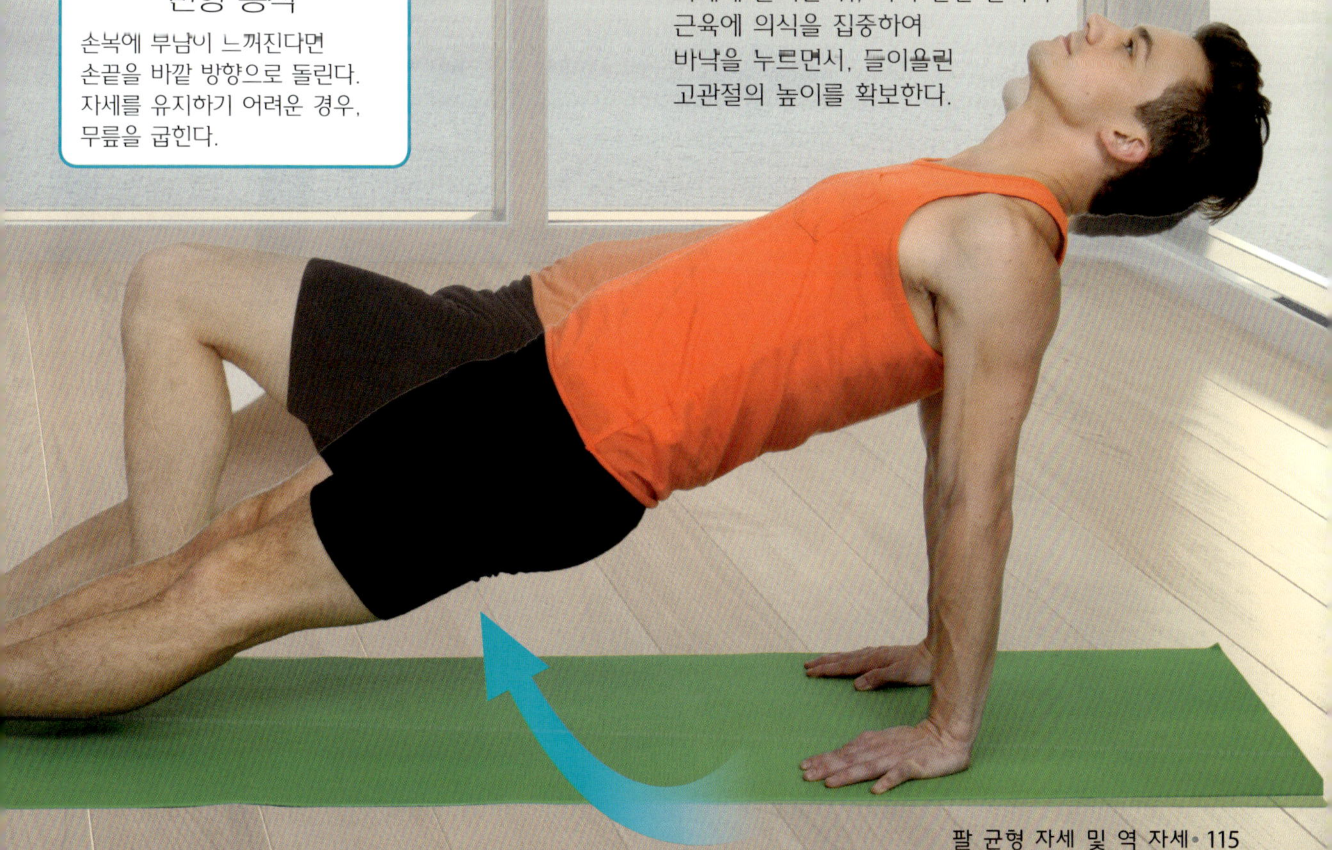

널판지 자세
Plank

널판지 자세는 전신의 근력을 키워주는 기본적인 자세이다. 전신 근력이 약한지 강한지 매우 쉽게 나타나는 자세이기도 하다. 자세를 취하는 동안 요추를 편평하게 유지하지 못하고 전만이 증가하는지 상부 흉추의 후만이 증가하는지 살펴보자. 초보자의 경우 자세를 세네 번의 호흡을 하는 잠시 동안 밖에 유지하지 못할 수도 있지만, 바른 정렬에 집중하여 자세를 취한다.

***1* 단계** 긴 탁자 자세(손의 위치가 어깨 아래에서 한 손 길이만큼 전방으로 멀리 위치한다.)에서 시작한다. 발가락을 세워 바닥을 디딘다.

***2* 단계** 손가락을 펼치고 팔의 근육을 긴장시키면서 배꼽을 척추로 끌어당긴다. 발꿈치를 체간으로부터 멀리 밀어주면서 무릎을 들어올린다.

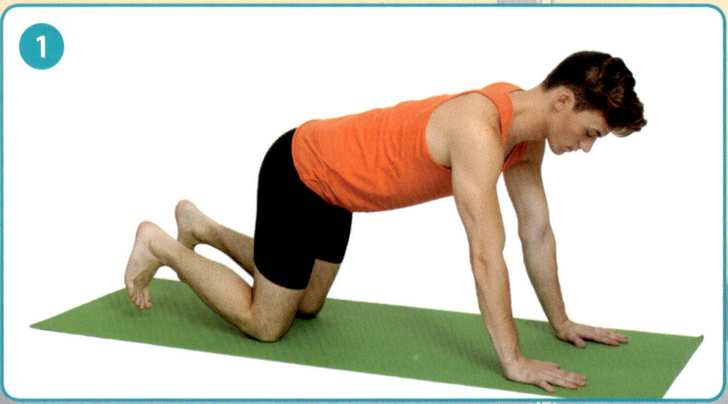

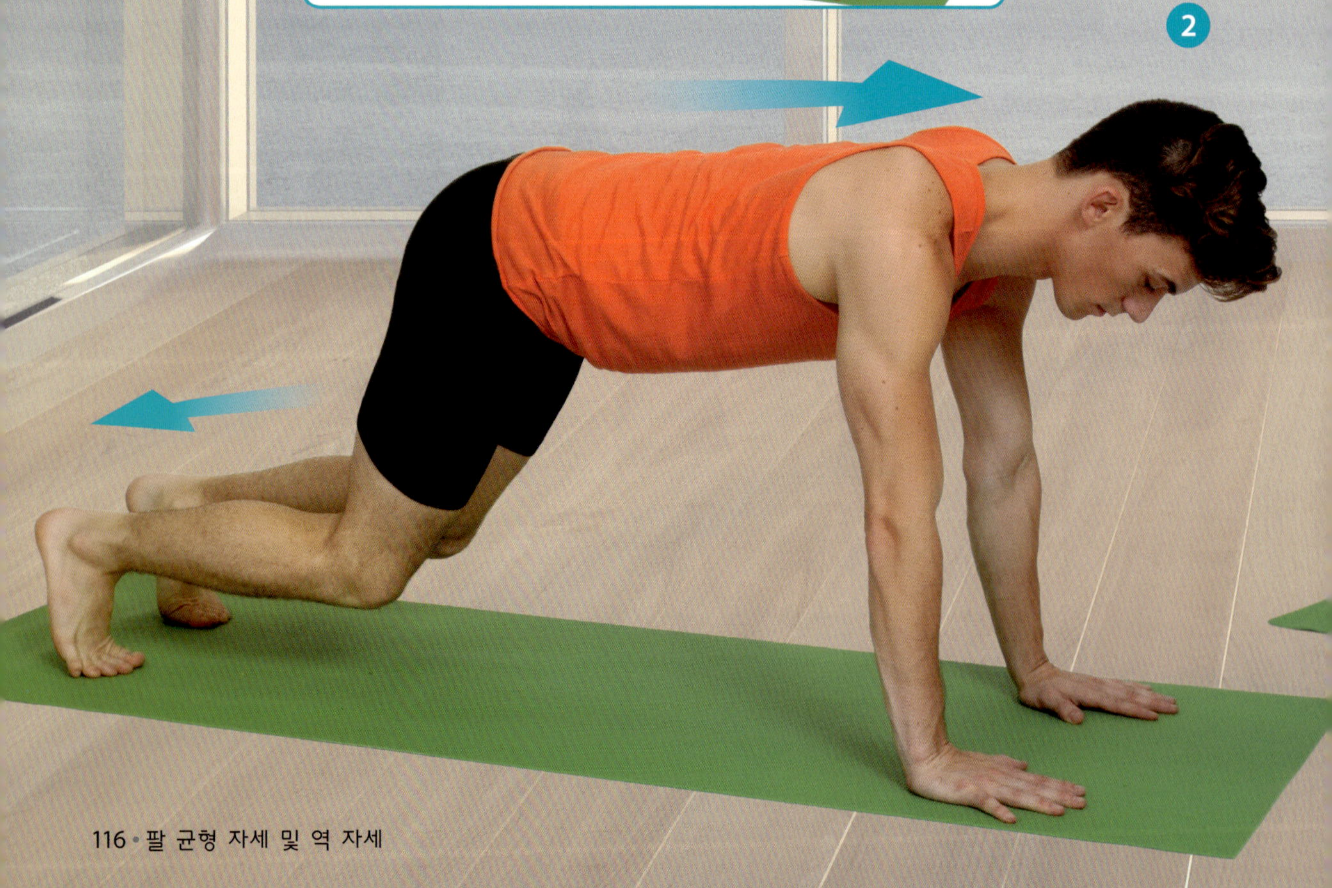

3 단계 전신을 일직선상에 유지한다. 지속적으로 발꿈치는 멀리 밀어주고, 흉골은 앞으로 보내면서 가슴을 열어준다. 약간 상부 등을 굽힌다는 의식을 가진다.

4 단계 세 번 호흡한다. 고관절을 위로 밀어주면서 아래로 향한 개 자세를 취하거나 무릎을 바닥에 놓고 탁자 자세로 돌아간다.

작용 근육

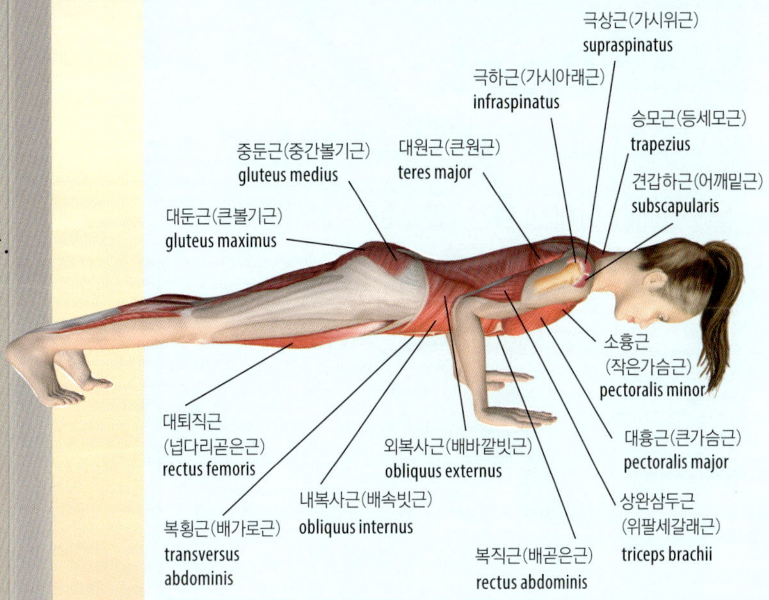

상체 근육(UPPER BODY)

주의사항

- 손목에 통증이 있는 경우 손끝이 앞을 향하고 있는지 정렬을 확인한다.
- 손끝이 정렬이 바른 데도 불구하고 손목의 통증이 있는 경우 체중을 발로 이동하거나 이 동작을 피한다.

변형 동작

무릎을 들어올리지 않고
긴 탁자 자세를 유지해도 된다.

3

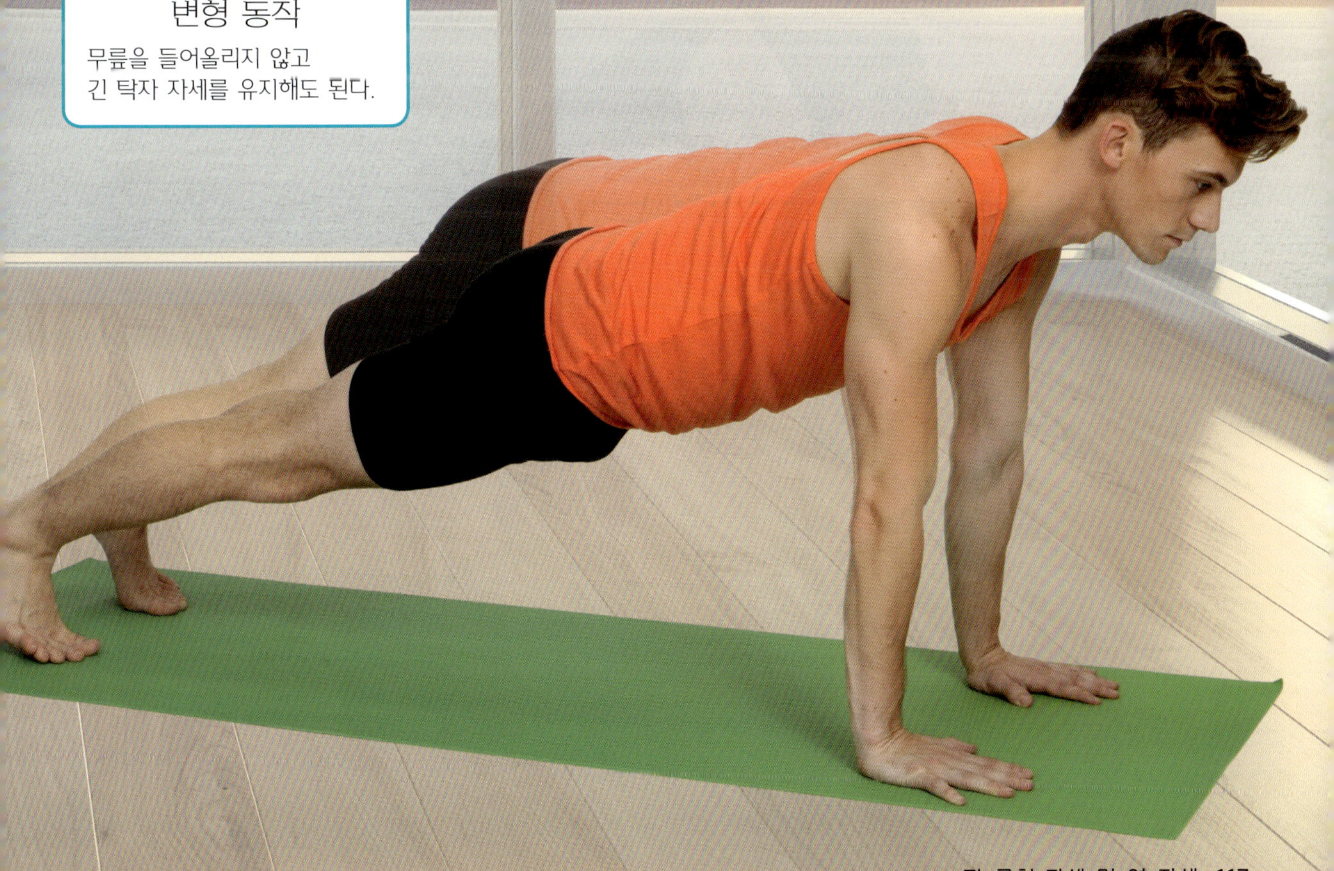

측면 널판지 자세
Side Plank
Vasisthasana(바시스타사나)

측면 널판지 자세는 어깨, 팔, 손목, 복사근을 강화시키는 동작이다. 손과 발을 누르면서 골반과 체간을 들어올린다. 손과 발로 바닥을 밀어주는 동작을 통해 체간을 들어올릴 수 있다는 것을 기억하자.

1 단계 널판지 자세에서 시작한다.

2 단계 왼발의 바깥면으로 구르면서 체중을 왼손 왼발로 옮긴다. 왼 견갑골을 신체 중심으로 끌어당기면서 왼팔을 외회전한다.

주의사항

- 손목의 통증이 있는 경우 손가락이 앞을 향하는지 확인한다. 근육의 에너지를 손목에서부터 겨드랑이로 끌어올려 손목의 부담을 줄인다.

고려할 점

- 고관절이 바닥으로 떨어지지 않도록 두 다리의 근육을 긴장시키면서 종아리를 바닥에서 멀리 보내준다.

1

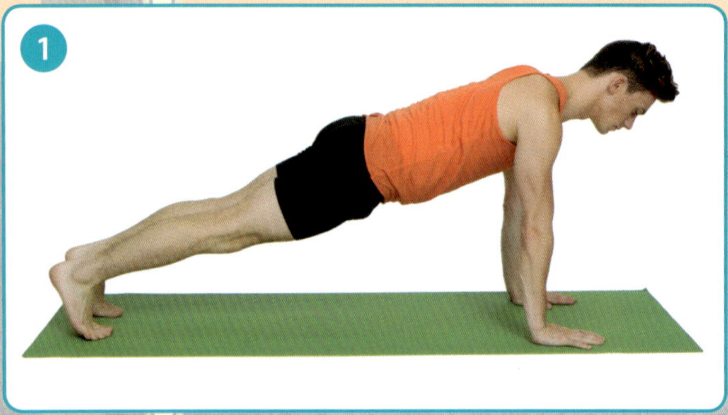

2

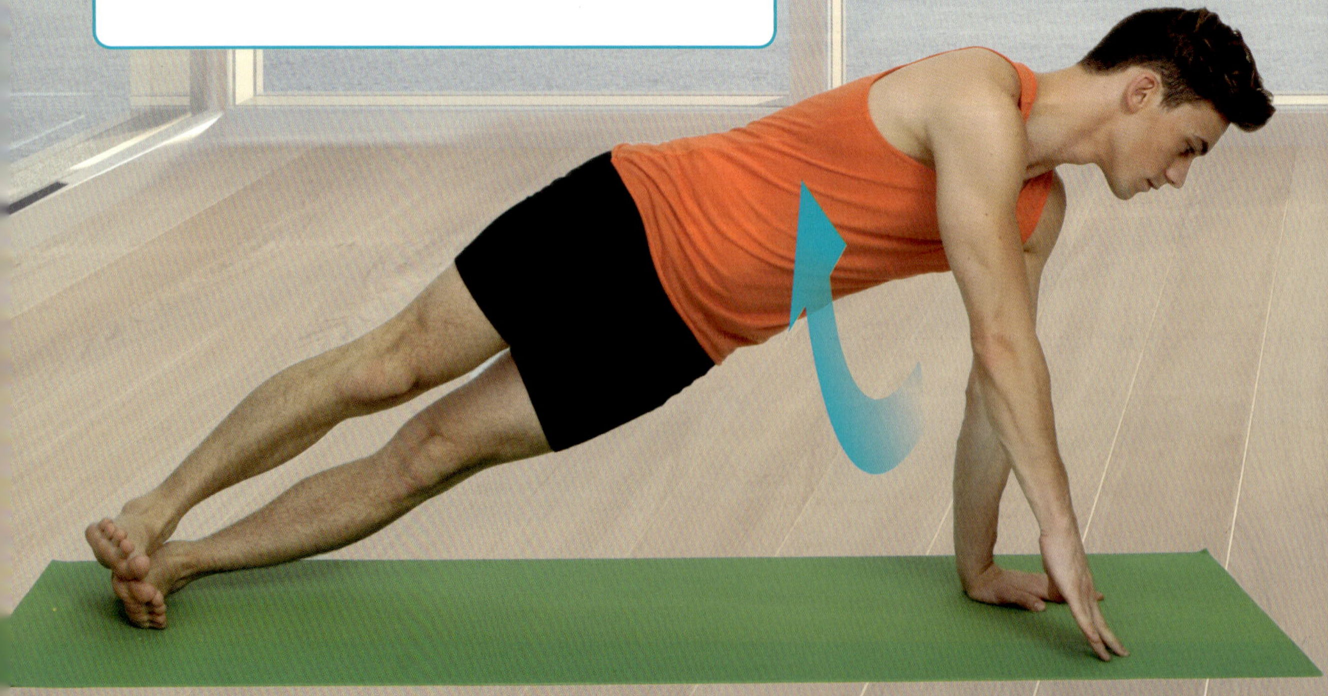

작용 근육

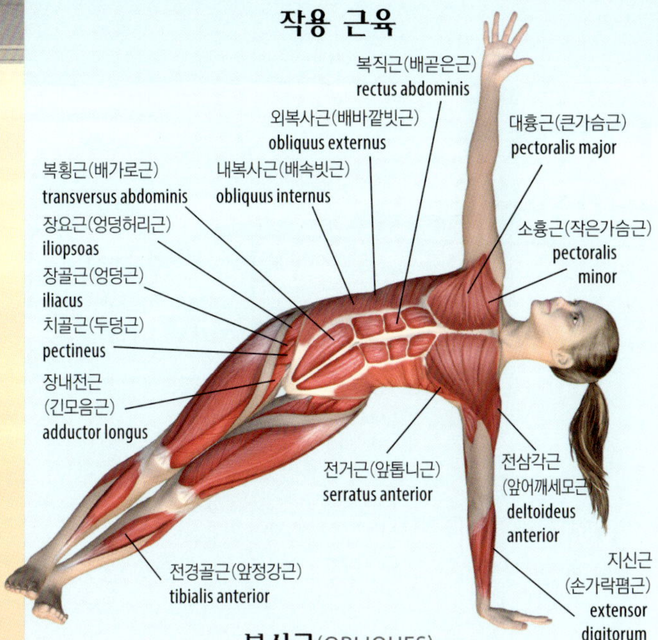

복사근(OBLIQUES)

변형 동작

위에 위치한 다리를 앞으로 뻗어 발바닥으로 바닥을 지지한다.
손목 대신 팔꿈치를 바닥에 댄다.

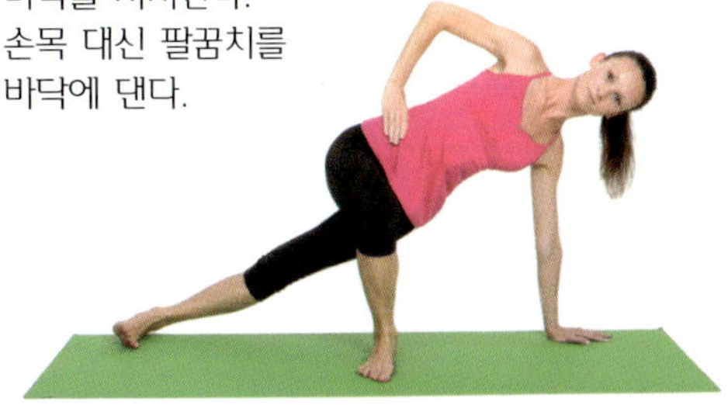

3 단계 양 하지를 위 아래로 포갠다. 발로 바닥을 누르면서 다리 근육을 긴장시키고 조이면서 고관절을 밀어 올린다. 자세의 균형을 잡고, 오른손을 천장으로 뻗고 오른 손끝을 바라본다.

4 단계 자세를 잘 조절하면서 널판지 자세로 돌아온다.

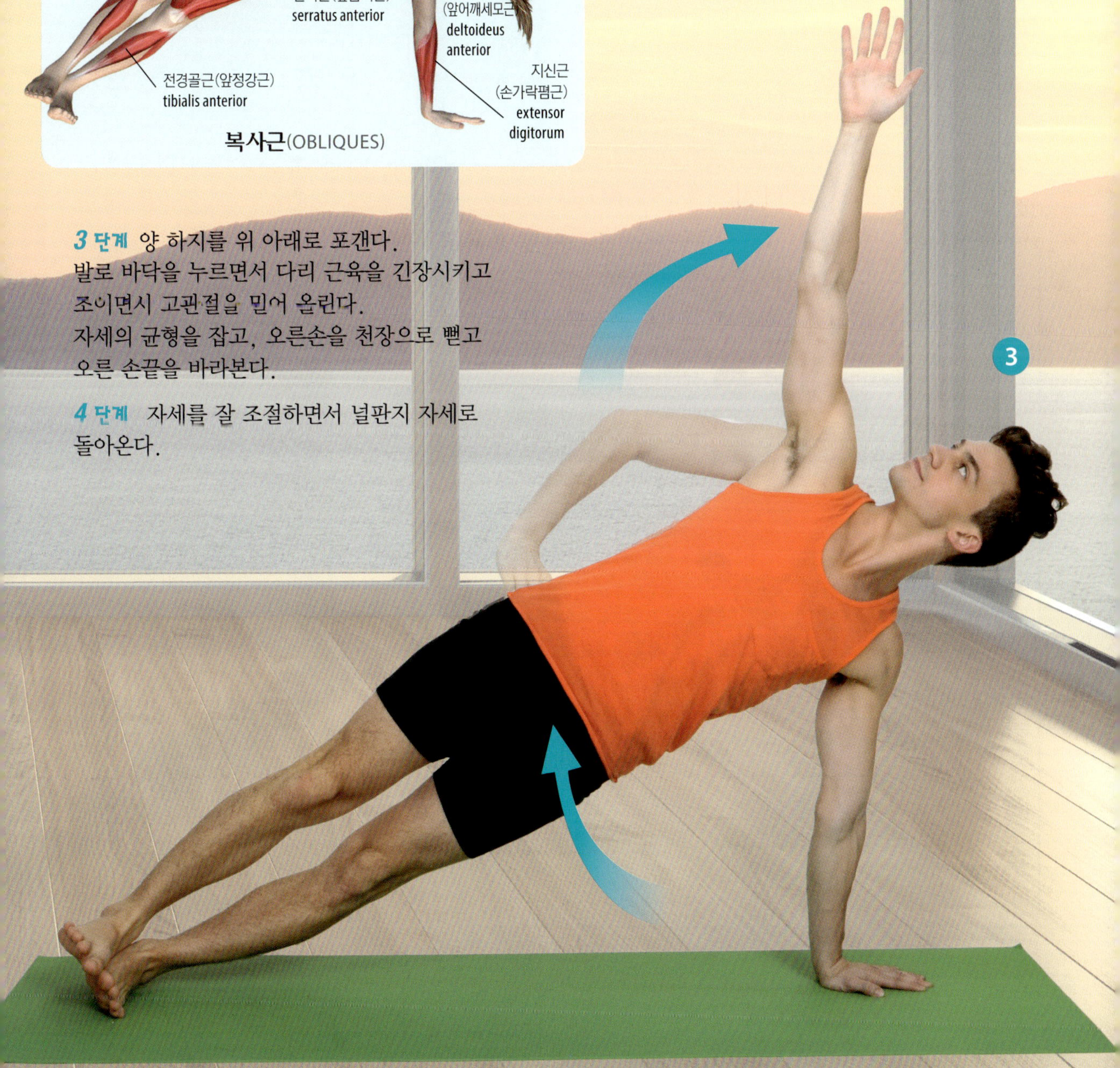

네 다리 막대 자세

Four-Limbed Staff Pose

Chaturanga Dandasana(차투랑가 단다사나)

변형 동작

무릎을 바닥에 대고 자세를 취한다.

이 자세는 태양 경배 시퀀스의 자세 전환에 흔히 사용된다. 정확한 자세를 취하기 위해서 상체와 코어의 근력이 크게 요구된다. 초보자의 경우 어깨를 푹 떨어뜨리지 않는 범위까지만 신체를 낮춘다.

주의사항

- 어깨 통증이 있는 경우 절대 이 동작을 하지 않는다.

고려할 점

- 꼬리뼈를 지속적으로 발꿈치로 보내고 흉골은 앞으로 이동시킨다. 어깨 양 끝을 바닥으로 떨어뜨리지 않는다.

연속 동작 (Flow)

위를 향한 개 자세에서 아래를 향한 개 자세로의 연속 동작

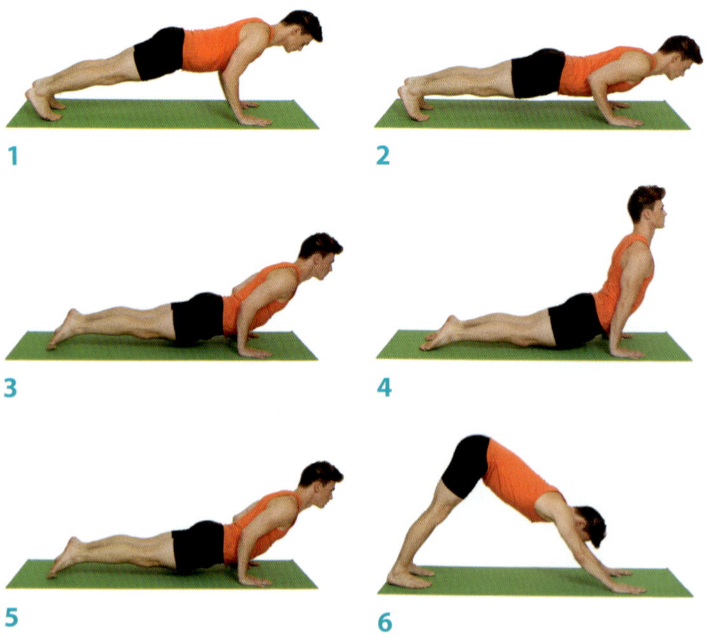

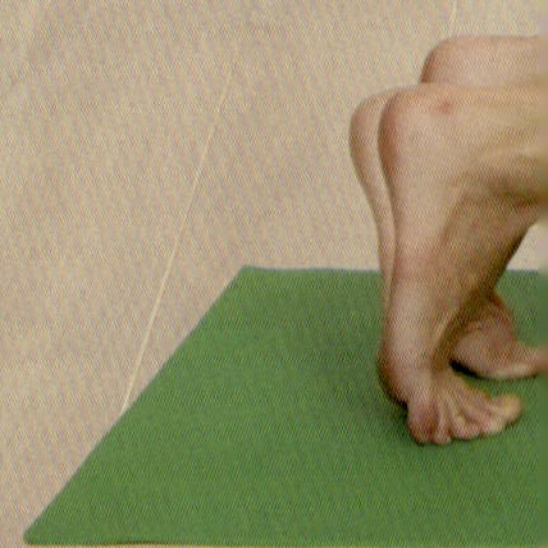

1 단계 널판지 자세에서 시작한다.
양 견갑골을 조이고 흉골은 앞으로 내민다.
요추 부위가 아래로 휘지 않도록 꼬리뼈는
아래로 치골은 배꼽을 향해 당긴다.
발꿈치를 길게 뻗는다.

2 단계 팔꿈치를 체간 옆에 붙인 상태에서
체간을 천천히 바닥으로 낮춘다.
상완이 바닥에 평행해지면 더 이상 낮추지
않고 자세를 유지한다. 흉골을 앞으로 내밀고
발꿈치를 길게 늘린다. 어깨와 발꿈치와
일직선에 고관절의 높이를 유지한다.

3 단계 천천히 복부를 바닥에 대고 휴식을 취한다.

작용 근육

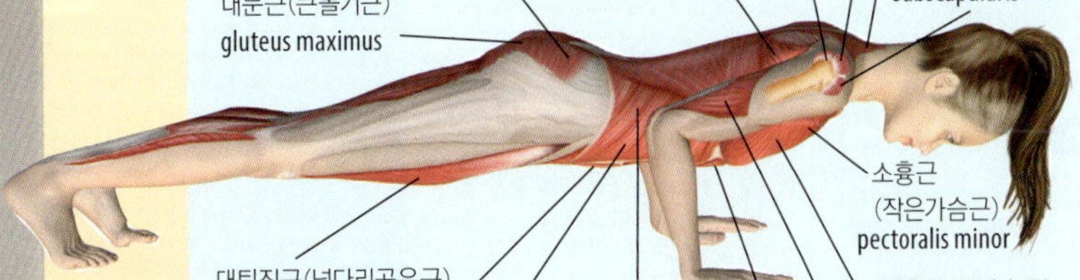

상완 근육(UPPER ARMS)

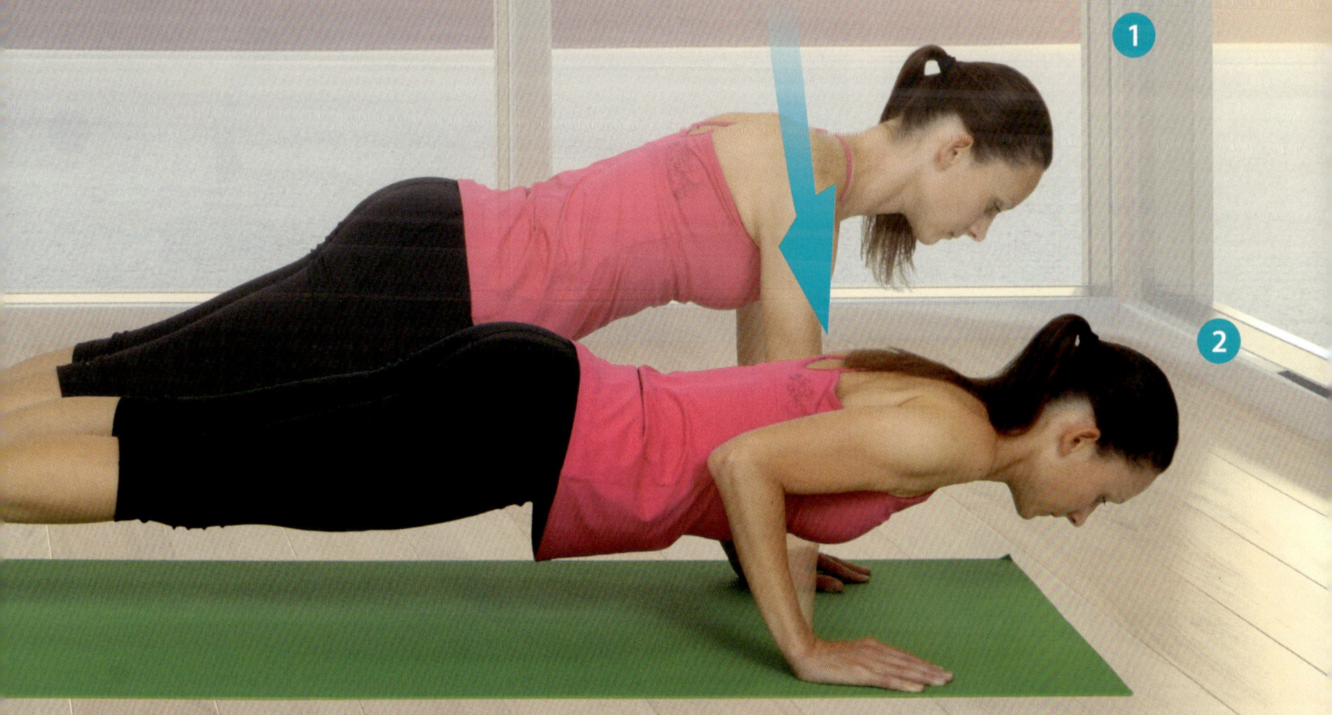

까마귀 자세
Crow
Bakasana(바카사나)

까마귀 자세는 난이도가 있음에도 불구하고 팔 균형 자세의 기본 자세이다. 장난기와 유머를 가지고 자세에 접근하자. 불안정한 앞뒤의 움직임을 통해 결국 균형 지점을 찾게 될 것이다. 온 몸의 근육을 탄탄하게 긴장시키고 전신을 작게 모아주면 바닥에서 좀 더 쉽게 신체를 들어올릴 수 있다.

1 단계 발꿈치와 엄지발가락이 서로 맞닿도록 발을 모으고 쪼그리고 앉는다. 앞으로 기대면서 손가락을 펼쳐 어깨 간격으로 양손을 놓는다. 이때, 어깨 아래에서부터 5 cm 가량 앞쪽에 양손이 위치하도록 한다.

2 단계 팔꿈치를 굽혀 상완이 선반이 된다. 그 위에 무릎을 겨드랑이에 최대한 가까이 올린다. 무릎을 신체 중심선으로 조인다.

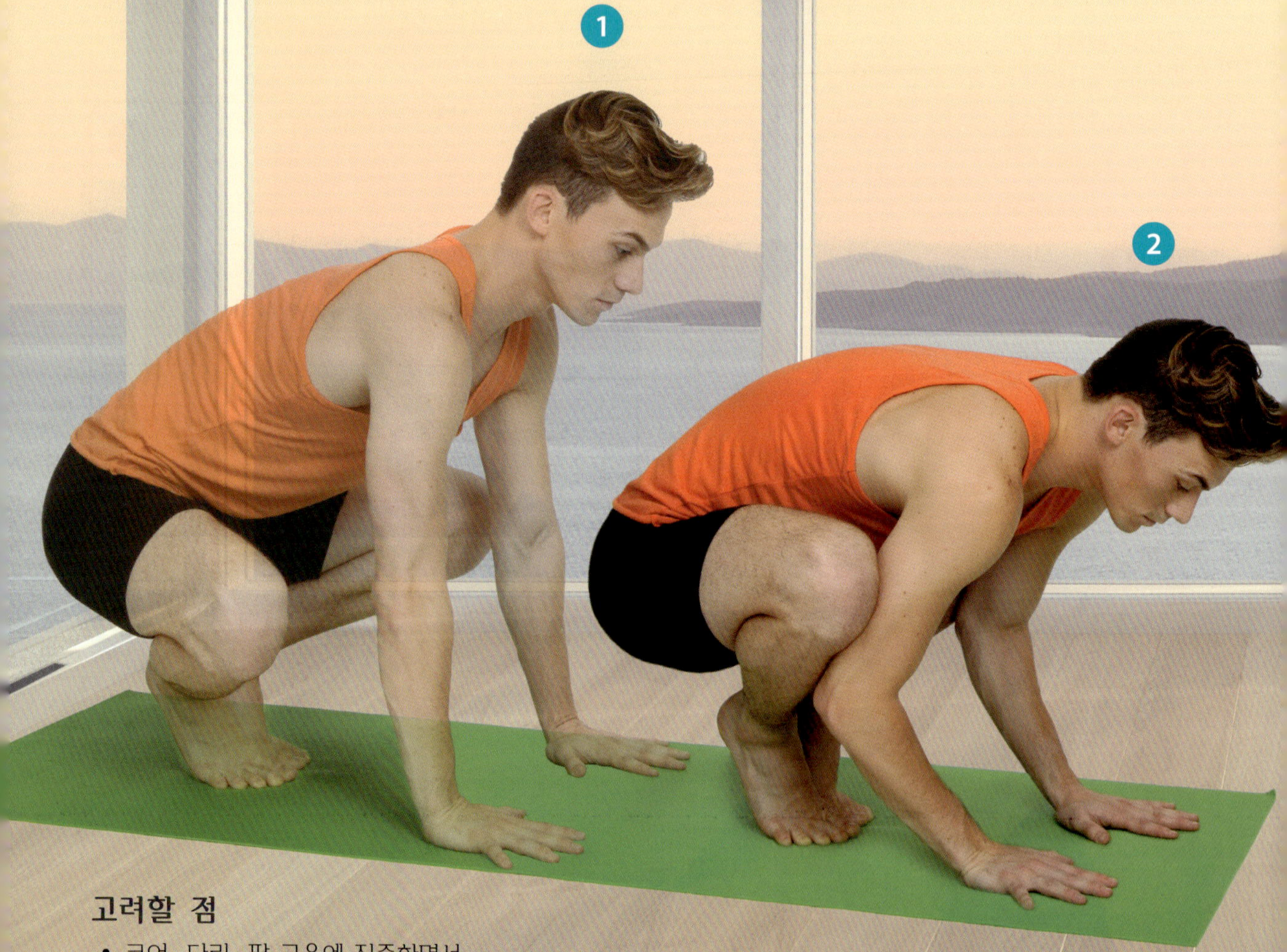

고려할 점

- 코어, 다리, 팔 근육에 집중하면서 깊숙한 내부에서부터 신체를 들어올린다고 생각하자.
- 어깨와 손목에 통증이 있는 경우 변형 동작을 취하거나 이 자세를 피한다.

3 단계 배꼽을 척추로 당기고 전신을 작게 모아주면서 발끝으로 지탱한다.

4 단계 더욱 앞으로 기대면서 양손과 상완에 얹은 종아리에 체중을 싣는다.

5 단계 지속적으로 코어 근육에 집중하면서 다리를 조이고, 한 번에 한 발씩 바닥에서 떼어준다. 균형 지점을 찾고, 엄지발가락부터 발꿈치까지 발 안쪽을 맞닿는다.

6 단계 천천히 발을 매트 위에 내리거나 뛰어서 네 다리 막대 자세를 취한다.

작용 근육

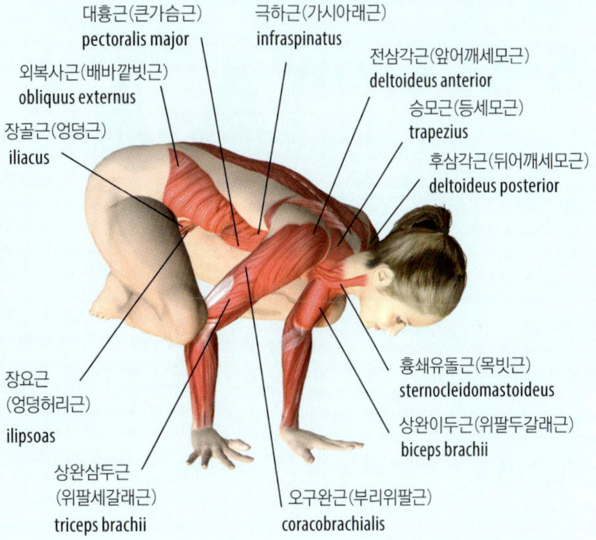

코어 근육(CORE)

변형 동작

발 밑에 블록을 깔아 준다.

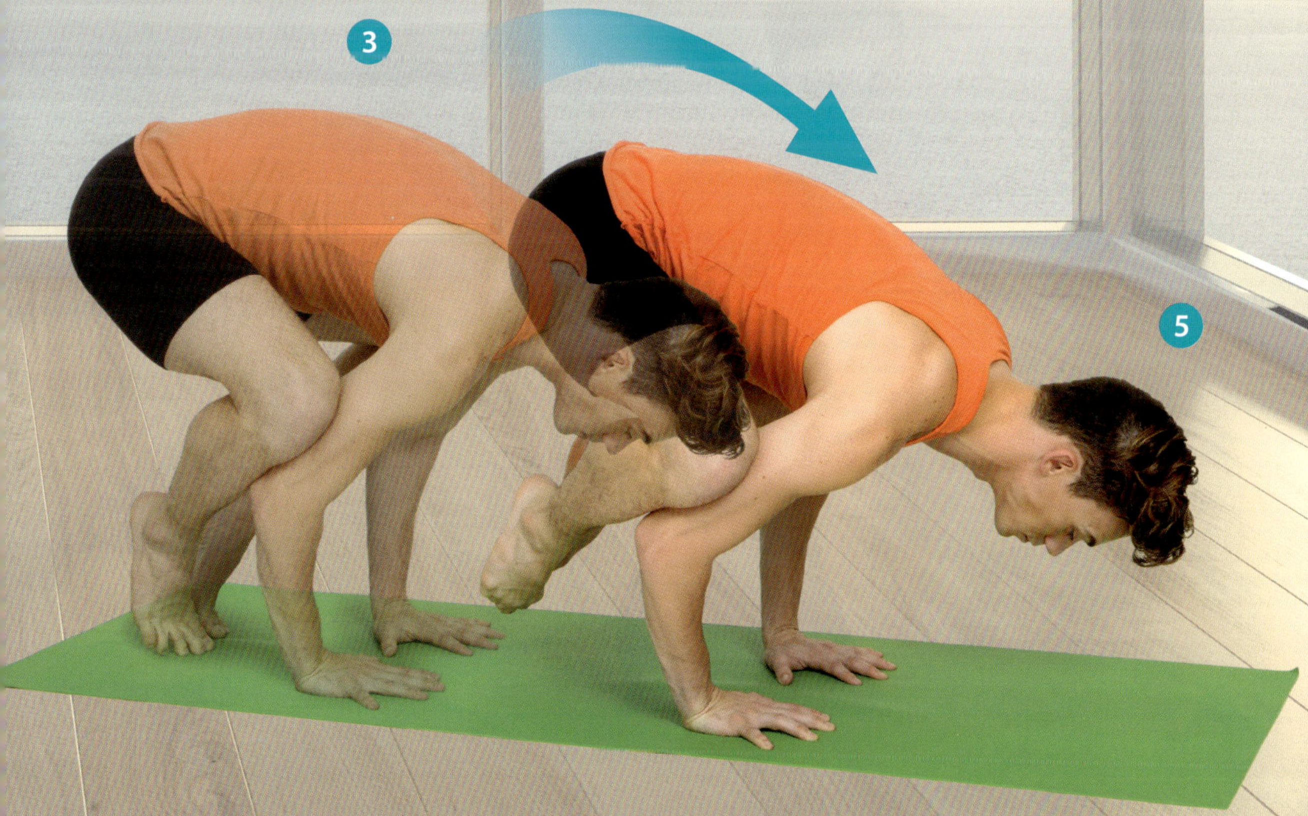

옆 까마귀 자세

Side Crow

Parsva Bakasana(파르스바 바카사나)

까마귀 자세로 균형을 잡을 수 있다면 비틀기가 혼합된 옆 까마귀 자세에 도전할 수 있다. 이 자세는 보기에 묘기에 가까운 요가 자세이다. 넘어지는 것을 두려워하지 않는 것이 이 자세의 포인트이다. 신체의 높이가 바닥에 이미 가깝기 때문에 떨어지는 것을 두려워하지 말고 자세를 시도하자. 심리적 안정을 위해 바닥에 담요나 쿠션을 깔아도 좋다. 이 자세의 균형을 잡을 수 있다면 얼굴에 미소가 떠오를 것이다.

1 단계 발끝으로 디디고 쭈그려 앉는다. 무릎을 모으고 왼쪽으로 몸을 틀어 오른 상완을 왼쪽 허벅지 바깥에 걸친다.

2 단계 어깨 너비로 벌려 양손으로 바닥을 짚는다. 이때 왼손은 왼 허벅지와 직각을 이루도록 정렬한다.

1

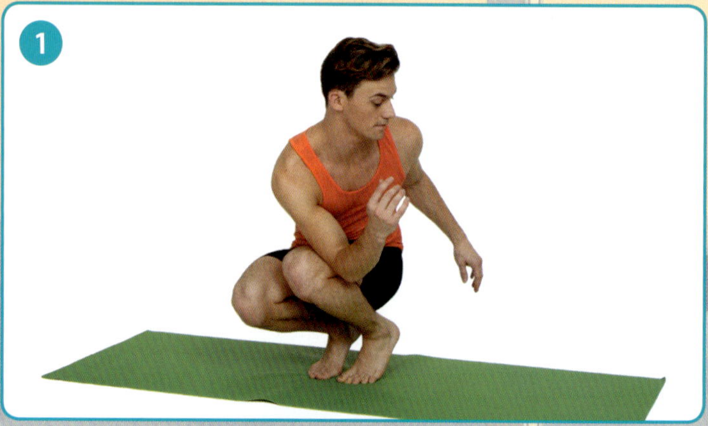

2

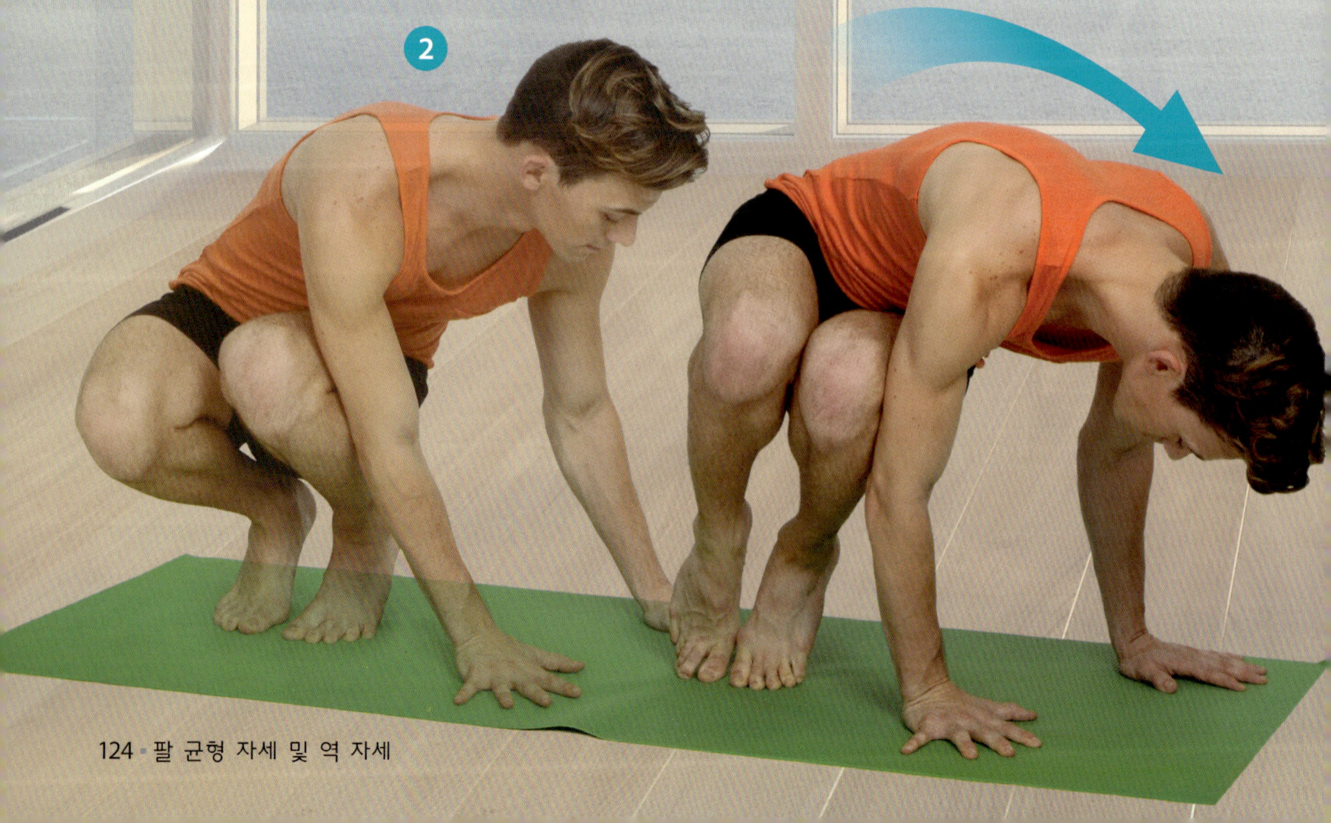

3 단계 왼 허벅지를 오른 상완에 얹는다. 왼쪽으로 기대면서 팔꿈치를 굽히고 체중을 양손에 싣는다. 지속적으로 양팔의 근육을 강하게 수축한다.

4 단계 양발을 모으면서 뒤꿈치를 엉덩이 쪽으로 보낸다.

5 단계 양발을 천천히 내리면서 조심스럽게 자세를 푼다.

작용 근육

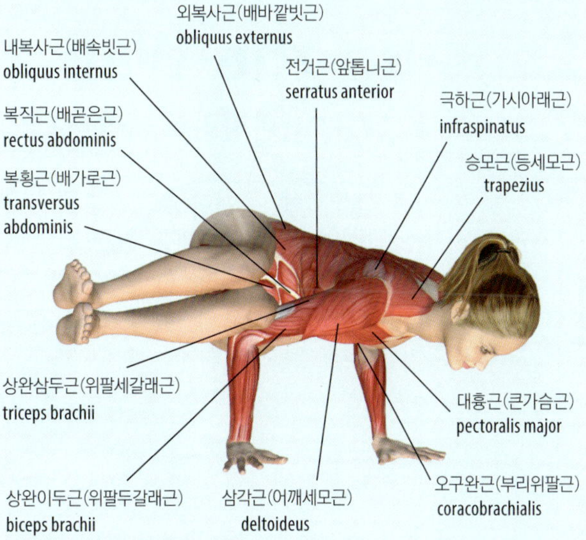

상완근육(UPPER ARMS)

주의사항

- 어깨나 손목에 통증이 있는 경우 이 자세는 피한다.

고려할 점

- 다리를 모아 조이고 에너지를 배꼽에 끌어 모으면서 다리를 들어올린다.

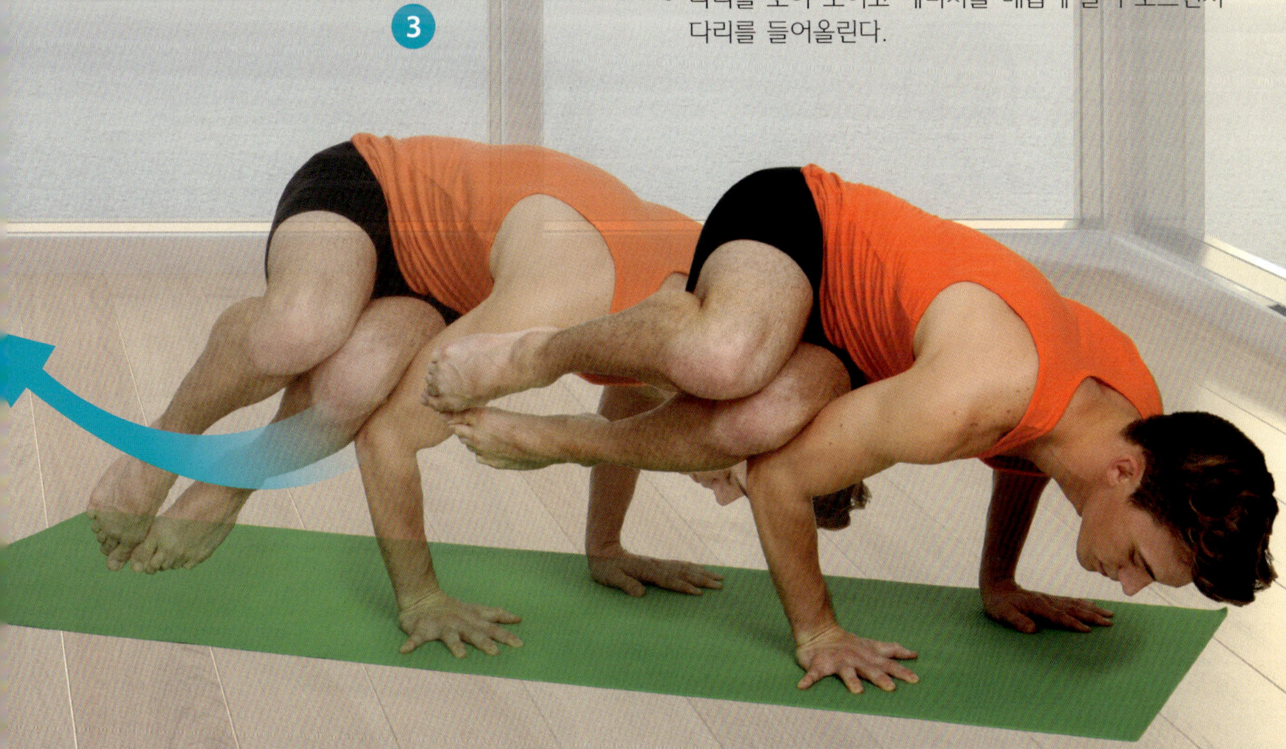

벽에 다리 올리기 자세
Legs-up-the-Wall
Viparit Karani(비파리트 카라니)

가장 기본적인 역 자세이다. 조금 우스꽝스럽게 보일 수도 있지만 들어가는 단계에서 벽에 최대한 가까이 엉덩이를 가져가는 것이 중요하다. 자세를 좀 더 편안하게 하기 위해 담요를 엉덩이나 머리 아래에 깔 수 있다. 또한 벨트를 허벅지에 두르거나 눈베개를 눈 위에 놓아도 좋다. 편안한 만큼 오랫동안 자세를 유지할 수 있다.

1 단계 무릎을 가슴으로 끌어당기고 벽에 최대한 가까이 앉는다.

2 단계 옆으로 눕는 동시에 다리를 벽으로 들어올린다.

3 단계 엉덩이를 벽에 가까이 하고 다리를 편다. 이때 발목은 몸쪽으로 당기고 발끝치는 벽에 기댄다.

4 단계 손바닥이 위로 향하도록 하여 양손을 옆으로 편하게 내려 놓는다.

작용 근육

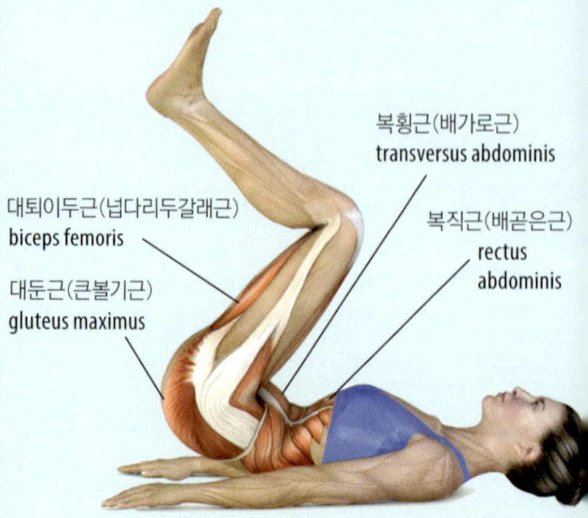

복부 근육, 둔근, 슬괵근
(ABDOMINALS, GLUTES, HAMSTRINGS)

고려할 점

- 중력을 이용하여 대퇴골이 골반 안으로 깊게 위치하도록 한다. 척추를 이완하고 머리를 바닥에 편안히 내려 놓는다.
- 슬괵근이 짧은 경우 담요를 엉덩이 아래에 깐다.
- 담요를 접어 머리 밑에 고인다.

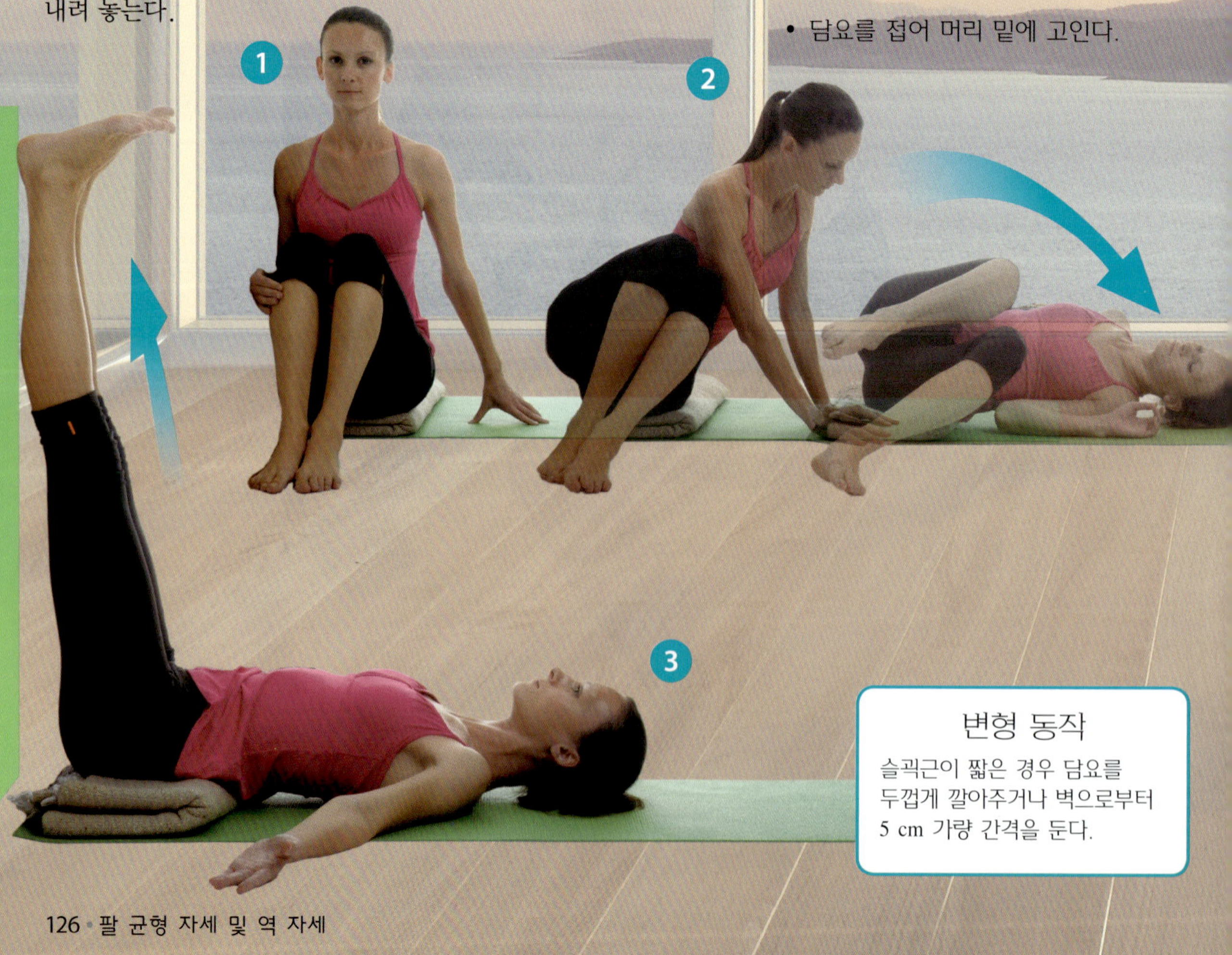

변형 동작

슬괵근이 짧은 경우 담요를 두껍게 깔아주거나 벽으로부터 5 cm 가량 간격을 둔다.

벽을 이용한 "L" 자세
"L" at the Wall

이 자세는 전 연령에게 적합한 자세이다. 물구나무서기의 준비 자세이기도 하지만 그 자체로 훌륭한 자세이다. 초보자라면 바르게 자세를 취했을 때 벽에 너무 가깝게 느껴질 수 있는데 이는 매우 자연스러운 현상이다. 그런 경우 다리를 좀 더 높이 벽에 기대어 자세의 난이도를 낮출 수 있다. 근력과 자신감이 생기면 고관절이 90도 굴곡된 상태에 이르기까지 발을 점진적으로 내려준다. 머리와 목을 이완시키고 코어 근육은 긴장시킨다. 요추 부위가 흔들리지 않도록 유의한다.

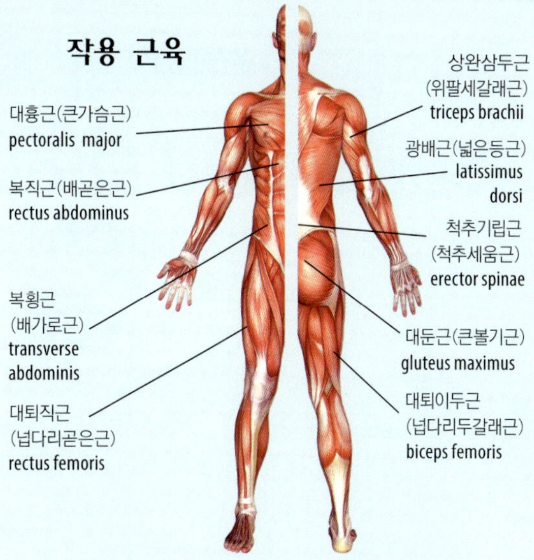

코어, 상완삼두근, 대퇴사두근
(CORE, TRICEPS, AND QUADRICEPS)

1 단계 발바닥을 벽에 대고 탁자 자세를 한다. 상완을 외회전하고 배꼽을 척추로 당긴다. 발꿈치를 벽에 댄 채로, 엉덩이를 들어올리며 아래를 향한 개 자세를 취한다. 한 번에 한 발씩 벽의 위쪽으로 이동하여 디딘다.

2 단계 발꿈치가 고관절과 같은 높이에 놓일 때까지 양발로 벽을 타고 걸어 올라간다. 신체가 L 형태를 이룬다.

3 단계 상완의 외회전을 유지하고 배꼽을 척추로 당겨 등에 흔들림이 없도록 한다.

4 단계 조심스럽게 한발 한발 벽에서 걸어 내려온다. 아기 자세로 휴식을 취한다.

주의사항

- 손목에 통증이 있는 경우 이 동작을 피한다.

고려할 점

- 꼬리뼈를 위로 천장을 향해 들어올리면서 머리는 바닥을 향해 이완한다.

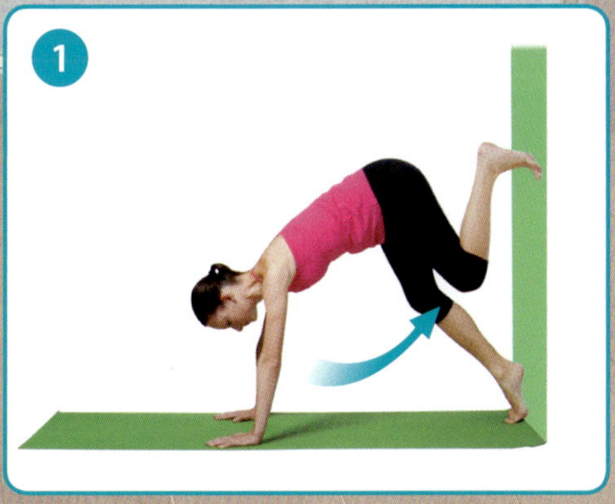

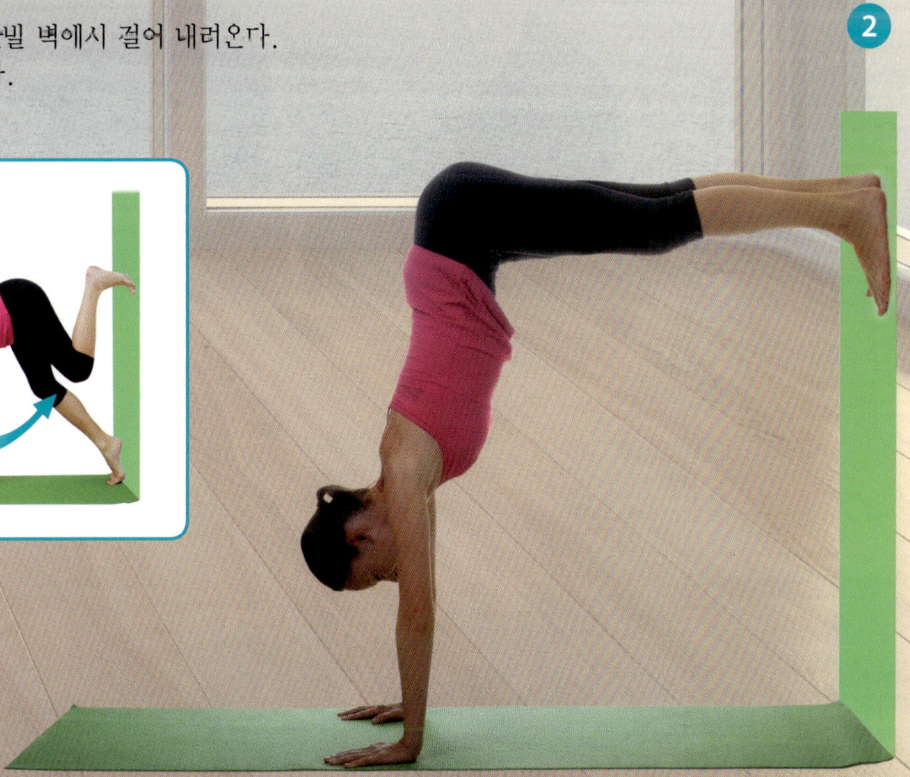

지지된 어깨서기 자세

Supported Shoulder Stand

Salamba Sarvangasana(살람바 사르방가사나)

준비 동작이 다소 복잡하지만 경추의 안전한 정렬을 위해 반드시 필요한 과정이다. 어깨서기는 자세의 여러 긍정적인 효과로 인해 "요가 자세의 어머니"로 불리지만, 안전하게 자세에 들어가고 나가는 것이 까다로운 동작이다. 초보자의 경우 반드시 목에 불편함이 없는 상태에서 자세를 취한다.

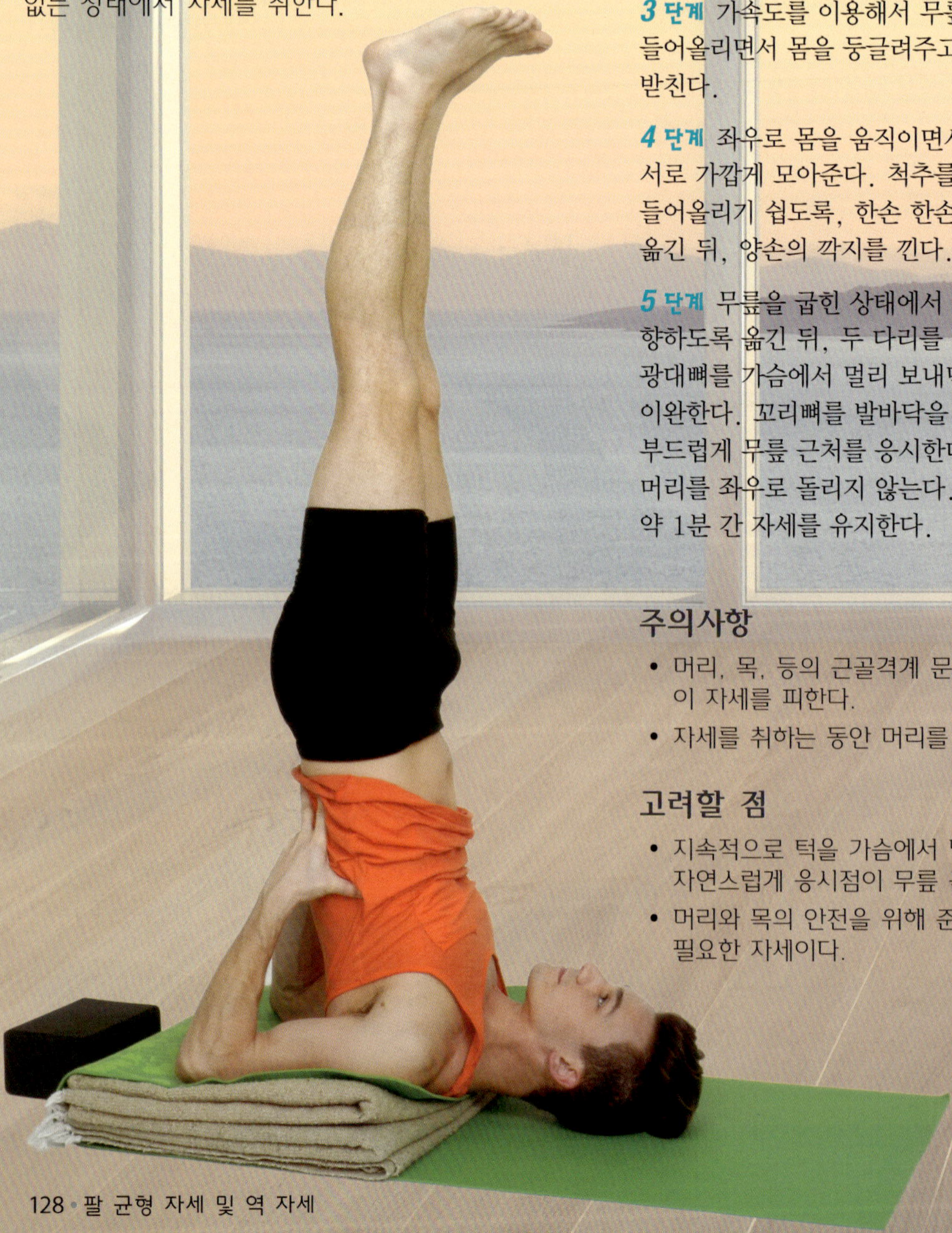

1 단계 그림에서 보이는 것과 같이 준비한다. 목을 담요의 가장자리에 놓고 눕는다.

2 단계 담요 위에 중심을 잡고 누워 무릎을 구부린다. 엉덩이는 블록 위에 양발은 바닥에 양팔은 체간 양 옆에 놓는다. 어깨는 담요에서 5 cm 안쪽에 위치하도록 한다.

3 단계 가속도를 이용해서 무릎을 머리 방향으로 들어올리면서 몸을 둥글려주고 손으로 허리를 받친다.

4 단계 좌우로 몸을 움직이면서 어깨와 팔꿈치를 서로 가깝게 모아준다. 척추를 지지하고 들어올리기 쉽도록, 한손 한손 견갑골에 가깝도록 옮긴 뒤, 양손의 깍지를 낀다.

5 단계 무릎을 굽힌 상태에서 무릎이 천장을 향하도록 옮긴 뒤, 두 다리를 위로 편다. 광대뼈를 가슴에서 멀리 보내면서 턱을 부드럽게 이완한다. 꼬리뼈를 발바닥을 향해 길게 밀어준다. 부드럽게 무릎 근처를 응시한다. 머리를 좌우로 돌리지 않는다. 약 1분 간 자세를 유지한다.

주의사항

- 머리, 목, 등의 근골격계 문제가 있는 경우 이 자세를 피한다.
- 자세를 취하는 동안 머리를 움직이지 않는다.

고려할 점

- 지속적으로 턱을 가슴에서 멀리 보내주면 자연스럽게 응시점이 무릎 근처가 된다.
- 머리와 목의 안전을 위해 준비물이 반드시 필요한 자세이다.

6 단계 자세에서 나가는 단계에서 무릎을 얼굴 방향으로 굽힌다.

7 단계 정수리 방향을 바라본다. 복근과 양손의 지지를 이용하여 자세에서 구르듯이 나간다. 양 무릎을 굽혀 양발로 바닥을 딛는다.

8 단계 엉덩이가 담요 끝에 위치하고 등과 어깨가 담요 바깥에 놓이도록 발로 머리 방향을 향해 밀어준다. 발꿈치를 고관절의 너비보다 넓게 벌리고 휴식을 취한다. 무릎을 모으고 양팔을 체간의 좌우로 벌려 손바닥이 천장을 향하도록 놓는다.

작용 근육

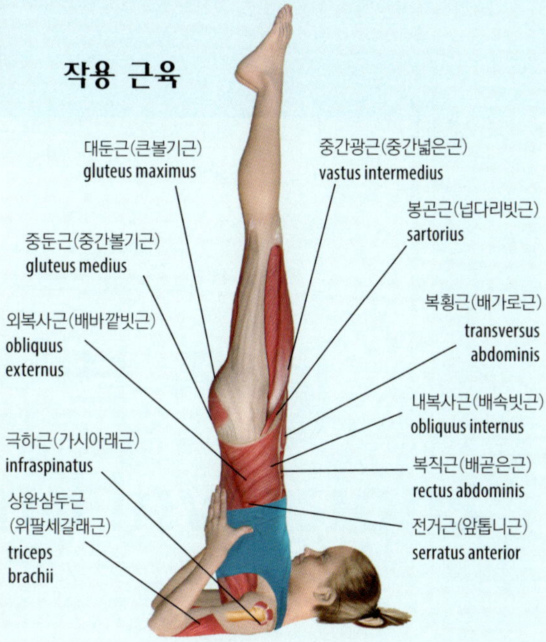

코어 근육(CORE)

연속 동작 (FLOW)

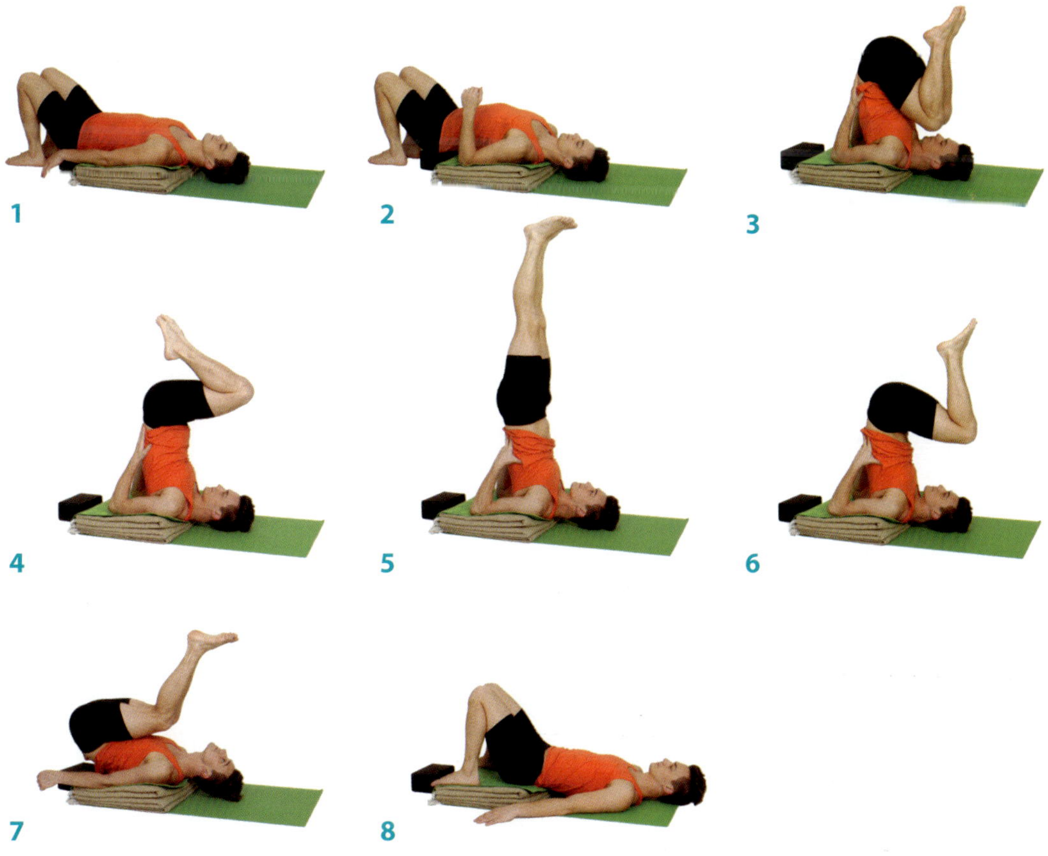

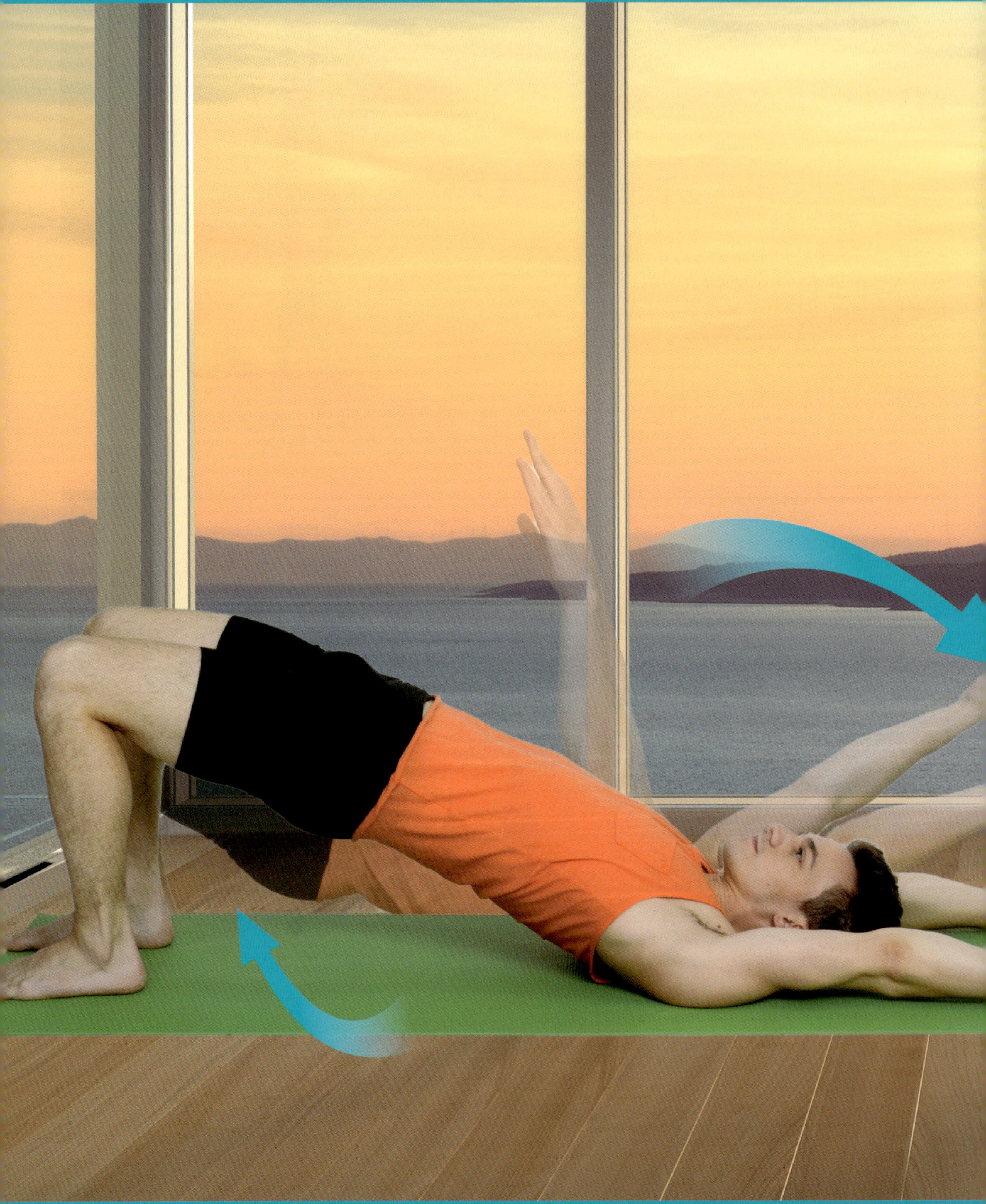

동작과 호흡

Movement and Breath

이 범주의 자세들은 비교적 간단한 동작과 호흡의 협응을 목적으로 한다.
들숨/날숨의 길이를 동작의 길이와 맞춘다. 동작의 중간에 숨이 차다면,
더욱 천천히 움직이면서, 들이쉬고 내쉬는 호흡의 편안한 길이를 알아낸다.
그런 다음 동작의 속도를 호흡의 길이에 맞춘다.
이 방법을 통해, 호흡이 동작을 제어하도록 한다.

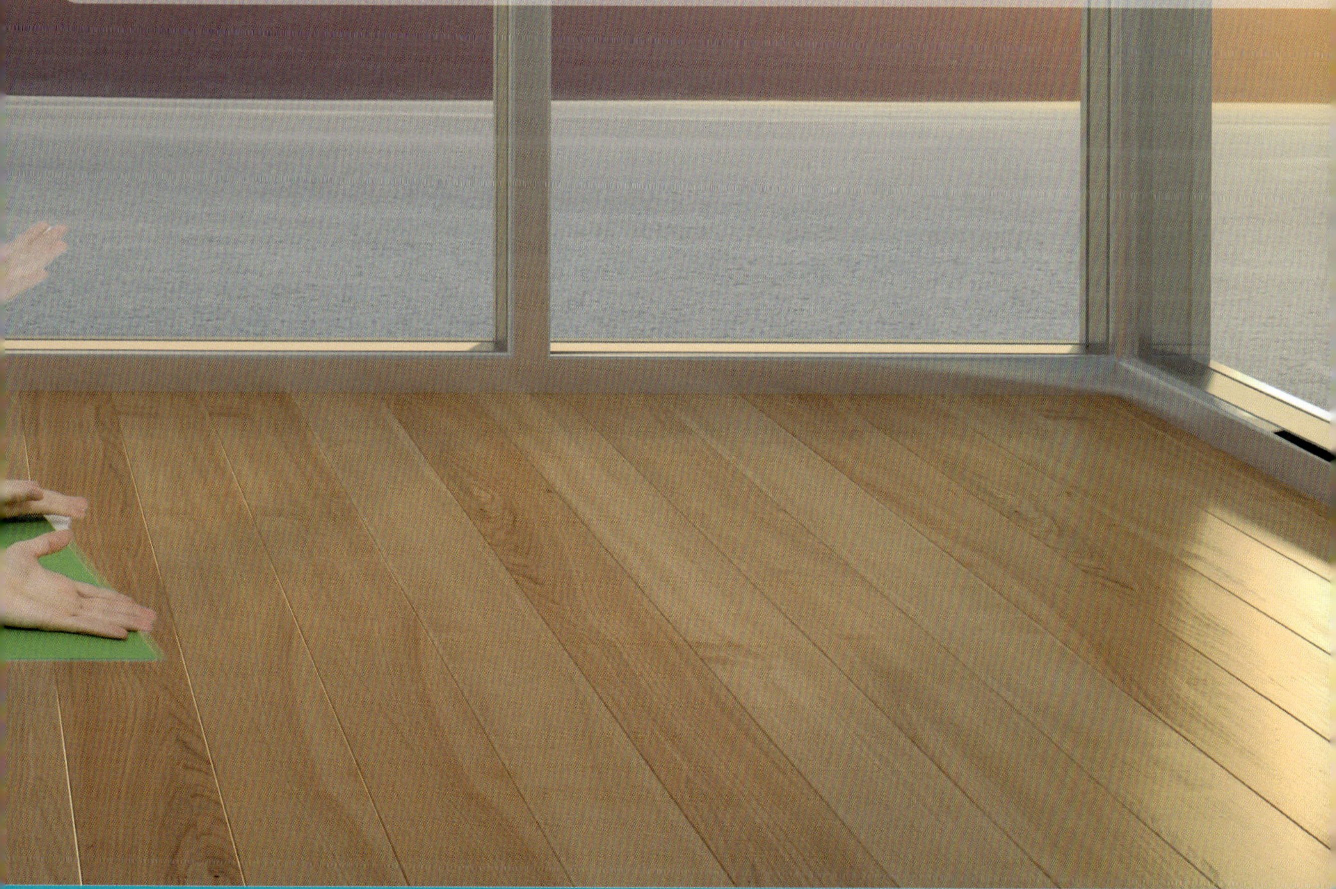

움직이는 다리 자세
Moving Bridge

1 단계 등을 대고 눕는다. 무릎을 굽히고 발을 고관절 너비로 평행하게 벌린다. 양손을 체간 양 옆에 손바닥이 바닥을 향하도록 놓는다.

2 단계 다음 들이쉬는 숨에, 골반은 들어올리고, 양팔은 머리 위 바닥에 손바닥이 천장을 향하도록 놓는다. 들숨의 길이를 가늠하여 그 길이에 동작을 맞춘다.

3 단계 들숨이 편안하게 끝나는 순간에 맞춰, 골반과 팔을 들어올리는 동작이 끝나야 한다.

4 단계 날숨을 시작하면서 양팔은 발의 방향으로 골반은 바닥으로 내려준다. 이 두 동작이 동시에 날숨이 끝나는 순간에 맞춰 끝나도록 한다.

5 단계 5번 반복하고 골반은 바닥에 손은 양 골반 옆으로 내려 놓으면서 동작은 마친다. 호흡은 개개인의 자연스러운 리듬으로 돌아가고 신체와 정신의 이완을 느낀다.

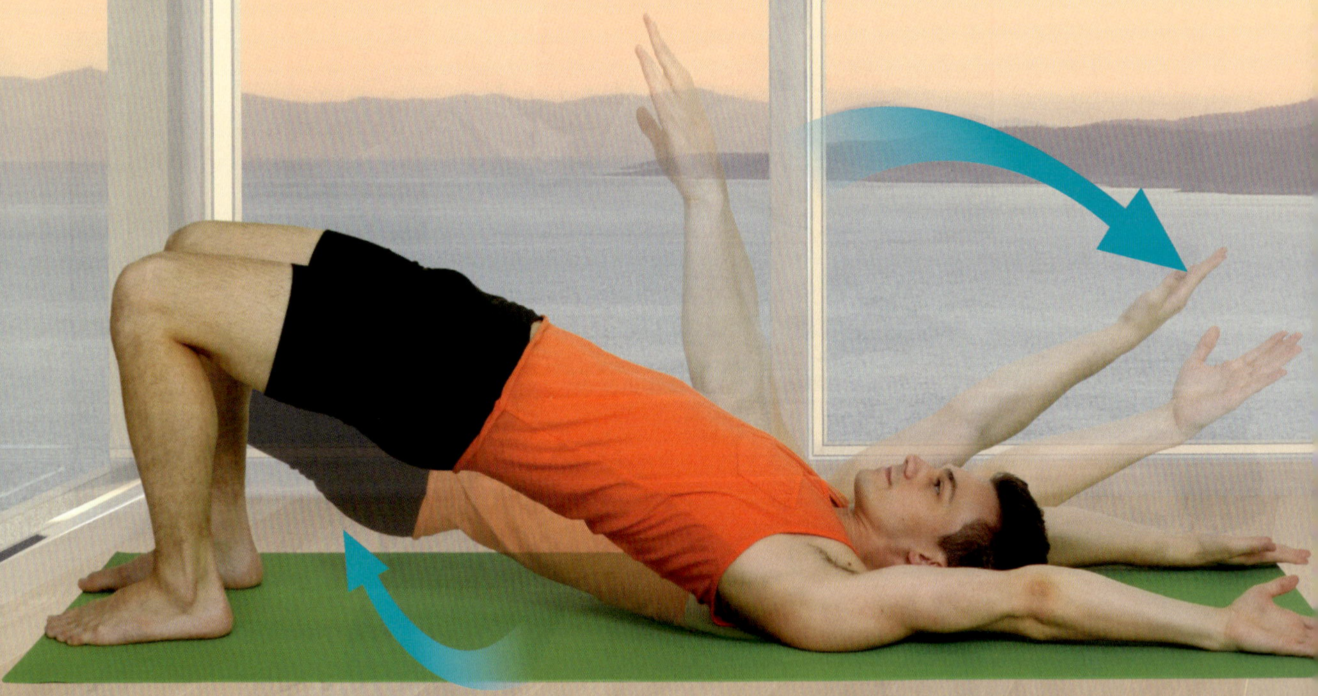

고려할 점

- 호흡과 동작의 협응에 익숙해지고 편안해지면, 점차 호흡과 동작 둘 다 자동적으로 일어난다.
- 호흡과 동작에 따른 신체의 리듬을 즐기자.

연속 동작 (FLOW)

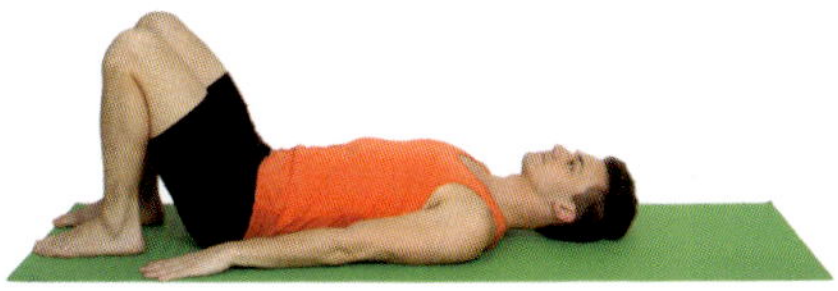
1

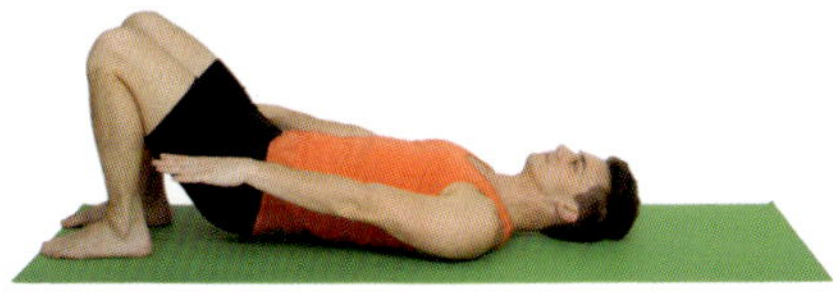
2

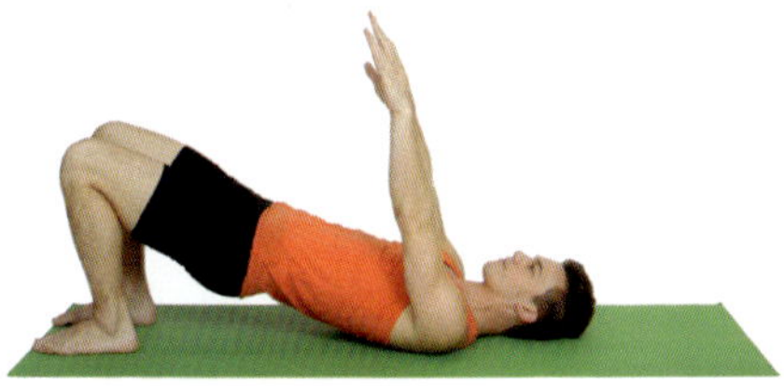
3

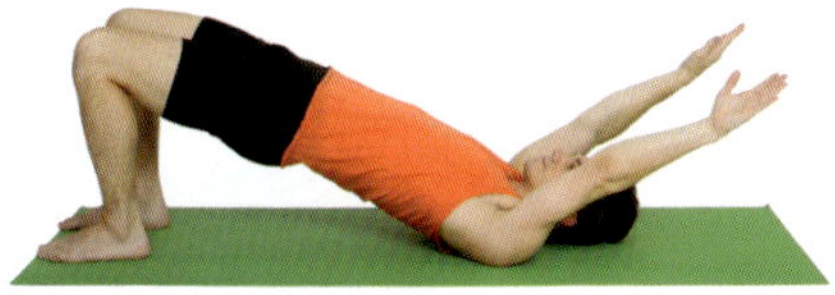
4

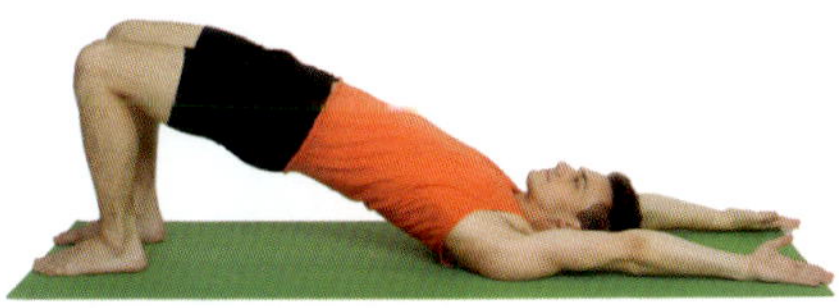
5

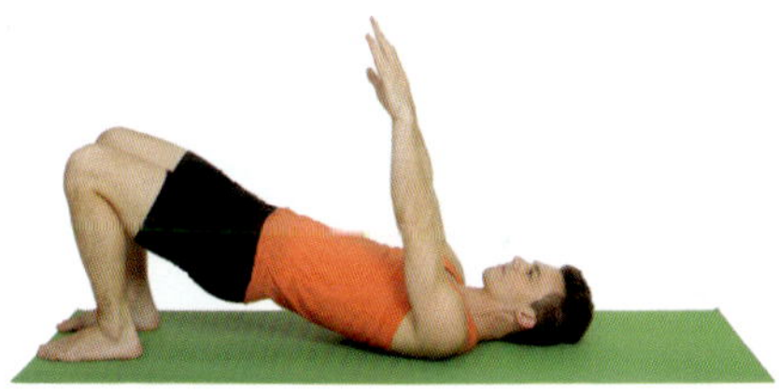
6

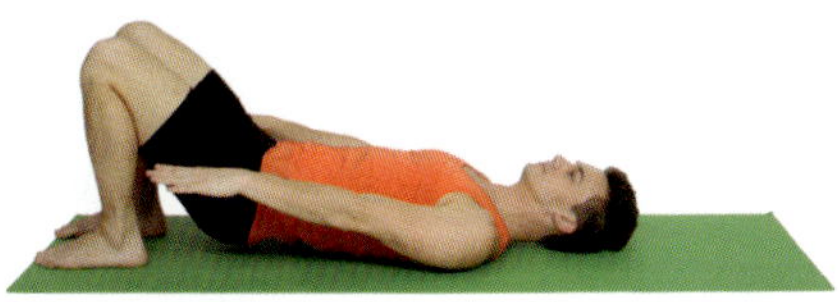
7

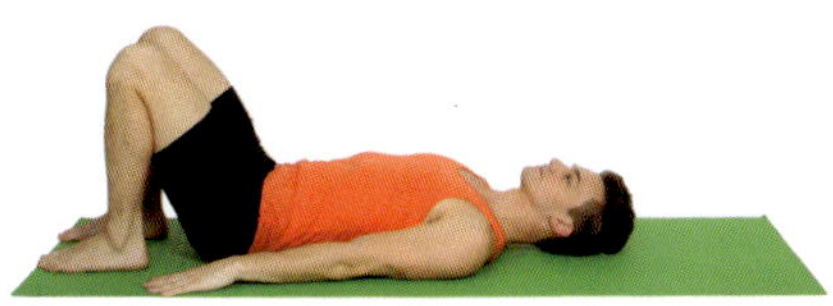
8

아래를 향한 개 자세 연속 동작
Flowing Downward Dog

1 단계 아래를 향한 개 자세에서 시작한다. 양팔과 다리에 고르게 체중을 싣는다. 양손을 벌리고 움직임이 없도록 한다. 하복부 근육은 척추 방향으로 당긴다.

2 단계 들이쉬는 숨에, 오른 다리를 들어올려 아래를 향한 다리찢기 개 자세를 취한다. 양 다리는 곧게 펴고 오른 발목은 체간을 향해 당겨 발가락이 바닥을 향하도록 한다.

3 단계 내쉬는 숨에, 널판지 자세로 전환한다. 오른 무릎을 구부려 코와 무릎이 가까워지도록 한다. 무릎과 다리를 체간에 올려붙인다. 복부는 척추로 끌어당기고 등은 둥글린다.

4 단계 들이쉬는 숨에, 오른 다리를 다시 펴 올려 주면서 아래를 향한 다리찢기 개 자세를 취한다.

5 단계 내쉬는 숨에, 오른 무릎을 굽히고, 든 채로, 오른팔의 바깥으로 가져온다. 무릎과 다리를 들어올리고, 복부는 척추로 끌어당긴다.

6 단계 들이쉬는 숨에, 오른 다리를 다시 펴 올려주면서 아래를 향한 다리찢기 개 자세를 취한다.

7 단계 내쉬는 숨에, 오른 무릎을 굽혀 신체 중심선을 넘어 왼 손목 바깥 방향으로 가져온다. 자연스럽게 체간의 비틀기가 일어난다. 무릎과 다리를 들어올리고, 복부는 척추로 끌어당긴다.

8 단계 들이쉬는 숨에, 오른 다리를 다시 펴 올려주면서 아래를 향한 다리찢기 개 자세를 취한다. 그런 다음 다리를 왼발 옆에 내려놓는다. 휴식을 취한 뒤, 왼 다리로 반복한다.

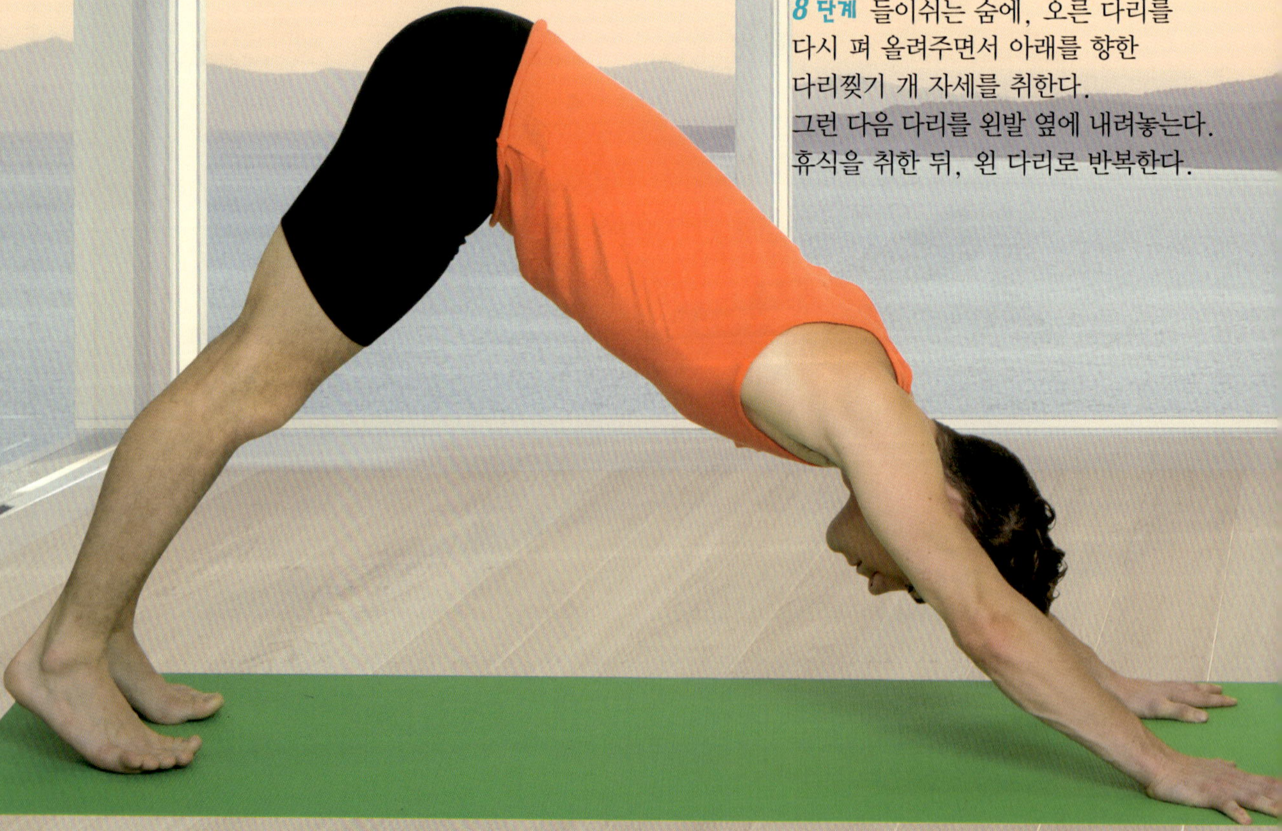

고려할 점

- 왼무릎을 바닥에 내려놓거나 탁자 자세에서 시행해도 된다. 시간이 경과하여 근력이 증가하면 아래를 향한 개 자세가 편안한지 확인하고 위의 설명과 같이 훈련한다.

연속 동작 (FLOW)

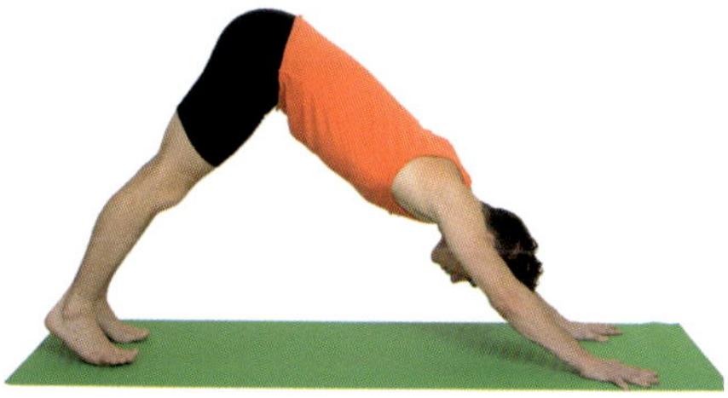

1

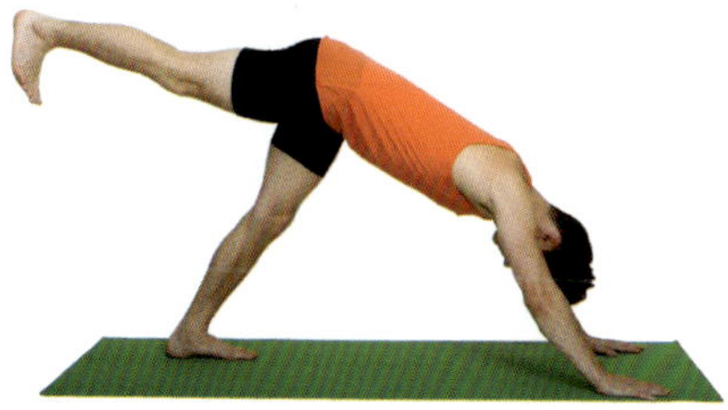

2

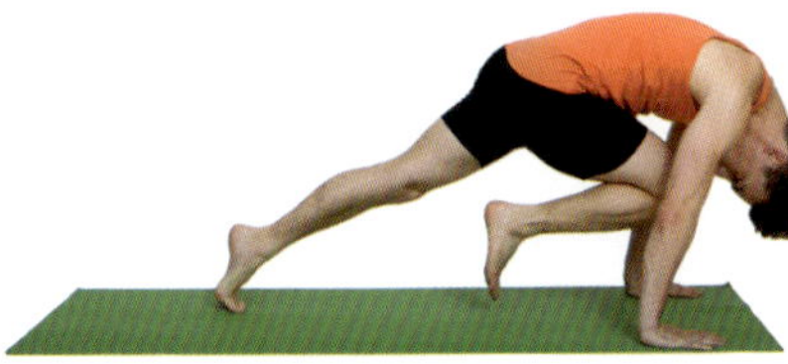

3

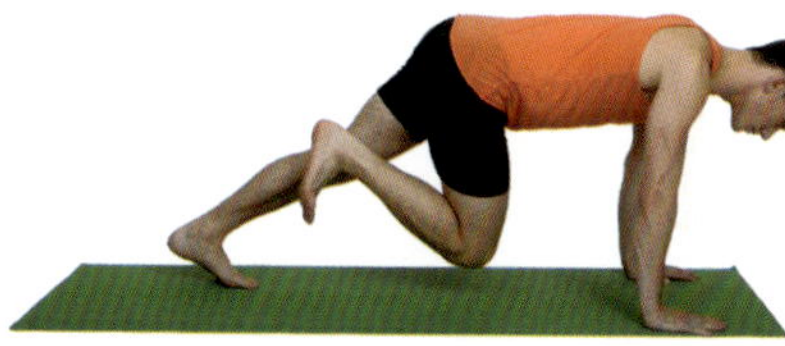

4

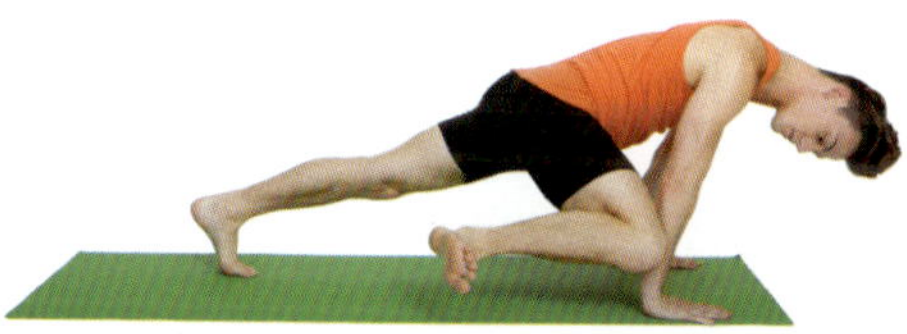

5

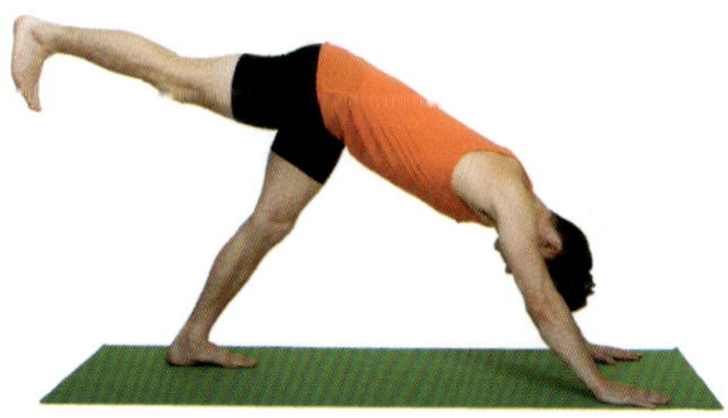

6

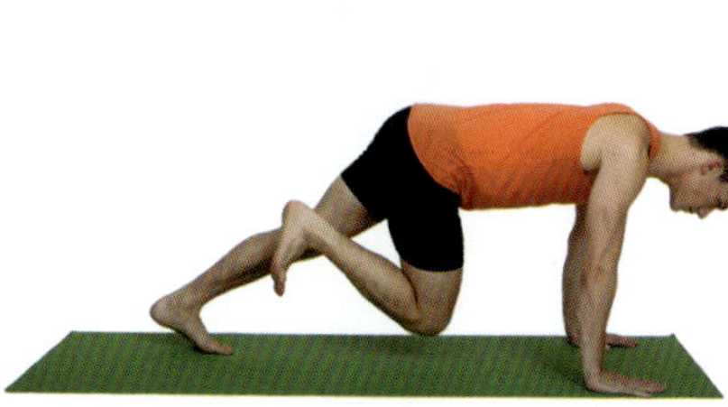

7

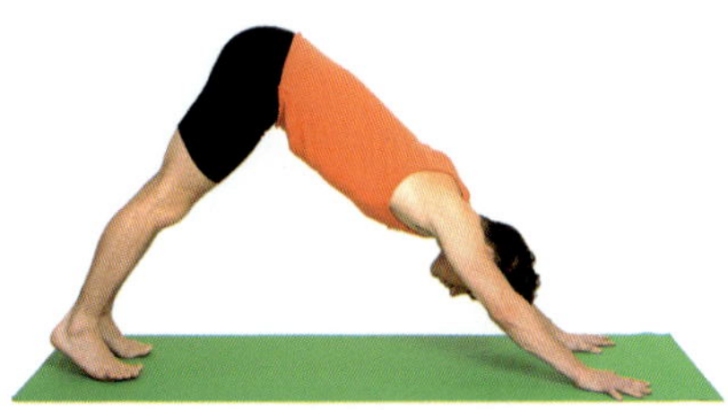

8

전사 자세 2 연속 동작
Warrior II Flow

1 단계 전사 자세 2에서 시작한다. 손바닥을 위로 향한다. 들이쉬는 호흡에, 앞 다리(왼 다리)를 펴고 양팔을 머리 위로 든다. 마주 본 손바닥을 향해 위를 바라본다.

2 단계 내쉬는 호흡에, 앞 무릎을 발끝을 향해 굽히고 팔을 양 옆으로 어깨 높이만큼 내리면서 손바닥이 바닥을 향하도록 한다. 왼손 너머를 바라본다.

3 단계 호흡을 들이쉬고 내쉰다. 그런 다음, 왼 전완을 허벅지에 내려놓는다. 측면확장 자세(extended side angle pose)로 전환한다. 오른팔을 길게 머리 위로 뻗어 귀에 붙인다. 이때 손바닥이 신체 중심을 향하도록 돌린다.

4 단계 들이쉬는 호흡에, 전세 자세 2로 돌아온다. 내쉬는 호흡에, 역 전사 자세(reverse warrior pose)로 전환한다. 왼 무릎은 계속 굽힌다. 오른손을 오른 허벅지에 올리고 왼팔은 들어올리면서 왼손을 바라본다.

5 단계 들이쉬는 호흡에 전사 자세 2로 돌아온다.

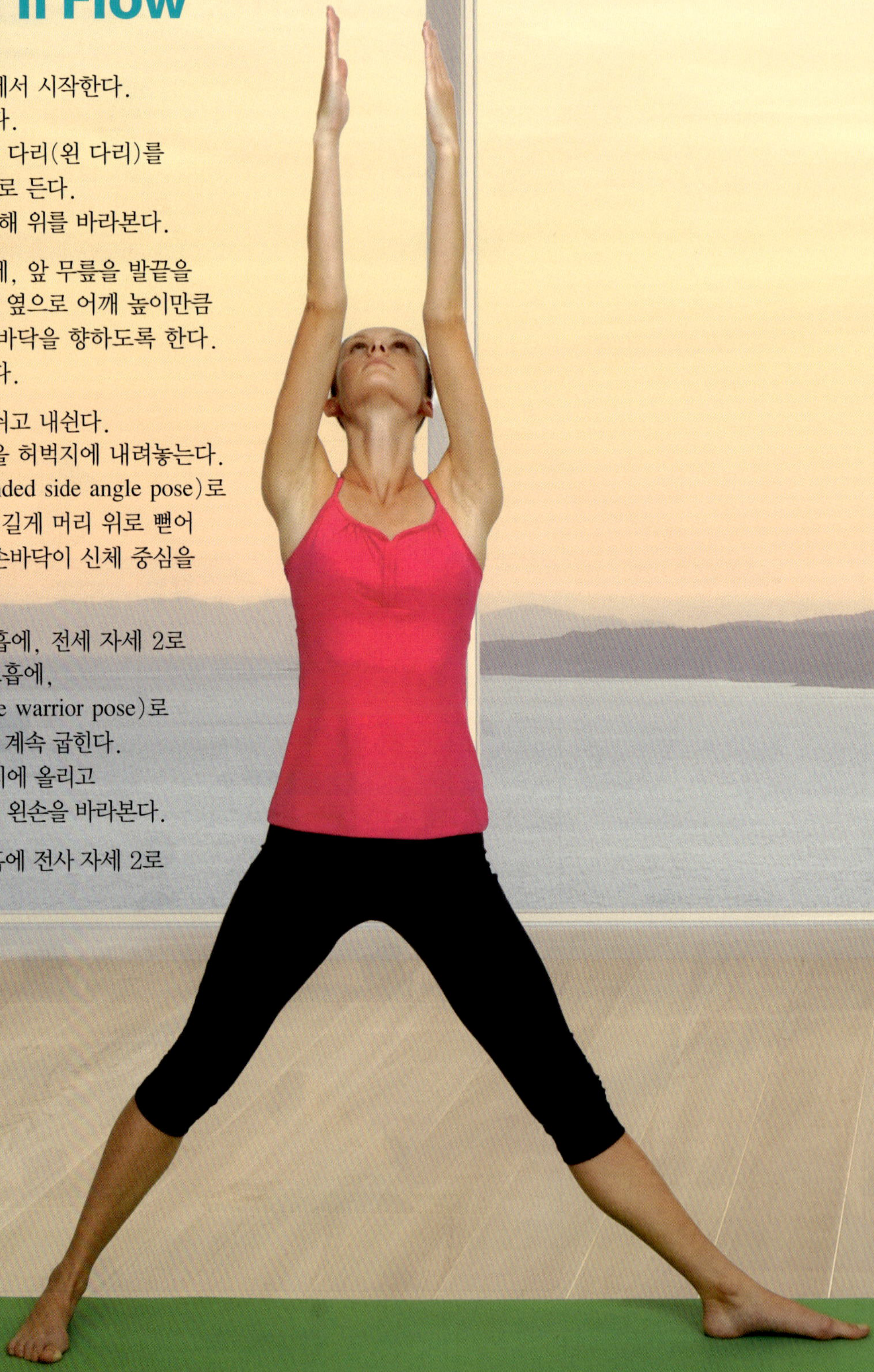

연속 동작 (FLOW)

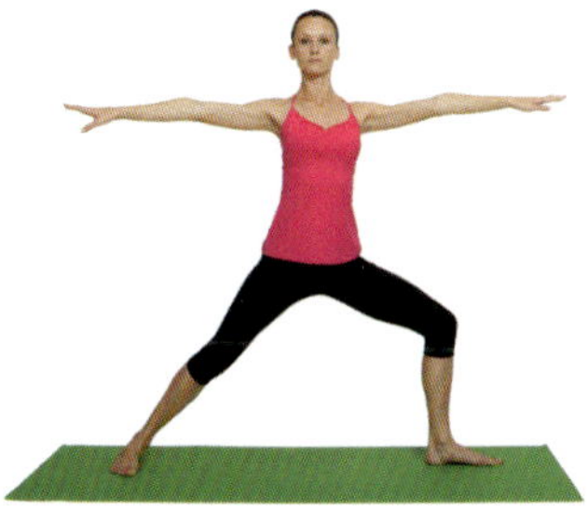

1

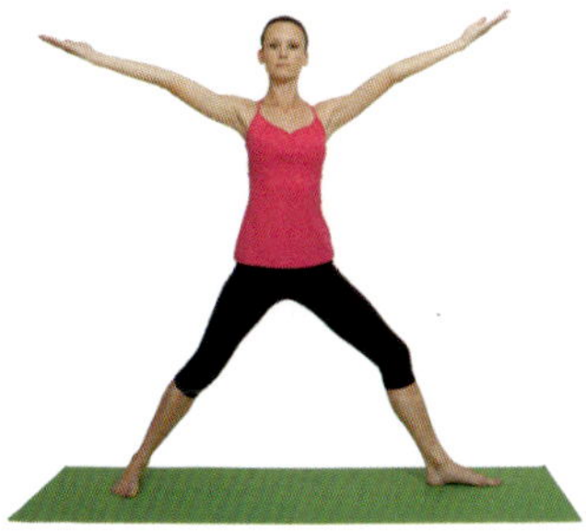

2

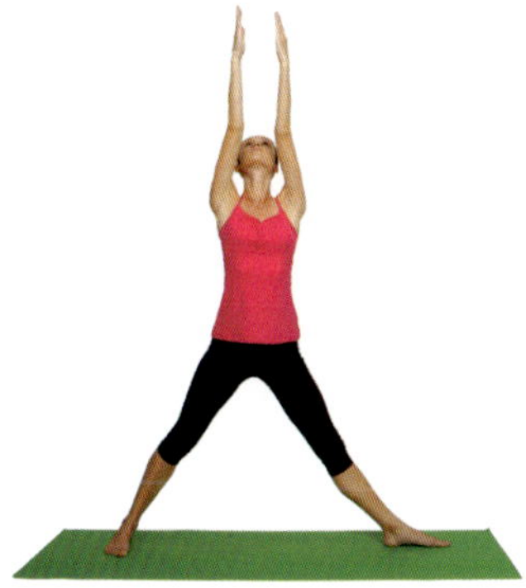

3

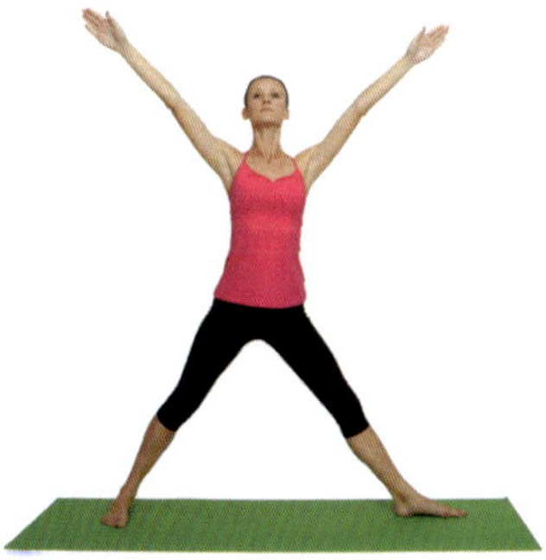

4

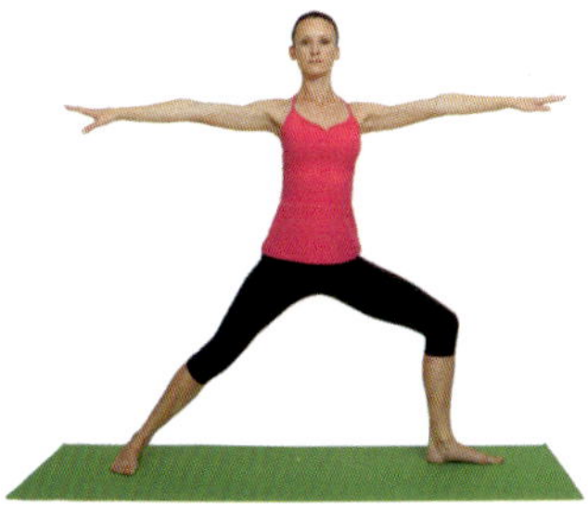

5

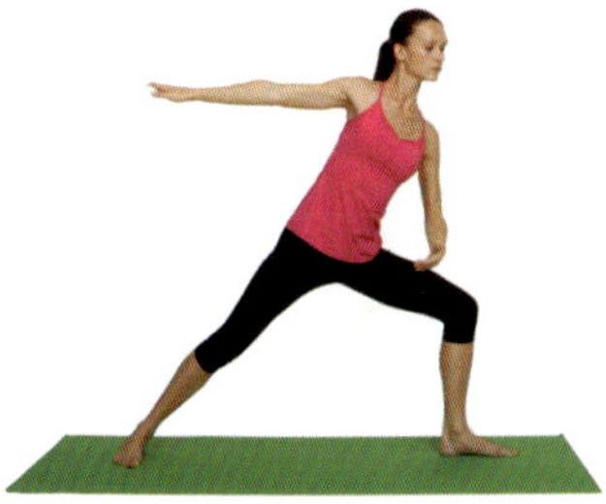

6

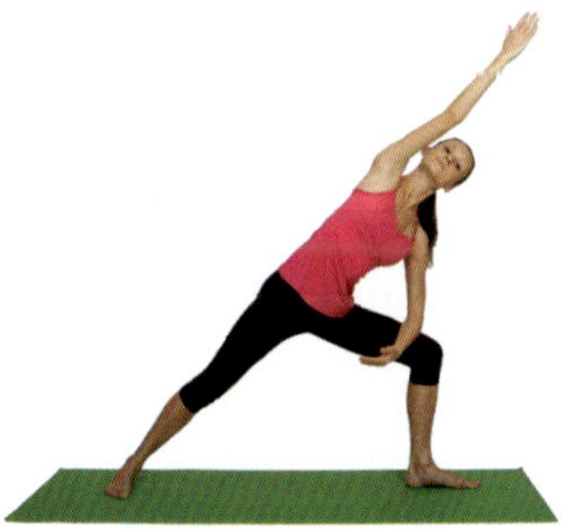

7

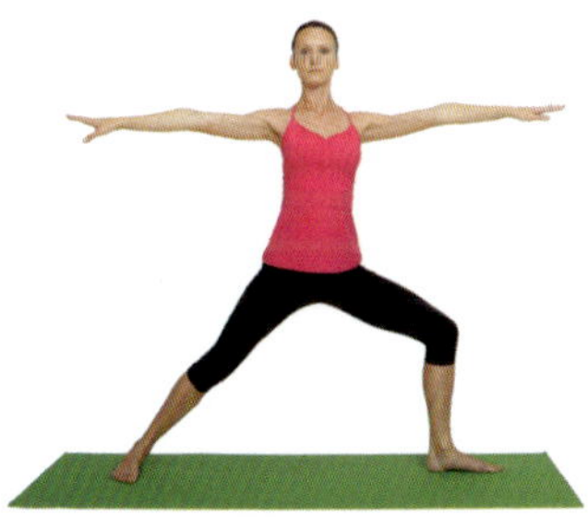

8

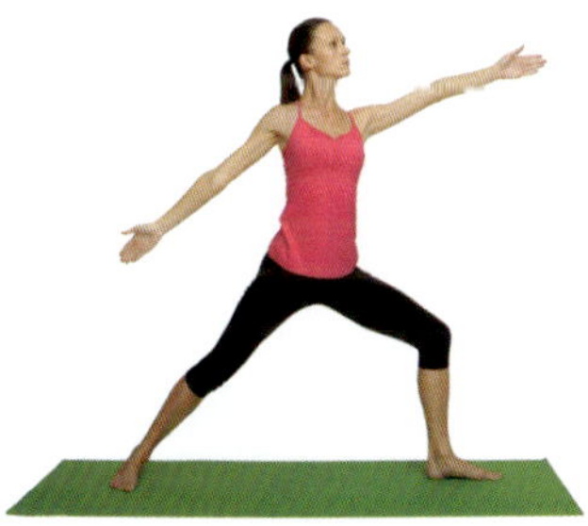

9

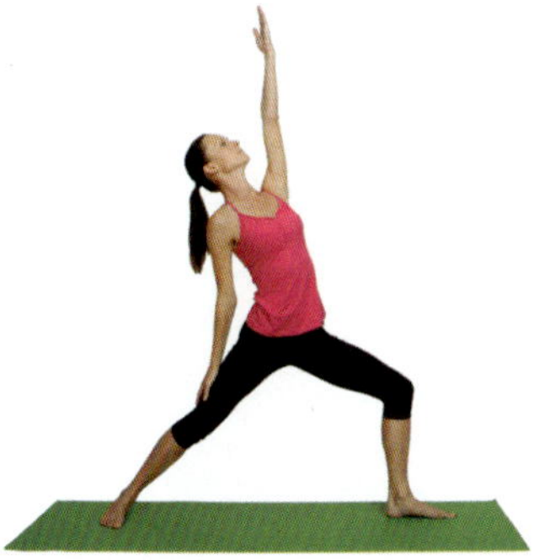

10

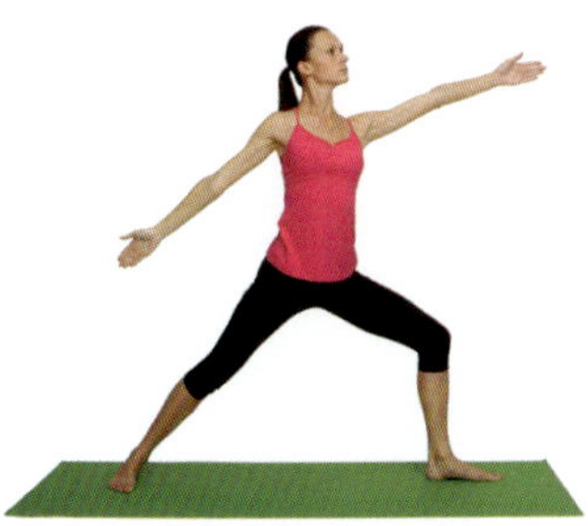

11

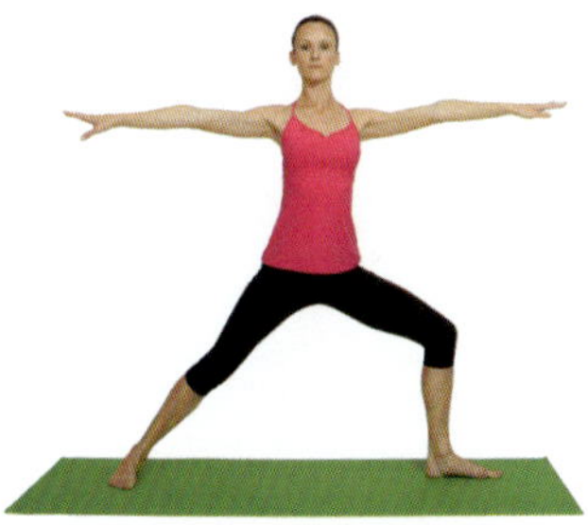

12

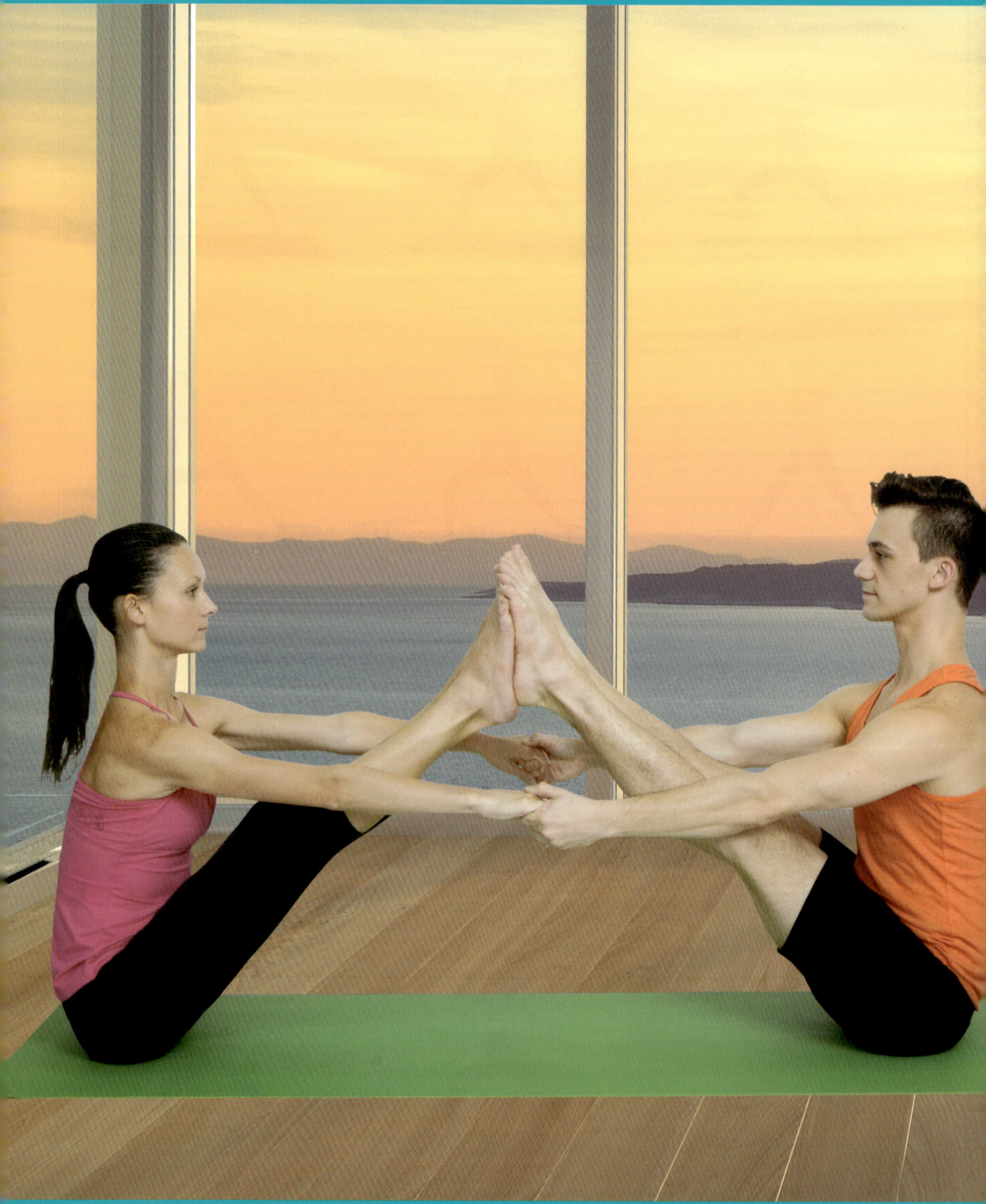

파트너 요가
Partner Yoga

파트너 요가는 함께 하기에 좀 더 즐겁게 수련을 할 수 있다. 서로 협력하여 상대방 신체의 안정성을 부여함과 동시에 개인 스스로의 요가 자세를 취해야 한다. 혼자 연습할 때 보다 짝과 함께 하면 동작이 더 쉽고, 더 깊은 관절가동범위가 가능하고, 더 오랜 시간 자세를 유지할 수 있을 것이다. 상대방과 자신의 움직임, 그리고 호흡에 의식을 집중하여 수련하도록 한다.

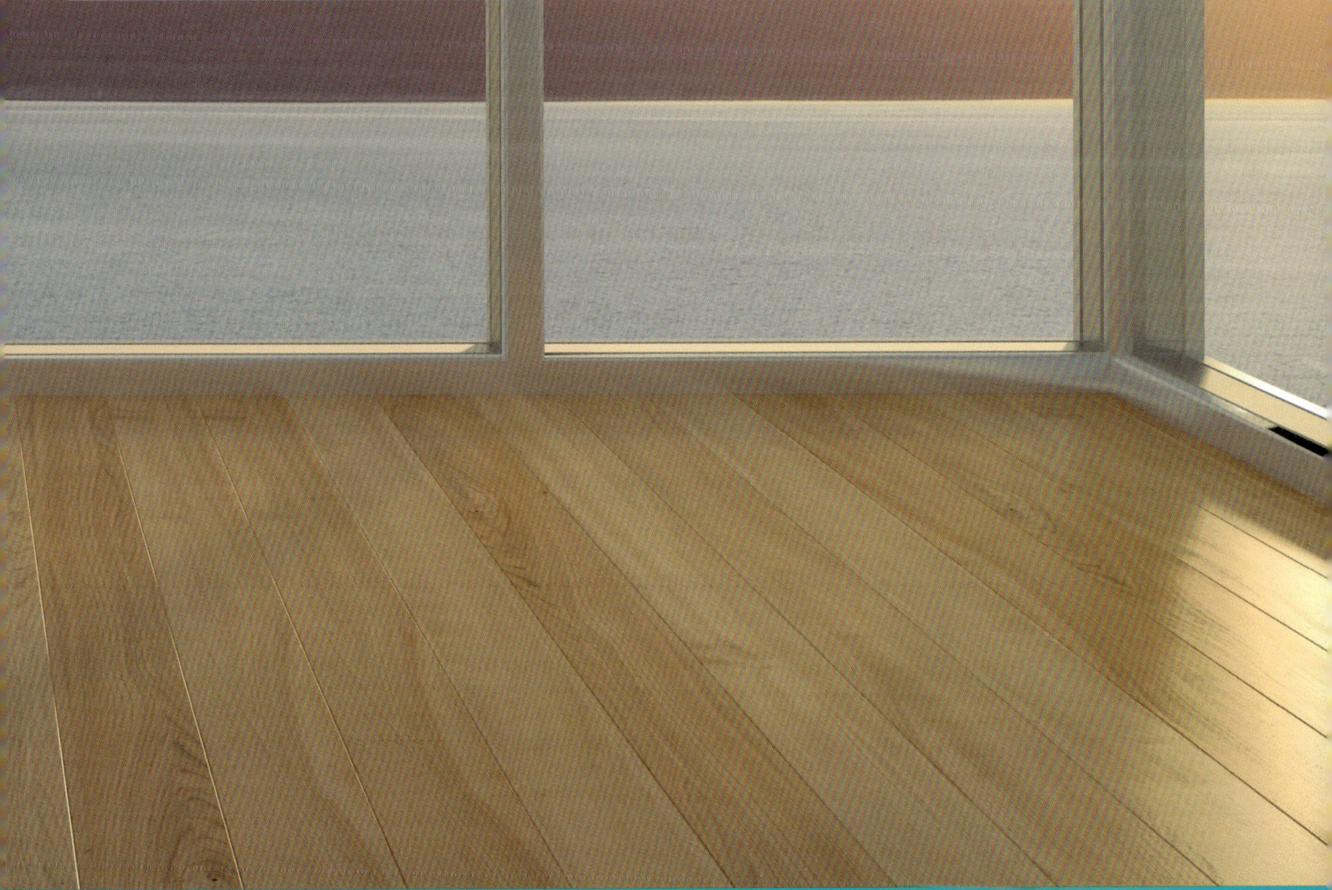

이중 앉기 자세

Double Seated

Sukasana(수카사나)

파트너 요가의 시작과 끝에 사용하기에
완벽한 자세이다.

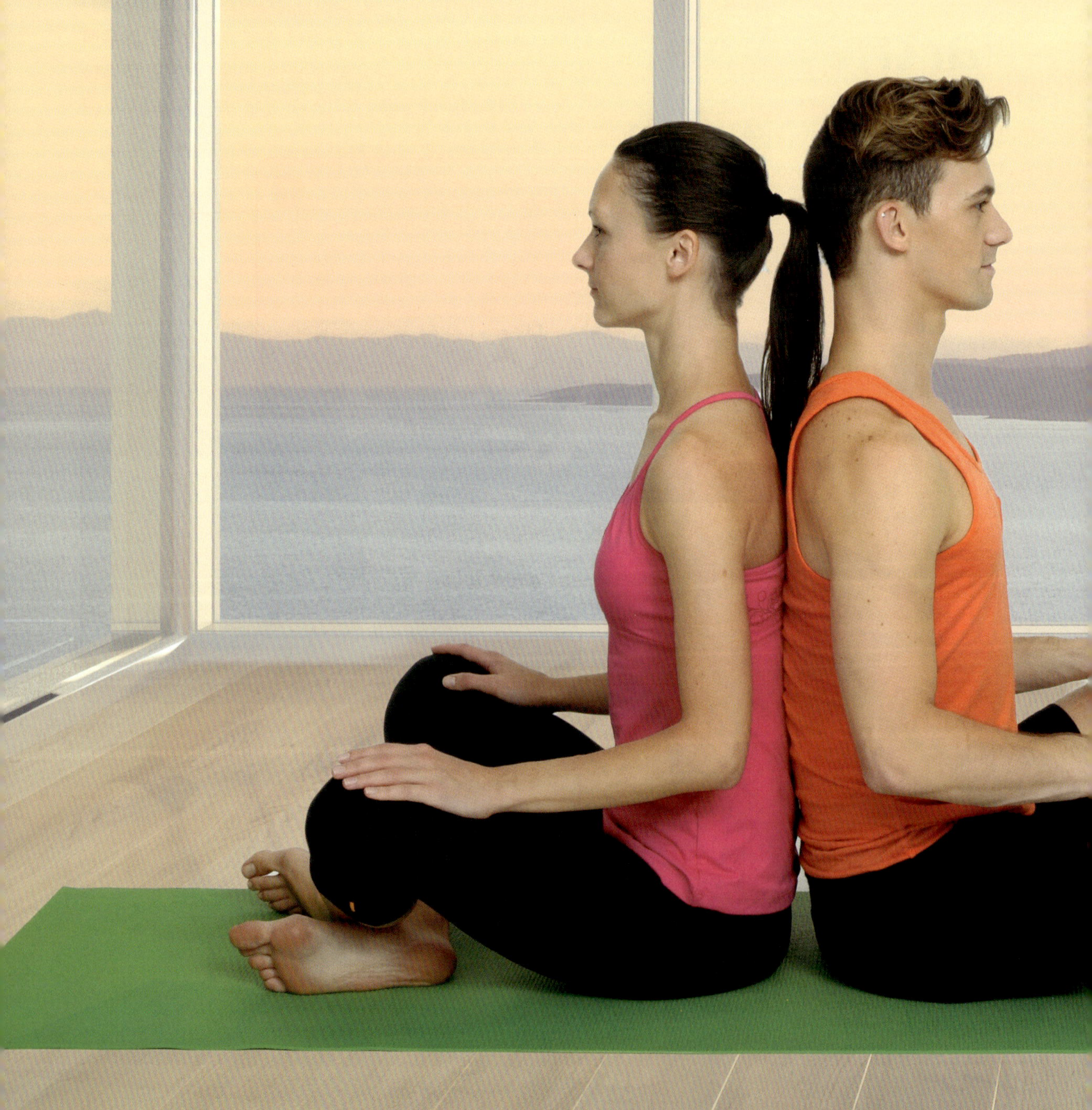

1 단계 짝과 등을 맞대고 앉는다.
담요 위에 앉는 경우, 두 사람 모두 동일한 높이로 담요를 깔고 앉는다.

2 단계 등의 왼쪽과 오른쪽이 균형이 맞는지, 앞이나 뒤로 기대고 있지는 않은 지 점검한다. 대화를 통해 서로 최대한 균형이 맞도록 자세를 고친다.

3 단계 서로의 신체가 맞닿은 것을 느낀다.
어느 부위가 잘 닿아 있는가?
서로의 등을 잘 지지하고 있는가?

4 단계 의식을 하체로 가져온다. 발, 다리, 엉덩이의 순서로 이완한다. 척추는 곧게 펴지만 등 피부는 편안하게 내려놓는 느낌을 가진다. 어깨를 부드럽게 떨어뜨리고 팔과 손을 이완한다.

5 단계 목을 편안하면서 길게 늘린다.
머리가 꼬리뼈 위에 좌우 균형을 잡고 위치하는지 확인한다.

6 단계 턱, 이빨, 혀를 이완한다.
눈꺼풀이 편안하게 느껴지도록 눈의 긴장을 푼다.

7 단계 호흡에 의식을 집중한다
들숨과 날숨을 의식적으로 바라본다.
현재에 일어나는 감각을 지각한다.
호흡을 지속적으로 의식한다.

고려할 점

- 상대방의 호흡이 등으로부터 느껴지는지 살핀다. 호흡으로 인한 상대방 등의 확장과 수축이 어떤 감각을 불러 일으키는가?
- 2번 호흡하는 동안 어떤 유사점이나 차이점이 느껴지는가? 자신과 상대방 모두의 호흡을 살피자.
- 서로 등에 기대 편안함을 즐긴다.

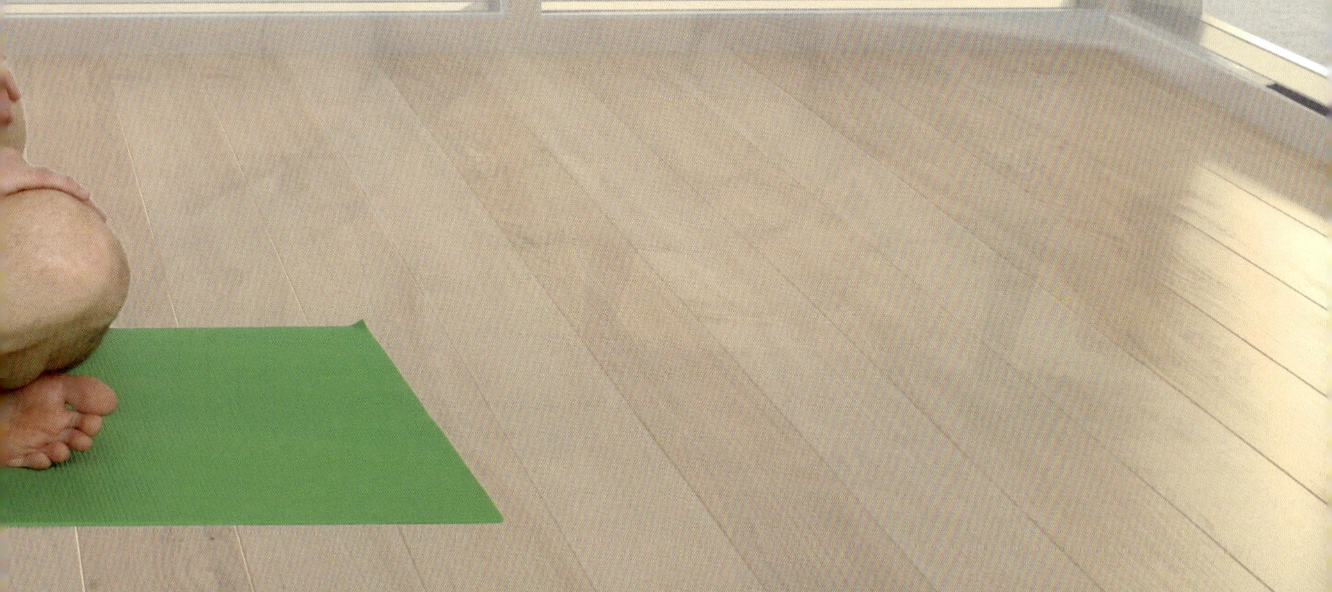

이중 위로 향한 배 자세

Double Upward-Facing Boat Pose

Paripurna Navasana(파리푸르나 나바사나)

1

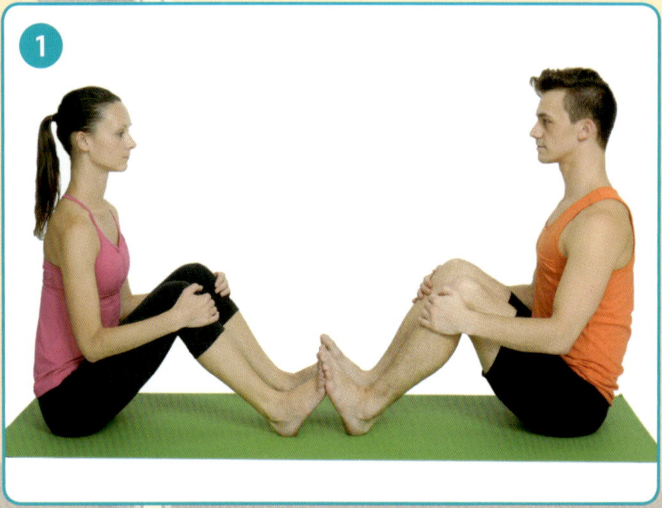

1 단계 짝을 바라보고 앉는다.
무릎을 굽히고 양 발바닥을 맞댄다.

2 단계 서로의 손을 잡는다.
요추의 세운 자세를 유지하면서,
어깨는 편안하고 부드럽게 내린다.

2

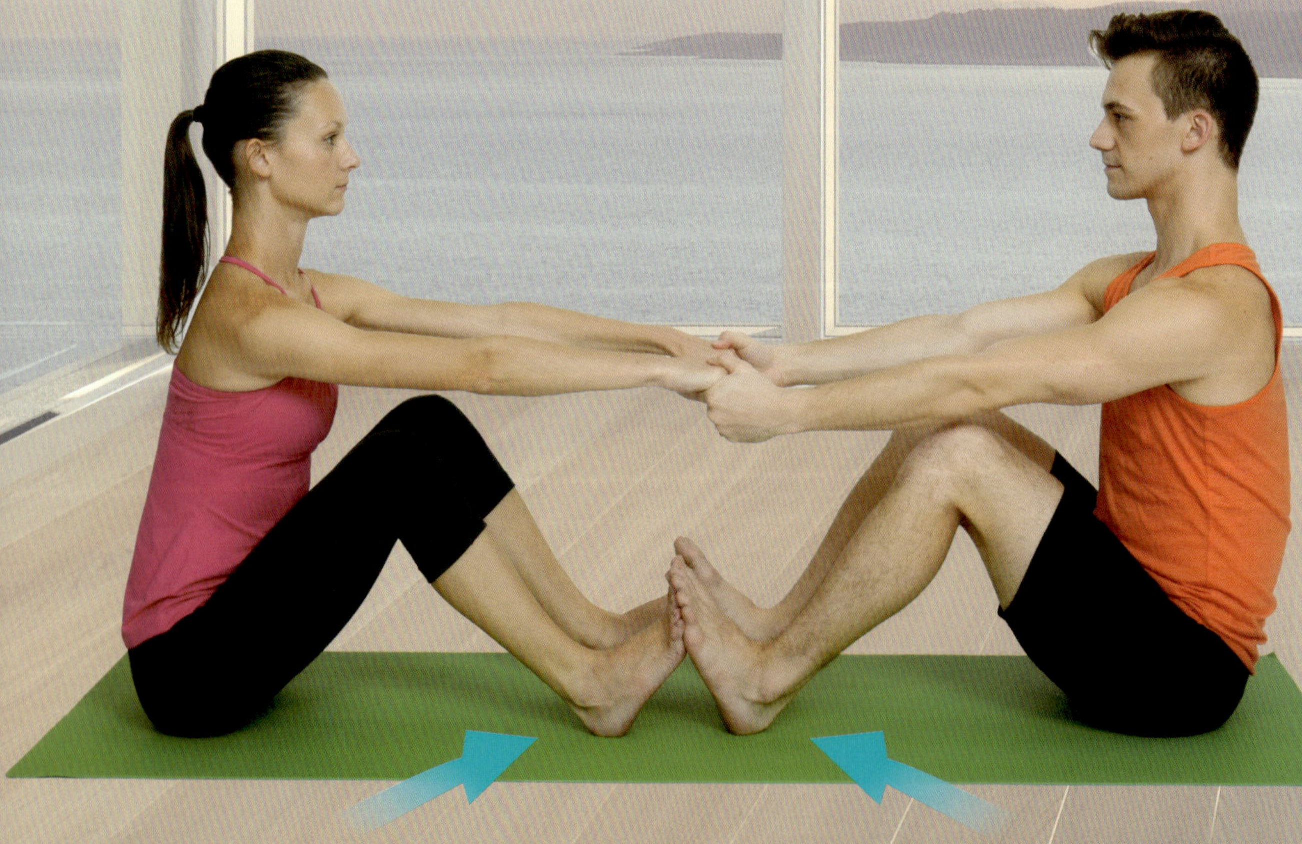

***3* 단계** 한 번에 한 다리씩 상대방의 발바닥을 누르면서 천천히 다리를 들어올리면서 펴준다.

***4* 단계** 발끝은 천장을 향하고 다리와 팔은 곧게 편다.

***5* 단계** 허리를 세우고 가슴은 열고 호흡에 의식을 집중한다.

***6* 단계** 몇 번 호흡한 뒤,
한 번에 한 다리씩 내려준다.
맞잡은 손을 풀고 편안하게 앉는다.

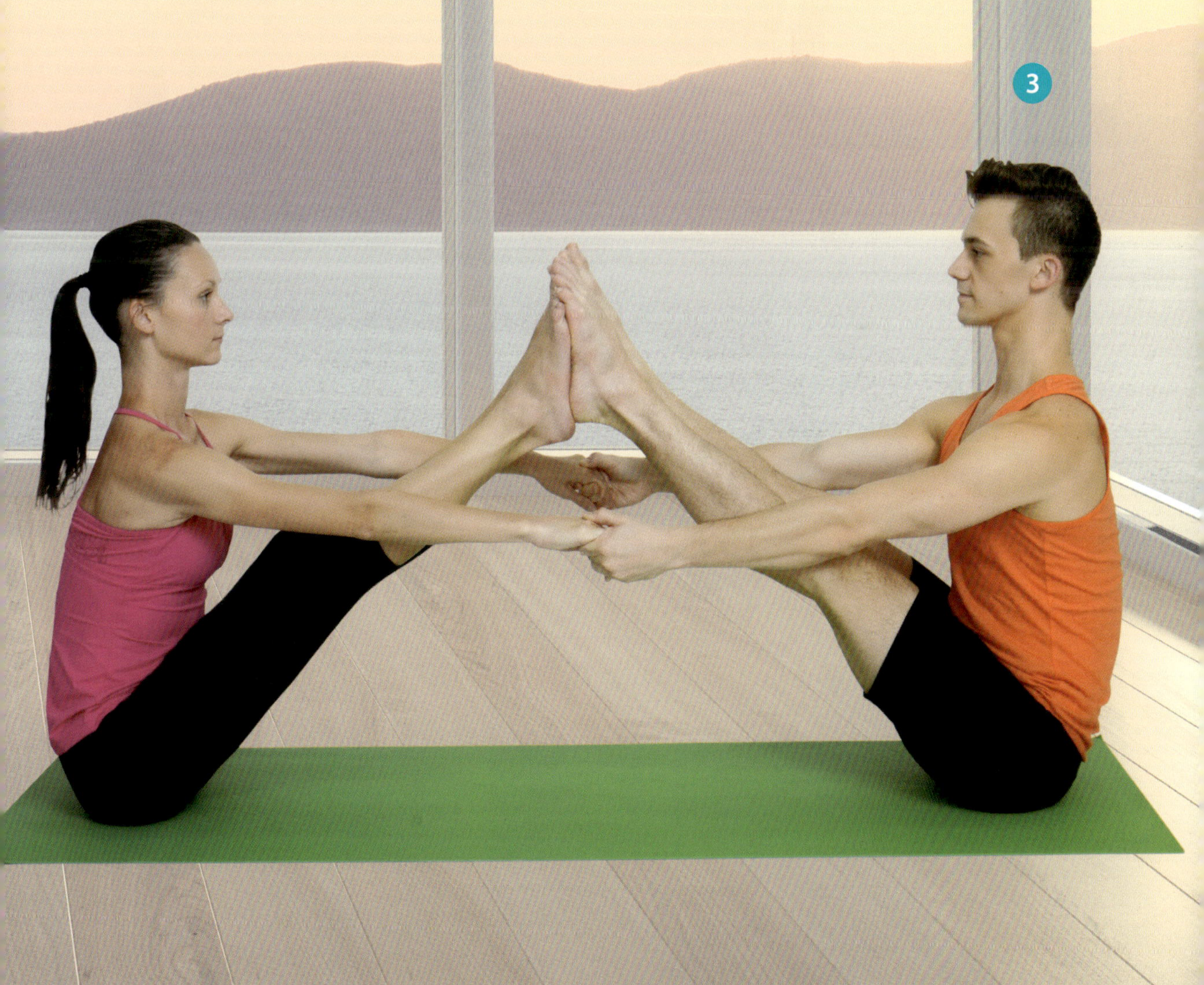

이중 춤의 왕 자세

Double King Dancer

Natarajasana(나타라자사나)

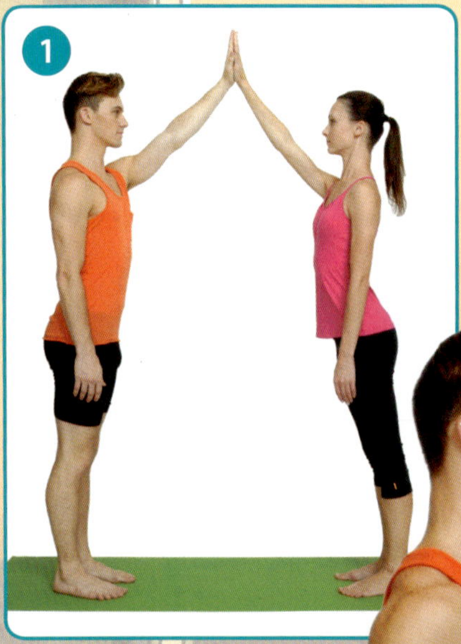

***1* 단계** 90~120 cm 가량 떨어져 마주 보고 선다.
본인은 오른손 상대방은 왼손, 또는 그 반대로 마주하고 있는 같은 방향의 손바닥을 맞대고 서로 부드럽게 누르면서 들어올린다.

***2* 단계** 다른 방향의 마주하고 있는 다리를 굽혀 들고 발 바깥쪽으로 잡아준다.

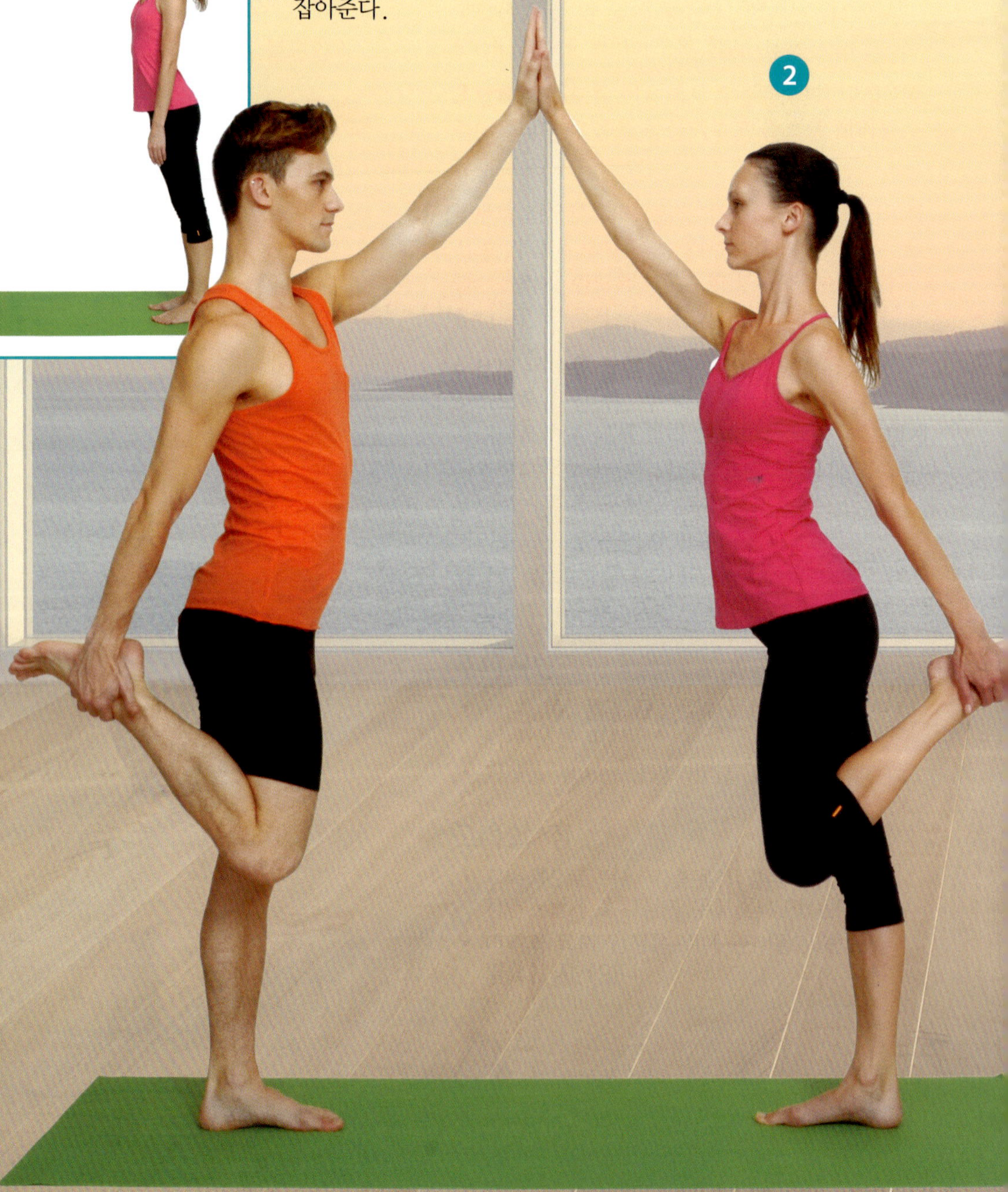

3 단계 서로의 손바닥을 누르면서, 발을 잡고 있는 손을 차면서 발을 뒤로 높이 들어올린다.

4 단계 맞댄 손바닥은 앞으로, 잡은 발은 뒤로 동시에 보내는 것이 이 자세의 핵심이다. 안정성을 확보하기 위해 서로를 돕는다.

5 단계 전방으로 더 크게 가슴을 열어주면, 뒤 다리를 더욱 높게 들어올릴 수 있을 뿐만 아니라 균형 또한 쉽게 유지된다.

6 단계 짝과 함께하기 때문에 동작이 더 쉽고 자유로운 것을 즐긴다.

7 단계 의식을 집중하여 짝과 맞춰 동시에 자세를 풀어준다.

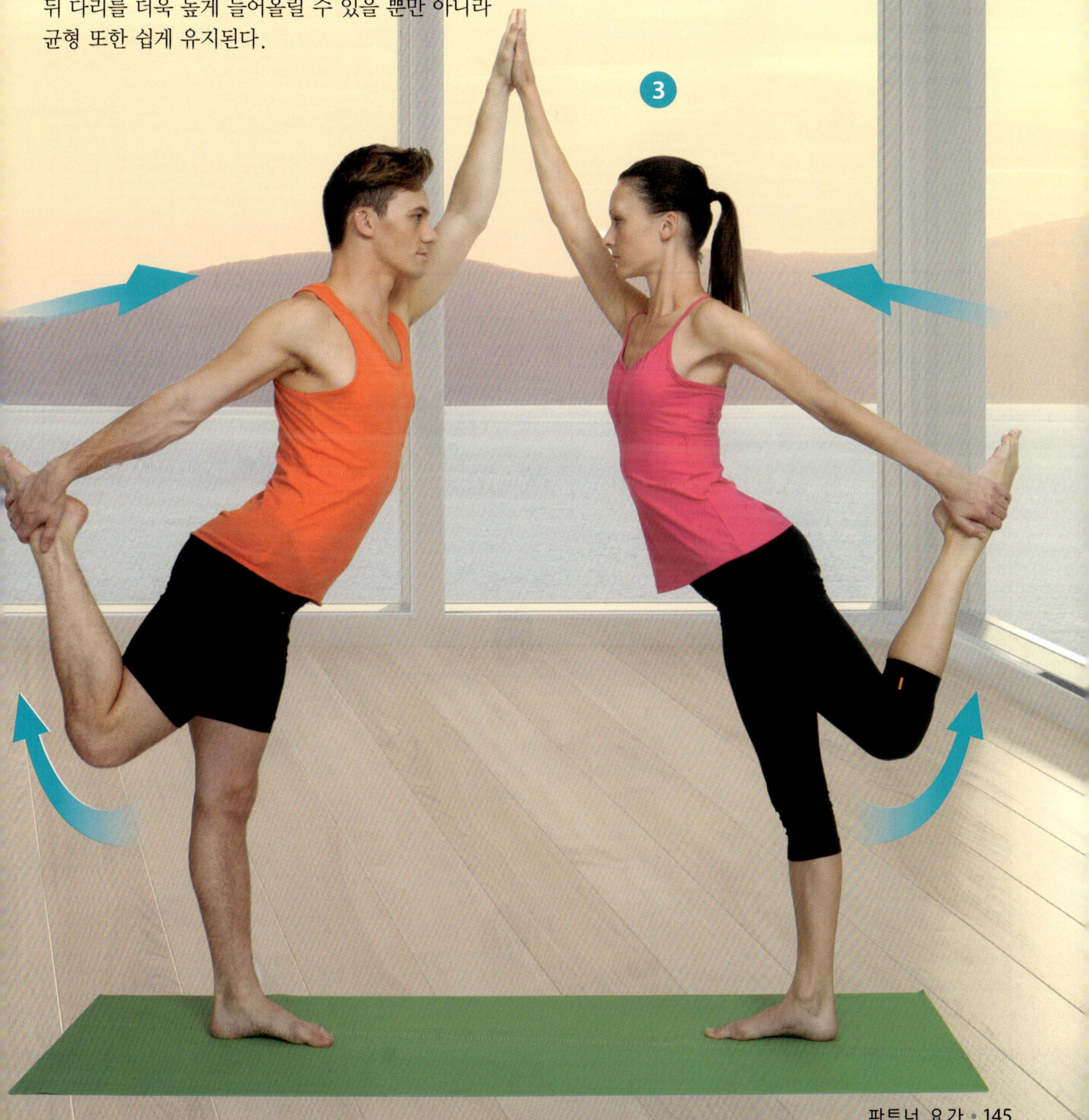

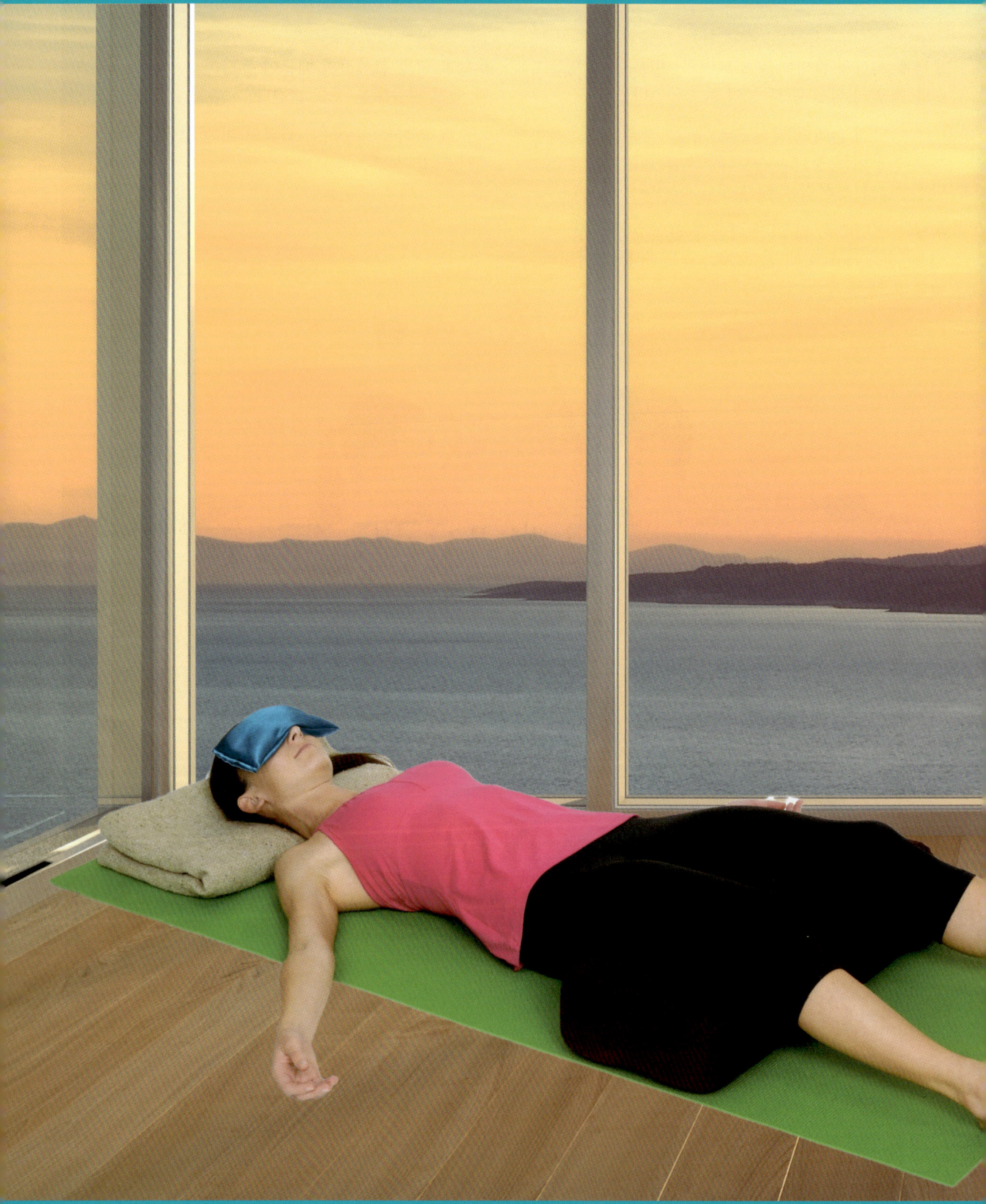

이완, 호흡, 명상
Relaxation, Breath, and Meditation

요가에서의 이완은 소파에 앉아 티비를 보는 안락함과는 다른 개념이다. 대부분의 서구인들은 요가는 아사나(자세)를 연습하는 것이라고만 믿는다. 그 기원으로 거슬러 올라가면 아사나는 편안한 자세로 앉아 명상을 하기 위한 준비 동작으로 사용되었다. 현대인들 중 단순히 명상을 위해 다리를 교차하고 앉아 등을 세우고 눈을 감은 채 30분 동안 자세를 유지할 수 있는 사람들은 많지 않을 것이다. 그런 이유로 신체의 균형을 증진시키기 위한 요가 자세와 이완 테크닉, 명상을 하는 동안 편안히 앉아있기 위한 호흡 훈련이 발전되어 왔다. 만약 요가 수업에서 이완, 호흡, 명상을 건너뛴다면, 요가 수련을 완전하게 해줄 가장 심오하고 중요한 완전한 부분을 놓치는 것이다.

호흡 훈련
Breathing Practices
Pranayama(프라나야마)

호흡 훈련은 호흡을 어떻게 하는지 신체적 각성을 증진시키기 위해 만들어졌다. 아마 처음에는 왜 숨쉬는 법을 배워야 하는지 그 필요성에 대해 의아해할 수 있다. 숨을 들이쉬고 내쉬는 그 외에 무엇이 중요한가? 우리가 불안하거나, 서두르거나, 스트레스를 받으면 우리의 호흡도 그에 따라 달라진다. 수업에서 깊고 꽉 찬 호흡을 의식하도록 지시받기 전에는 미처 우리가 얕고 제한된 호흡을 하는 습관이 있다는 것조차 인식하지 못할 수도 있다. 신경계 균형과 마음의 집중을 통해 가능한 호흡의 전체 범위를 깨닫게 될 수 있다.

완전한 심호흡을 하게 되면 횡격막 근육이 위아래로 움직이면서 폐 뿐만 아니라 폐 주변 내장 기관까지 당기고, 밀고, 잡아당긴다. 밀고 당기는 것은 내장 기관을 마사지 해주고 혈액 순환을 도와 내장 기간을 건강하게 해준다. 또한 완전 심호흡은 의식하지 않으면 호흡에 참여하지 않는 폐의 하부를 사용한다. 호흡 훈련은 전신의 림프 순환을 돕는다. 림프는 면역계의 일부로서 감염을 방지하고 신체의 독성을 배출시킨다.

호흡 훈련은 교통체증에 갇혀 있거나, 일에 치일 때, 가족과 다툼이 있을 때 등 언제 어디에서나 할 수 있다는 것이 장점이다. 호흡을 조절할 수 있다면, 주어진 상황을 좀 더 건강하게 해결할 수 있다.

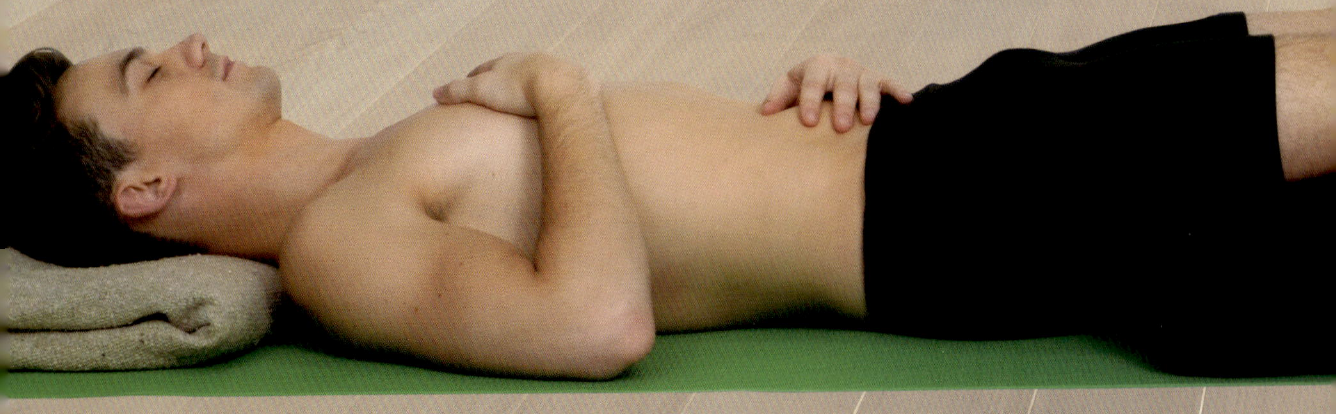

꽉 찬 완전 호흡
Full Complete Breaths

편안히 앉거나 누워, 신체의 감각을 안정시킨다. 호흡 훈련을 위해 반드시 시간을 따로 낸다. 불편하지 않다면 코로 호흡한다. 눈을 감고 호흡을 관찰하는 것으로 시작한다.

자신에게 다음과 같이 질문한다. 현재 호흡의 질은 어떠한가? 호흡이 느린가 아님 빠른가? 깊은가? 아님 얕은가? 하지만 아직 어떤 것도 바꾸려 하지 않는다. 단순히 호흡의 현상을 바라본다. 1분 정도 지난 후, 좀 더 깊게 호흡하기 시작한다.

호흡의 용적을 세 부분으로 나누어 볼 수 있는가? 차례로 완전 호흡의 1/3, 2/3, 전체를 사용하여 호흡해보면, 숨이 차는 경험을 하게 될 것이다. 그런 다음, 숨을 내쉬면서 꽉 찬 완전 호흡을 시행한다.

이 훈련이 쉬운가 또는 어려운가, 흥미롭게 느껴지는가 또는 지루한 가를 살펴보자. 어떻게 느껴지든지 간에, 현재에 집중하여 자기 자신과 호흡을 계속적으로 바라볼 수 있는가?

정신이 산만하다고 느껴지는 순간, 다시 한번 꽉 찬 완전 호흡으로 의식을 집중한다. 산만해지는 것은 흔히 일어날 수 있으니 괘념치 않는다. 단순히 지속적으로 의식을 호흡의 흐름으로 돌아가게 노력한다. 초보자라면 1분이나 2분 가량 꽉 찬 완전 호흡을 유지한다. 그런 다음 자연스러운 호흡으로 돌아가면서 어떤 느낌이 이는지 살핀다.

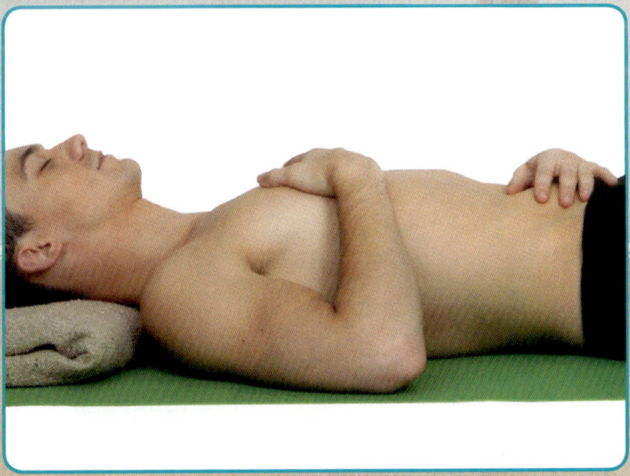

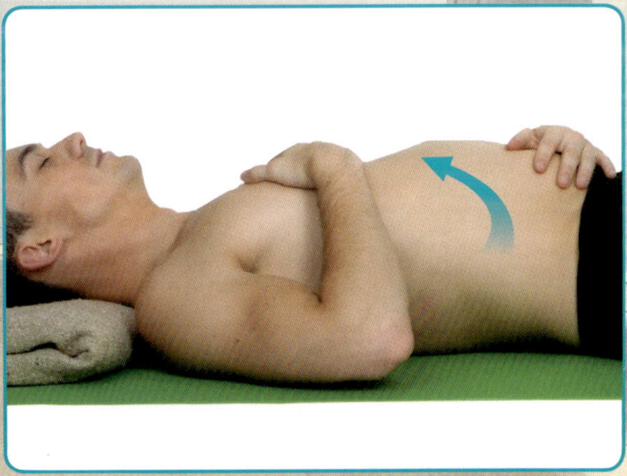

교대 코 호흡
Alternate Nostril Breathing
Nadhi Sudi(나디 수디)

편안하게 앉는다. 필요하다면 벽을 기대도 앉아도 좋다. 자연스러운 호흡을 의식하는 것에서 시작한다. 그런 다음 오른손 검지와 중지를 접어 비슈누 무드라(Vishunu mudra) 자세를 취한다.

엄지손가락으로 오른 콧구멍을,
약지와 새끼 손가락으로는 왼 콧구멍을 막는다.
우선, 왼 콧구멍을 막고, 오른 콧구멍으로 숨을 들이쉰다. 오른 콧구멍을 막고 왼쪽을 열어준다.
왼 콧구멍으로 숨을 내쉬고 들이쉰다.
왼 콧구멍을 막고 오른쪽을 열어준 뒤
숨을 내쉰다.

부드럽고 고요하게 호흡을 반복한다. 이제 날숨을 들숨보다 2~3 초 길게 유지한다. 점차적으로 날숨의 길이를 들숨의 2배까지 늘린다.

초보자는 경우 교대 코호흡의 주기를
10번 반복한 뒤, 자연스런 호흡으로 돌아간다.
코를 강하게 꼬집듯이 잡지 말고,
부드럽게 눌러 콧구멍을 막는다.

이 호흡이나 다른 어느 호흡을 수련하는 중에 불안감이 커진다면, 자연스러운 호흡으로 당장 돌아간다.

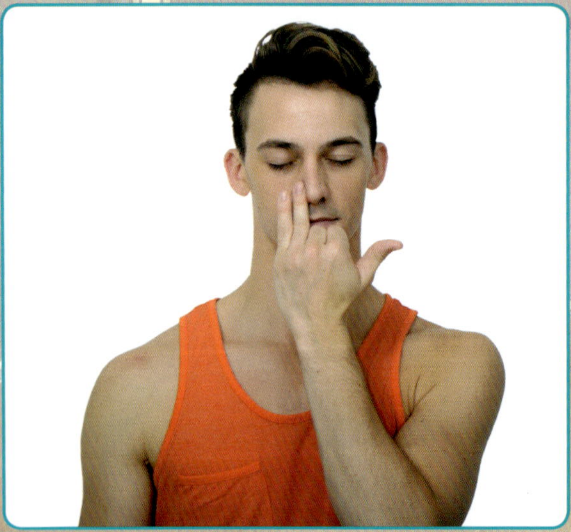

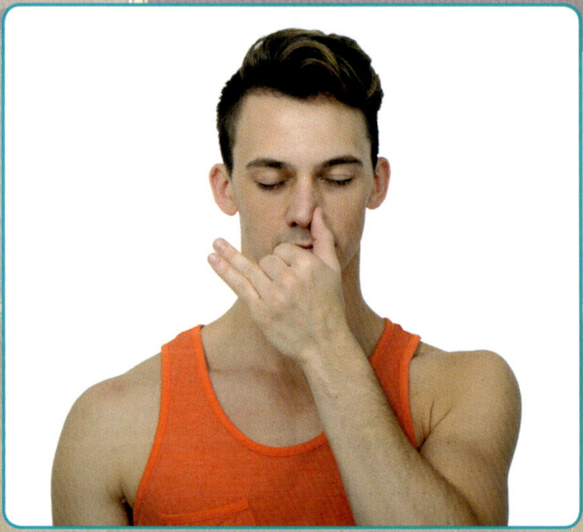

명상 Meditation

"명상"이라고 하면 흔히 바닥에 앉은 스님의 이미지를 떠오르기 쉽다. 전통적인 명상은 다리를 교차하고 앉아 눈을 감고 움직이지 않으면서 시행한다. 하지만, 전에 언급한 바와 같이 바닥에 앉는 것이 쉽지 않은 사람들에게 앉아서 명상을 통해 현재 순간에 온 정신을 집중하는 것은 명상을 더욱 어렵게 느끼게 할 수 있다. 그런 경우, 움직임을 통해 명상 훈련을 하는 방법을 도입할 수 있다. 수영이나 달리기와 같이 반복적이고 지속적인 동작이 기본인 운동을 할 때, 동작 자체에 의식을 유지하기는 쉽지 않다. 다리와 팔의 반복적인 움직임을 매번 확인하는가? 또한 뛰면서 발걸음 수를 계속 세거나 자세를 지속적으로 관찰할 수 있는가? 어떤 생각이 반복적 운동을 하는 동안 떠오르면 잠시 그 생각을 접어두고 동작에 다시 집중할 수 있는가? 신체, 호흡, 생각을 바라보는 과정 자체가 명상 훈련이다. 명상의 완성은 없다. 명상은 훈련 그 자체가 중요하다. 집중이 쉬운 날도 어려운 날도 있을 수 있다. 중요한 것은 집중의 시간을 늘려가는 것이다. 처음에는 요가의 특정 자세나 연속 동작을 통해 명상하는 것이 편하게 느껴질 수 있다. 현재의 순간, 호흡, 신체에 집중을 한다면 이미 명상을 하고 있는 것이다. 식사를 하거나, 설거지를 할 때, 빨래를 갤 때, 산책할 때 등, 일상의 여러 동작을 하는 동안 현재에 집중하는 훈련을 해보자. 더 자주 훈련할수록 더 쉬워질 것이다.

1 단계 담요를 깔고 바닥에 앉는다.

2 단계 무릎을 굽히고 다리를 종아리에서 교차한다.

3 단계 무릎은 고관절 아래에 편안하게 위치한다. 척추를 곧게 펴고 앉는다. 바로 앉는 자세가 어렵다면 벽에 등을 기대고 앉아도 좋다.

4 단계 앉은 키를 크게 늘리면서 척추와 정수리를 스트레칭하고, 양 좌골이 균형 있게 바닥에 잘 닿는지 체크한다.

5 단계 상완을 뒤로 모으면서 가슴을 열어준다.

6 단계 호흡에 의식을 집중한다. 편안하게 코로 호흡하면서 들숨과 날숨을 관찰한다. 호흡과 동떨어진 사념이 떠오른다면 생각의 흐름을 바라보면서 흘러가도록 한다.

7 단계 여러 생각이 떠올라 집중이 잘 되지 않으면 다시금 신체의 감각(역자주: 바닥에 닿은 좌골의 느낌, 피부에 닿는 공기의 느낌 등)으로 의식을 가져온다. 그런 다음 호흡의 흐름과 움직임에 집중한다.

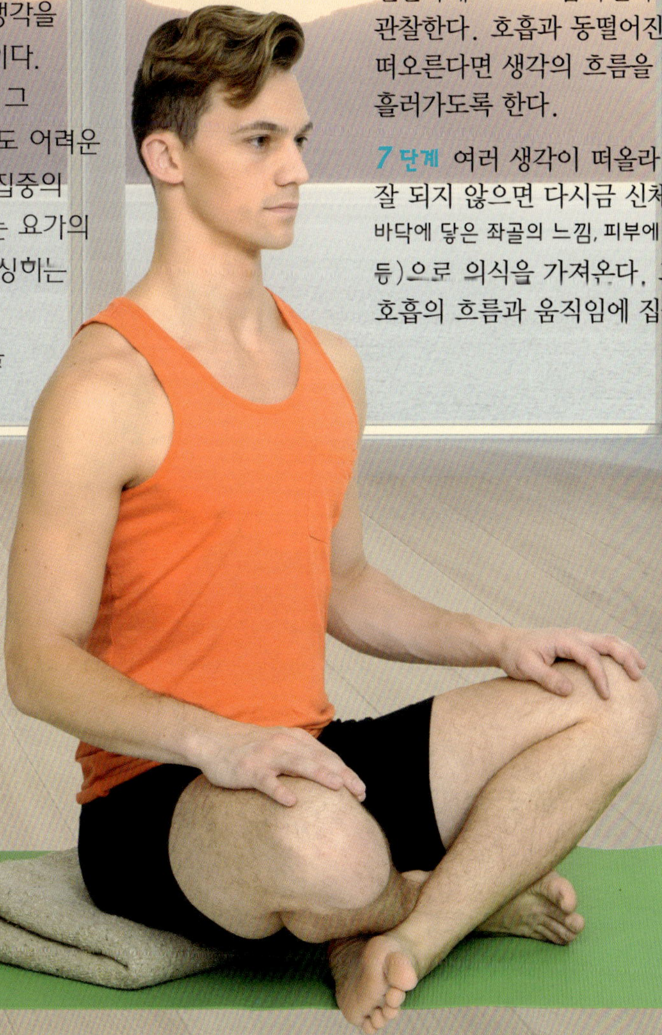

누운 나비 자세
Supine Bound Angle Pose
Supta Baddhakonasana(숩타 바다코나사나)

누구나 연습할 수 있는 자세이지만 특히 임신 중이거나 생리 중이거나 폐경기에 있는 여성들에게 유익한 자세이다. 깊은 단계의 이완을 느낄 수 있다. 자세를 편안하게 유지하기 위해서 사진에서 보이는 소도구 준비물들이 매우 중요하다. 담요를 위에 덮어 체온을 따뜻하게 유지한다.

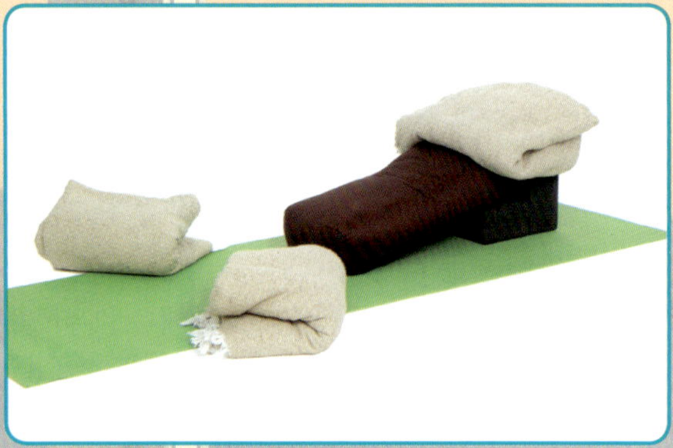

1 단계 볼스터를 블록 위에 놓는다. 3~4개의 담요를 준비한다.

2 단계 볼스터 바로 앞에 발바닥을 마주하고 앉는다.

3 단계 볼스터 위에 눕는다.

4 단계 무릎이 바닥에 닿지 않거나 서혜부가 심하게 스트레칭 되는 느낌이 드는 경우 무릎 밑에 블럭이나 담요를 깔아 준다.

5 단계 손바닥이 위로 오도록 양팔을 벌려 바닥에 놓고 휴식을 취한다.

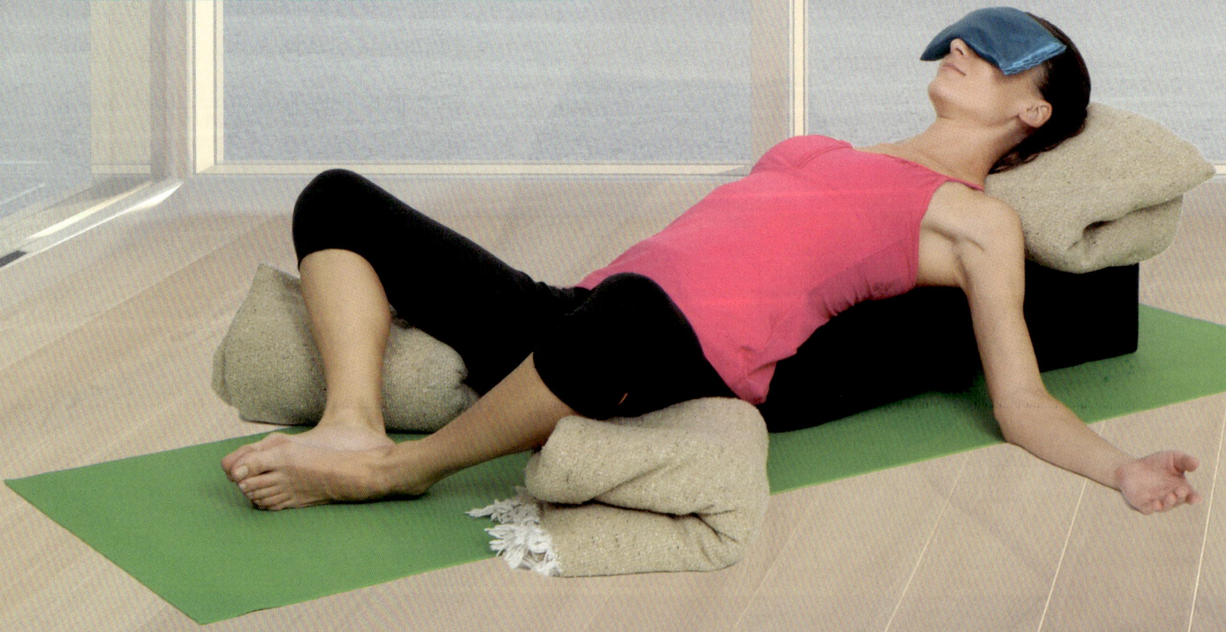

송장 자세
Corpse Pose
Savasana(사바사나)

달콤한 케익의 크림 토핑 같은 자세이다. 모든 요가 수련은 몇 분의 짧은 수련이었다 하더라도 반드시 송장 자세로 끝낸다. 소도구를 미리 준비하여 완전히 편안하고 균형 잡힌 자세가 되도록 한다. 신경계는 차분하게 안정화되면서, 마음, 몸, 정신의 서로 통합되는 경험을 하게 될 것이다.

1 단계 다리를 펴고 바로 눕는다. 허리가 민감하다면 볼스터나 담요를 접어 허벅지 아래 깔아준다.

2 단계 다리를 벌리고 발끝이 바깥을 향해 떨어지도록 이완한다.

3 단계 옆으로 벌린 팔을 이완한다. 이때, 체간과 팔의 간격을 적당히 떨어뜨리고 손바닥은 천장을 향하도록 한다.

4 단계 머리를 부드럽게 좌우로 움직인다. 머리가 편하게 쉴 수 있는 자연스러운 위치를 찾는다.

5 단계 호흡을 자연스럽게 하고, 신체 근육을 발가락에서 얼굴까지 순차적으로 이완한다.

6 단계 자세에서 나오는 난계에서, 무릎을 가슴으로 당기고 잠시 자세를 유지한다. 그런 다음 좌,우 한 방향을 골라 구르고 잠시 그 상태를 유지한다. 앉은 자세로 돌아온다. 머리를 가장 나중에 바로 세워준다.

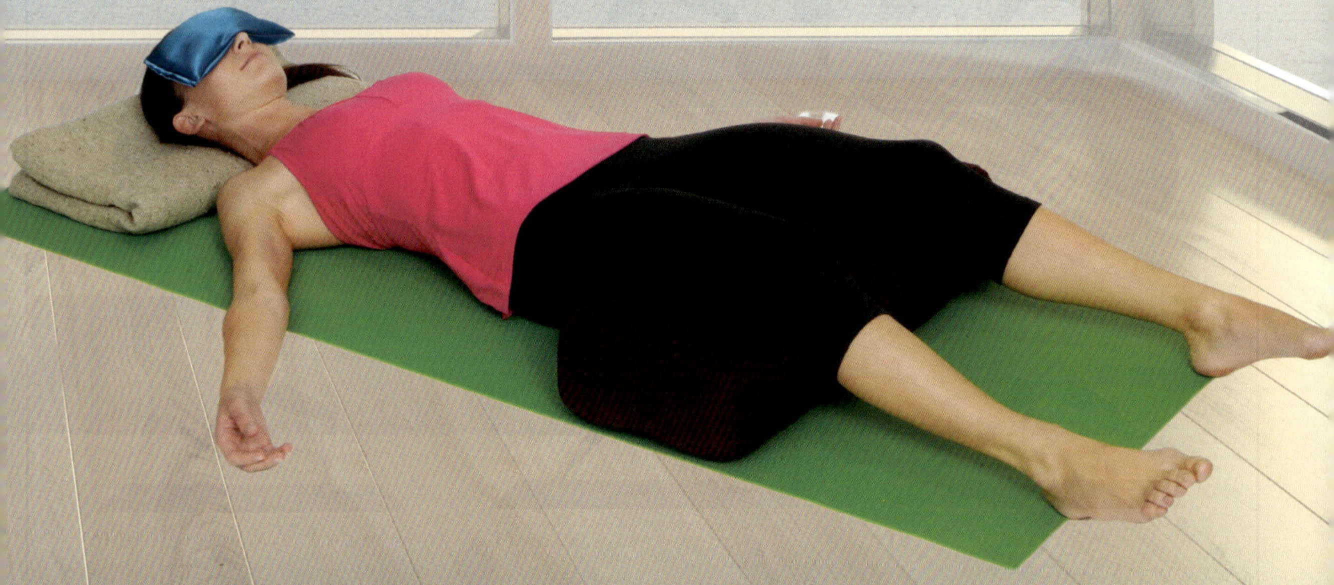

연속 동작 프로그램
Workouts

요가 수업 중에 여러 자세들 간의 연속동작을 배워본 적이 있는가? 이 자세들은 서로 "연결되어" 있어서 특정한 순서(쉽고 간단한 자세에서 복합적인 자세로의 이행, 한 범주 이를 테면 후굴 자세에 초점을 두어 범주에 속한 자세들 간의 연속 동작)나 호흡의 흐름에 맞춰 훈련한다. 전신운동 프로그램에 익숙해지면 목적에 따라 본인에게 잘 맞는 자세들의 조합으로 연속 동작 프로그램을 변형할 수 있다. 여러 가지로 변형 조합을 만들 수 있는데, 가령 흐름이 유기적으로 느껴지는 동작들 간의 조합, 본인 신체에 잘 맞다고 느껴지는 동작들의 조합, 본인의 수준보다 조금 높게, 또는 이완을 위해 쉬운 동작들의 조합, 그날의 기분에 부합하는 동작의 조합 등 다양한 목적으로 요가 수련이 가능하다.

다음에 제시되는 자세들은 연속 동작 프로그램의 예시이다. 쉬운 동작에서 어려운 동작으로의 순서로 구성되어 있다. 본인의 신체에 집중하고, 에너지를 느끼면서, 조금씩 호흡의 길이를 늘리고 그 길이에 맞춰 동작을 취한다. 프로그램을 마칠 때면 신체가 가벼워지고 균형 잡힌 느낌을 받을 것이다. 동작을 빼거나 추가해도 좋고, 변형 동작을 취해도 좋다.

프로그램을 시작하기에 앞서, 앉은 자세에서 또는 다른 안정감 있는 자세에서 호흡에 의식을 가져온다. 프로그램이 모두 끝나면 최소 5~15분 가량 충분한 시간을 두고 송장 자세(깊은 이완)를 취한다. 송장 자세는 프로그램 전체 자세의 이점들을 통합하는 효과를 가지고 있다.

단순 자세 연속 동작 프로그램 15~30분 소요
(Simple Pose Flow)

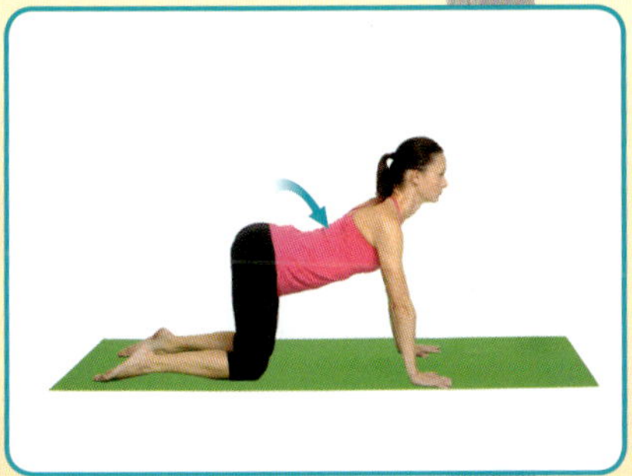

1 고양이 자세/개 자세 p. 17

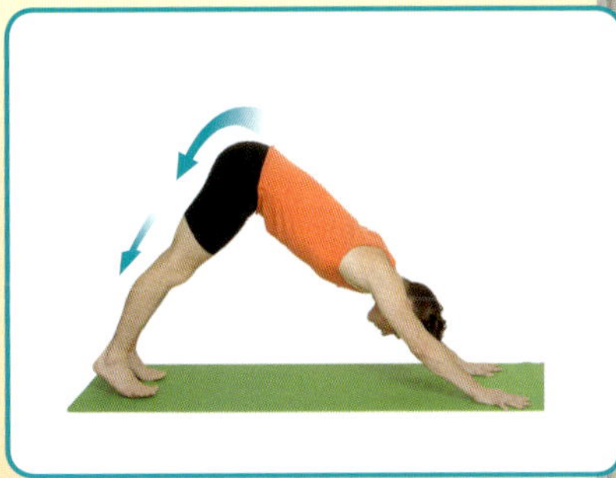

2 아래를 향한 개 자세 p. 20

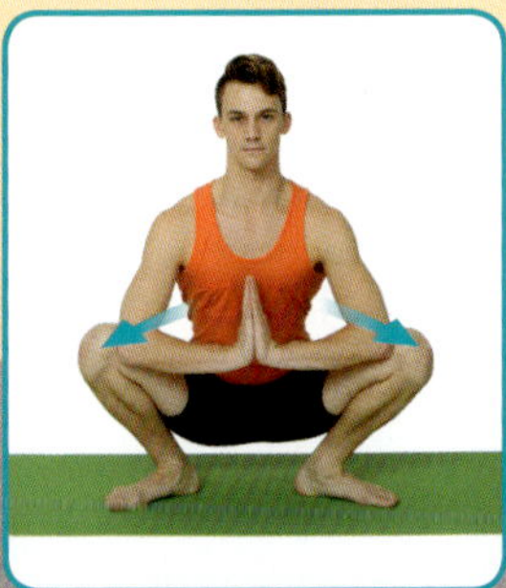

3 쭈그려 앉기 자세 p. 72

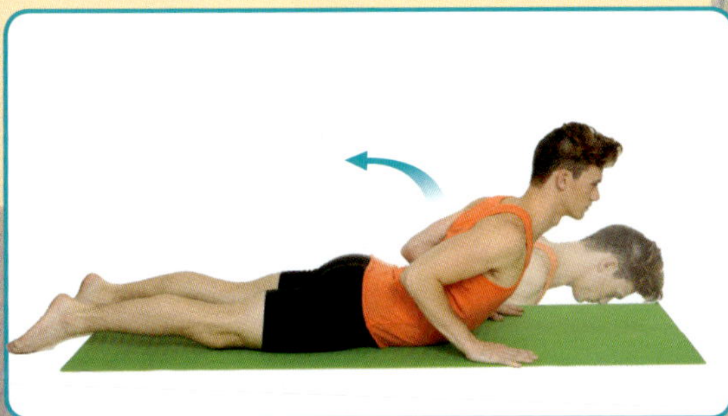

4 코브라 자세 p. 56

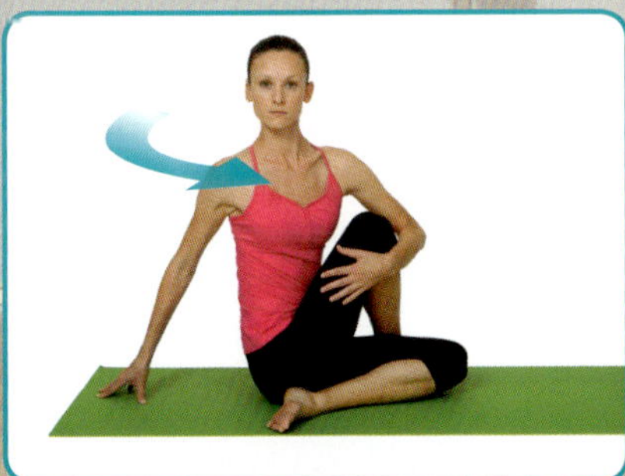

5 반 척추 비틀기 자세(반 물고기왕 자세) p. 108

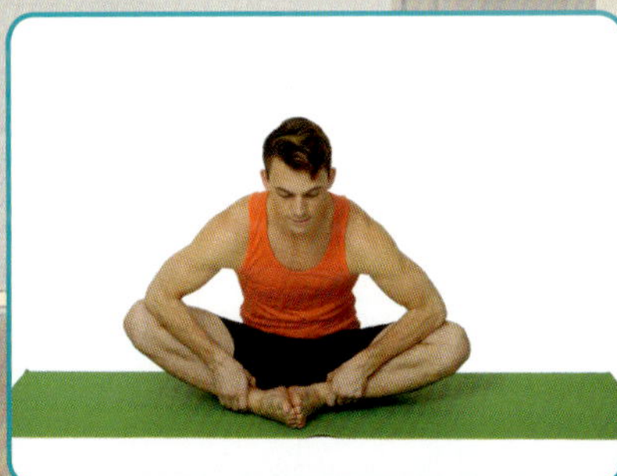

6 나비 자세 p. 76

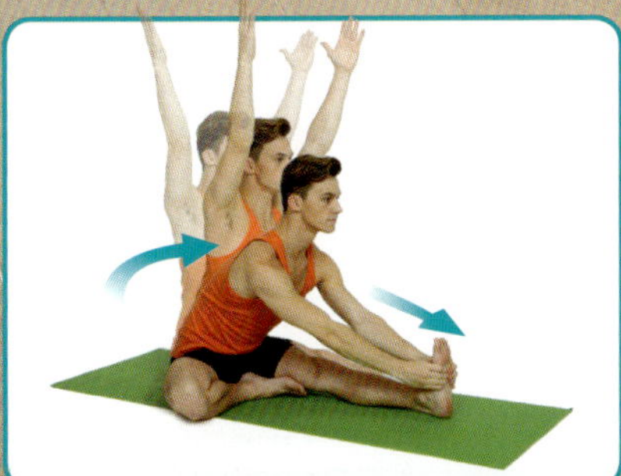

7 머리 무릎 자세 p. 90

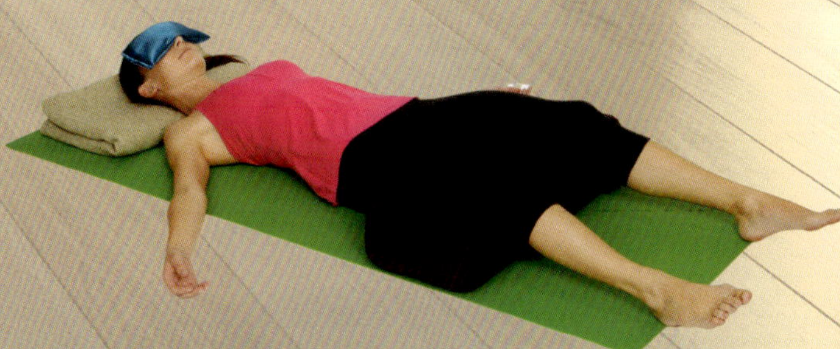

8 송장 자세 p. 153

부드러운 연속 동작 프로그램 (Gentle Flow)

45~60분 소요

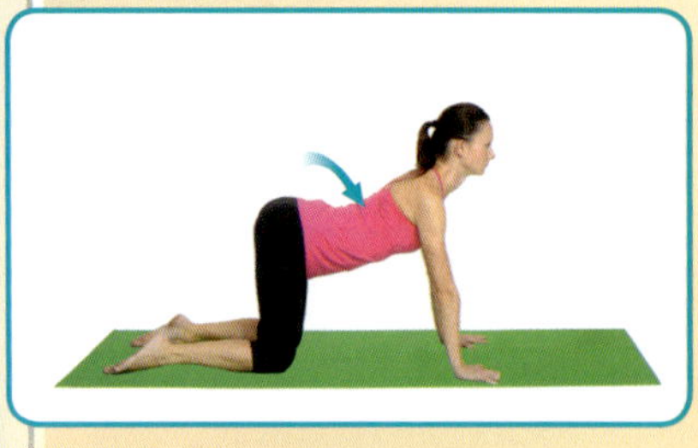

1 고양이 자세/개 자세 p. 17

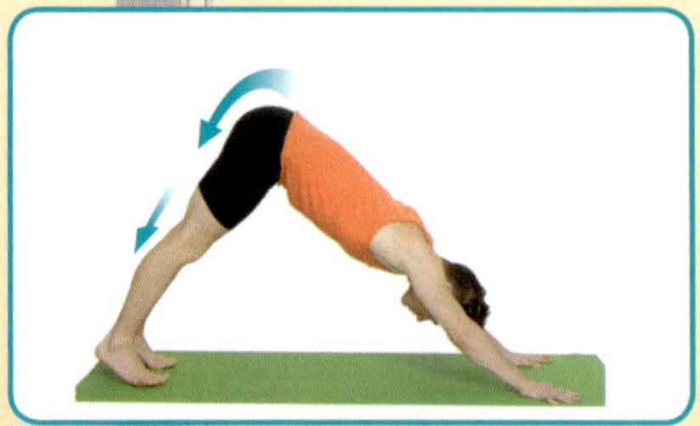

2 아래를 향한 개 자세 p. 20

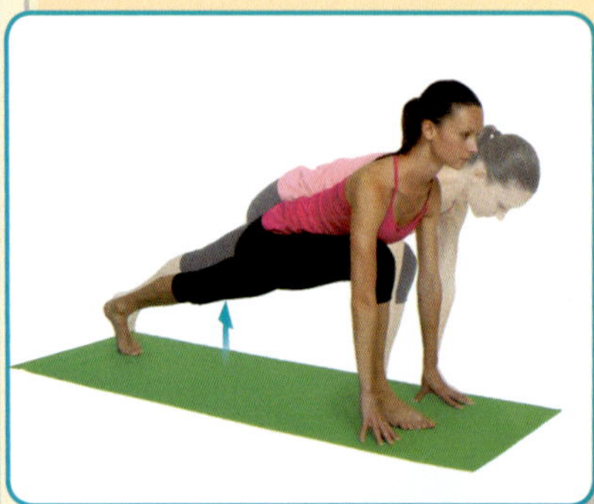

3 높은 런지 p. 28

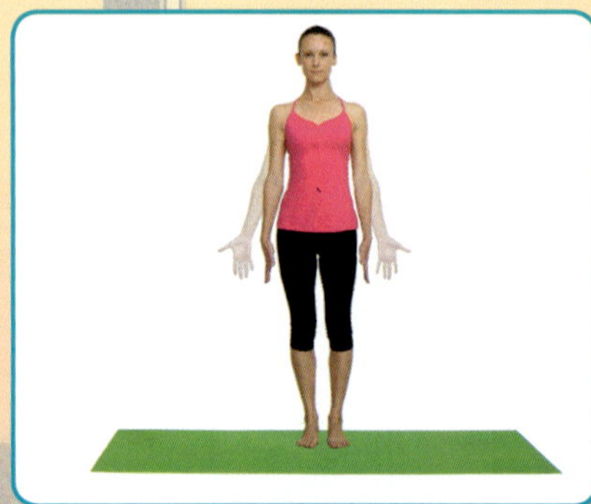

4 산 자세 p. 24

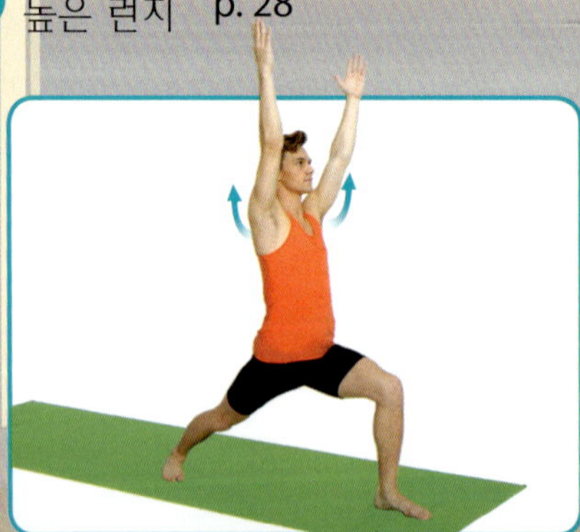

5 전사 자세 1 p. 30

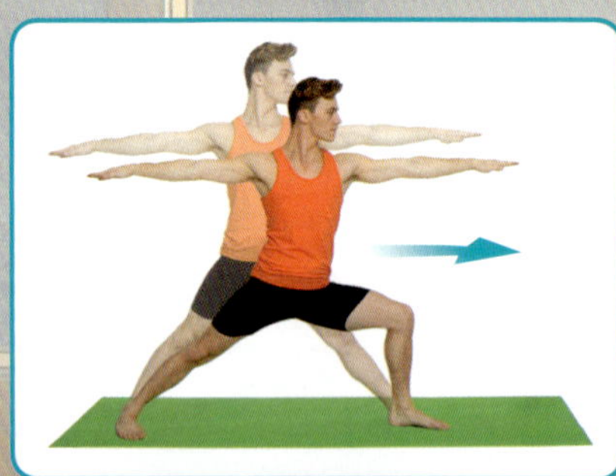

6 전사 자세 2 p. 32

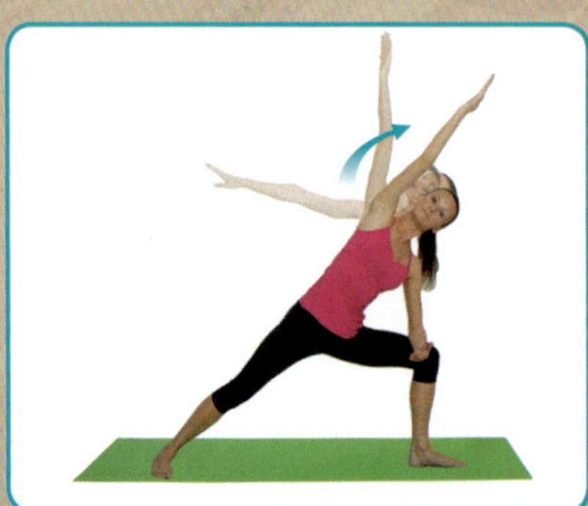

7 측면 확장 자세 p. 36

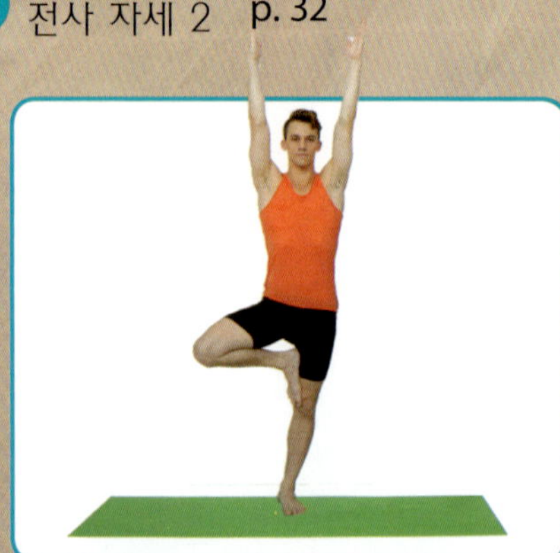

8 나무 자세 p. 42

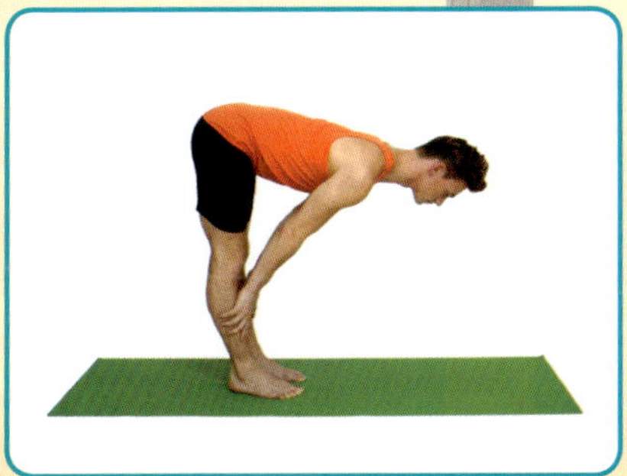

9 선 전굴 자세 p. 88

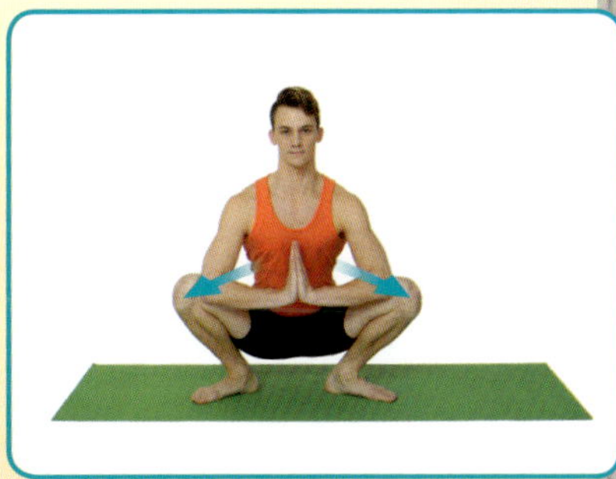

10 쭈그려 앉기 자세 p. 72

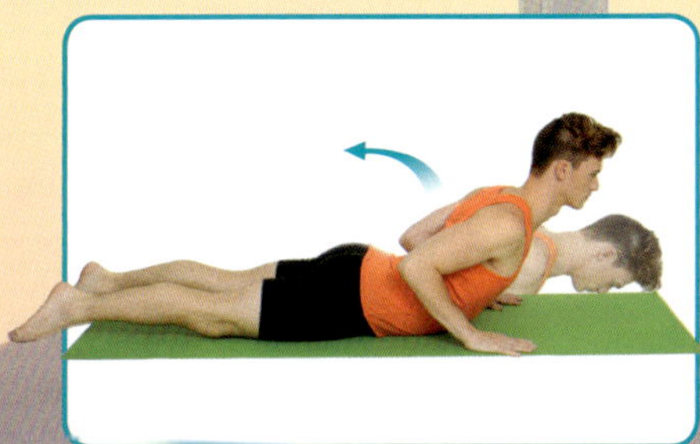

11 코브라 자세 p. 56

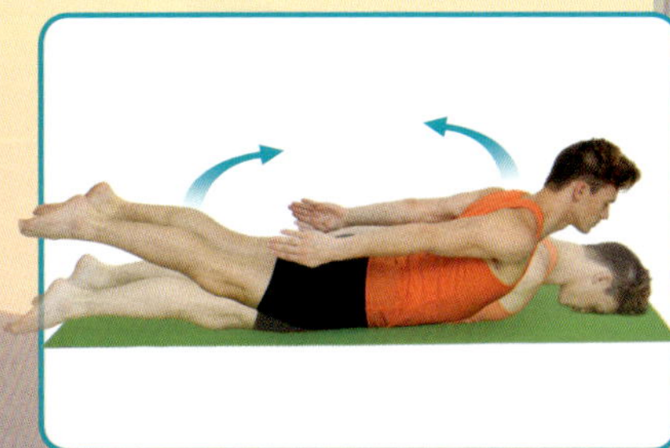

12 메뚜기 자세 p. 57

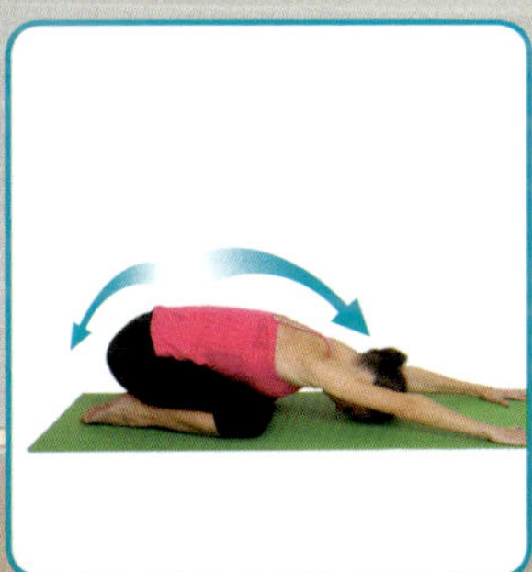

13 아기 자세 p. 15

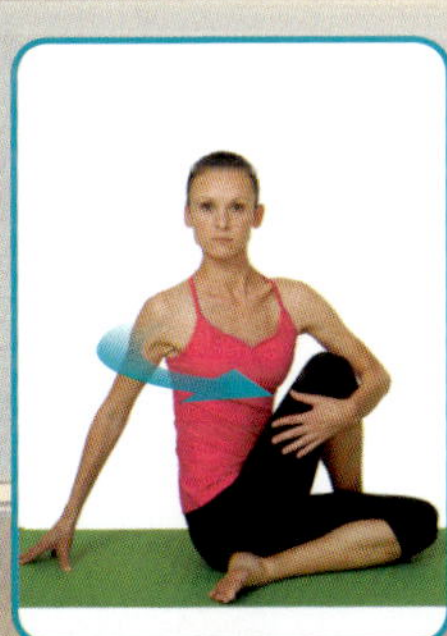

5 반 척추 비틀기 자세 p. 108

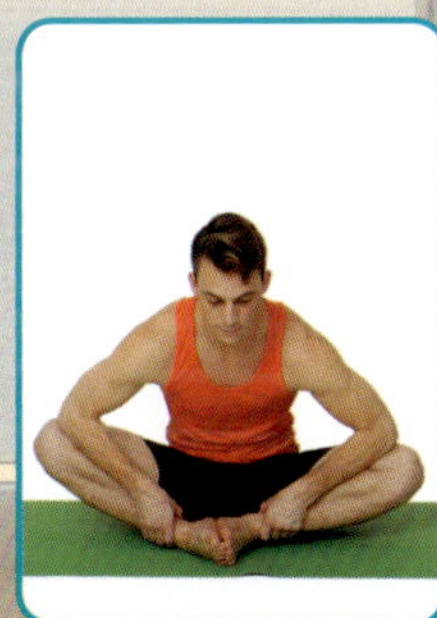

6 나비 자세 p. 76

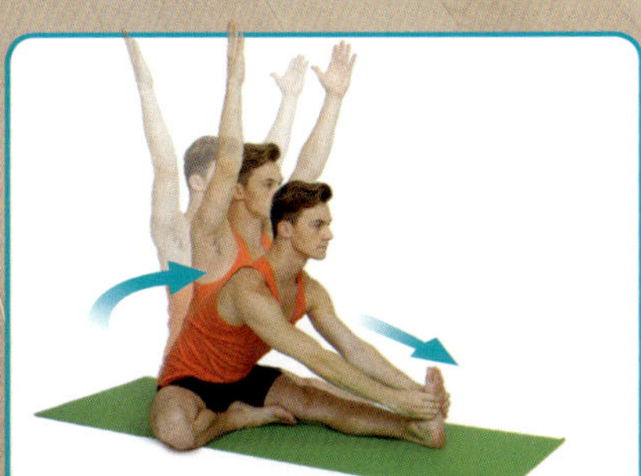

16 머리 무릎 자세 p. 90

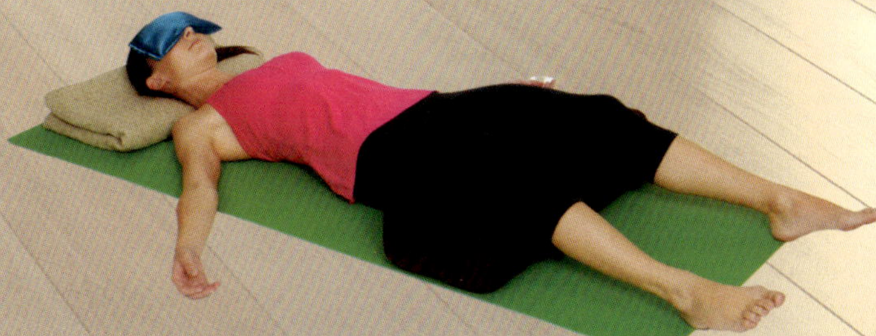

17 송장 자세 p. 153

활력을 주는 연속 동작 프로그램 (Energized Flow)

45~60분 소요

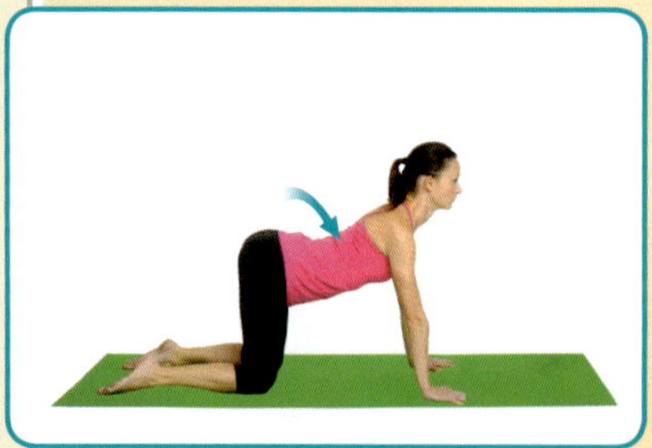

1 고양이 자세/개 자세 p. 17

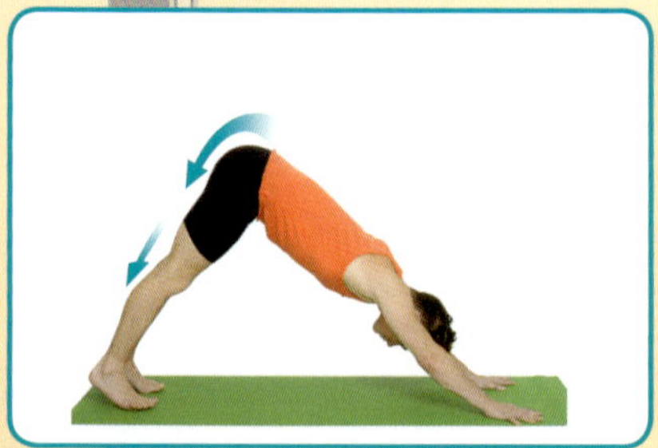

2 아래를 향한 개 자세 p. 20

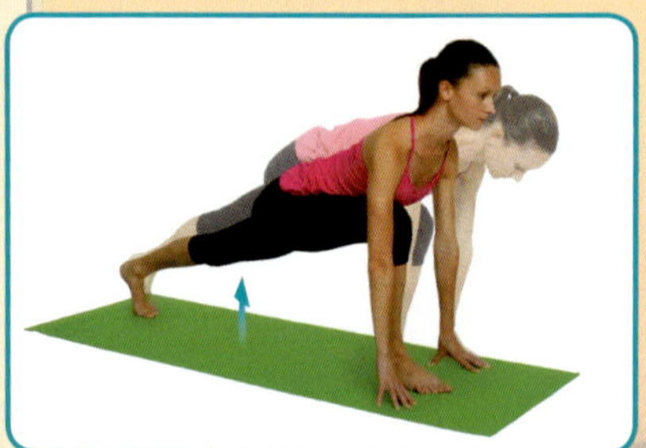

3 높은 런지 p. 28

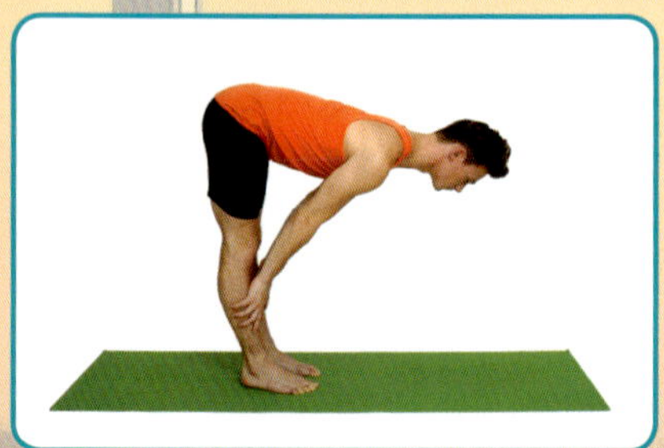

4 선 전굴 자세 p. 88

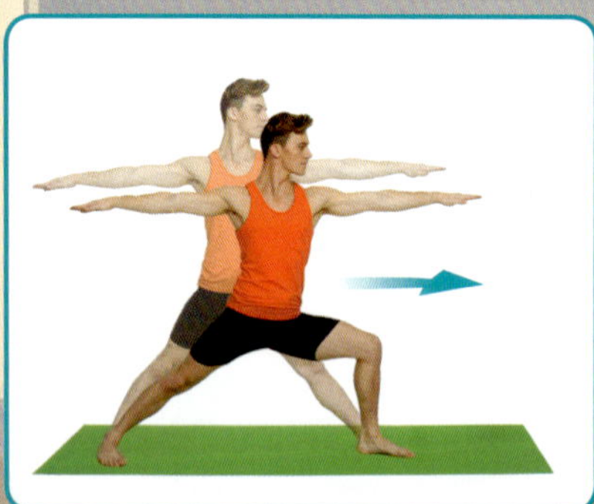

5 전사 자세 2 p. 32

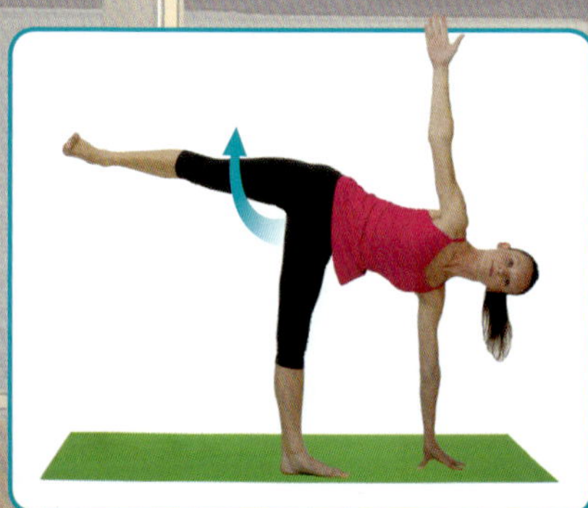

6 반달 자세 p. 46

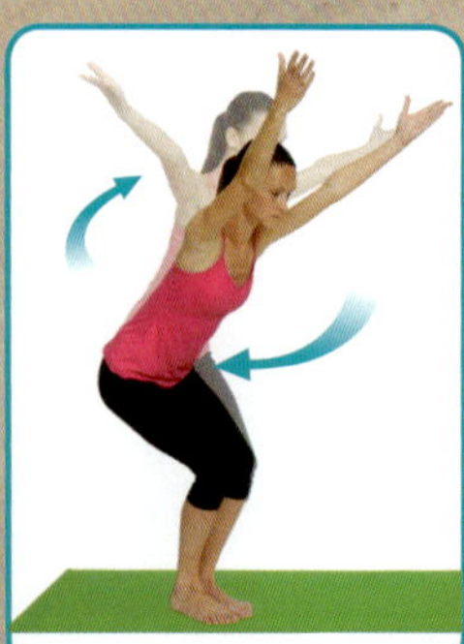

7 의자 자세 p. 26

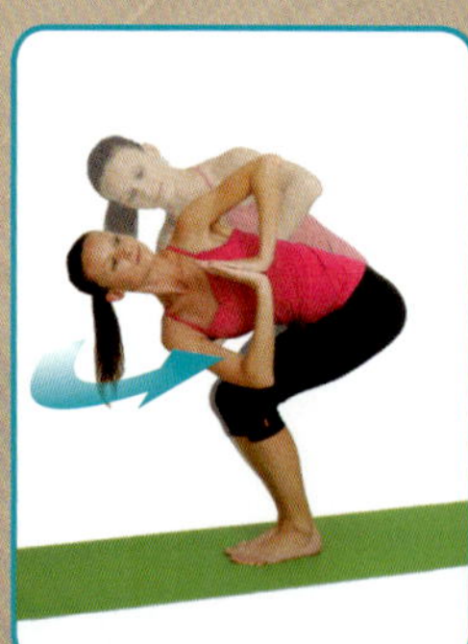

8 비튼 의자 자세 p. 110

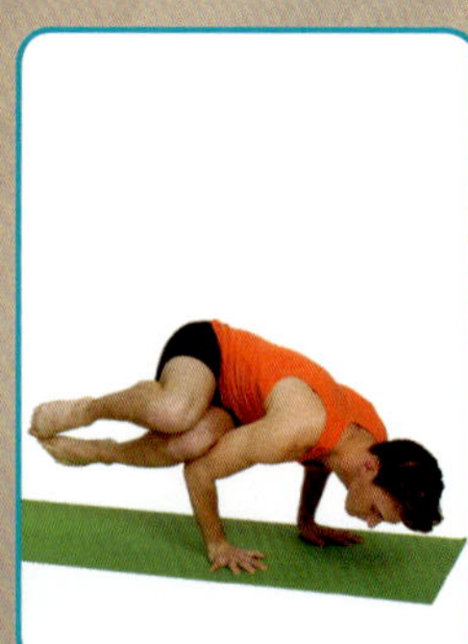

9 옆 까마귀 자세 p. 124

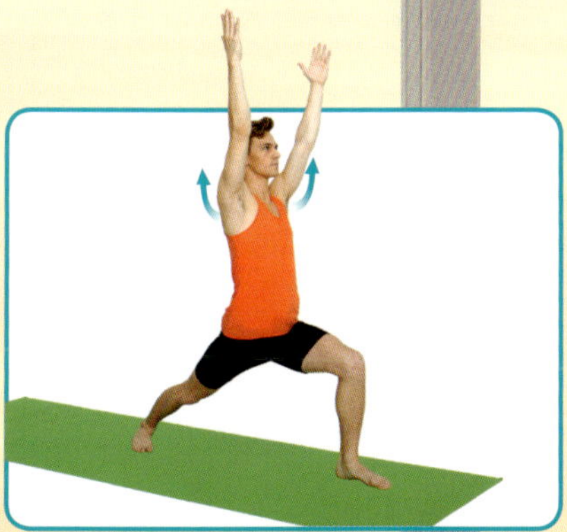

10 전사 자세 1 p. 30

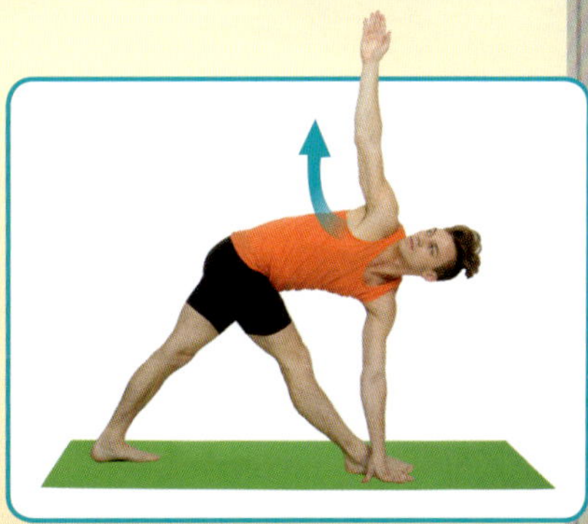

11 회전 삼각 자세 p. 40

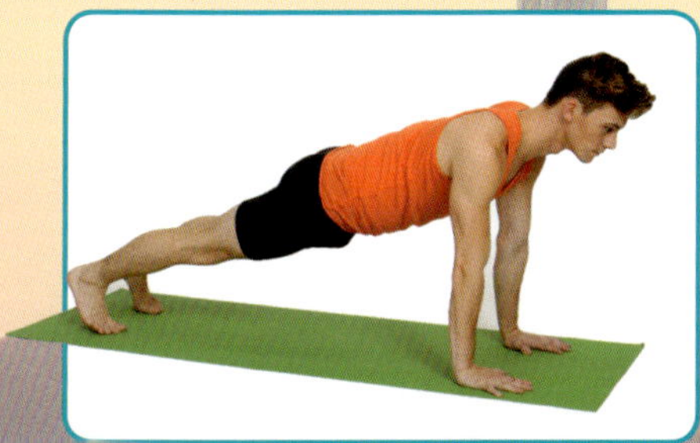

12 널판지 자세 p. 116

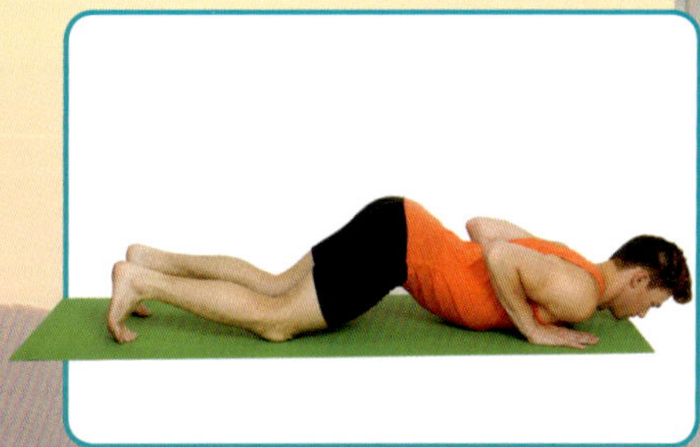

13 테이블 자세 p. 68

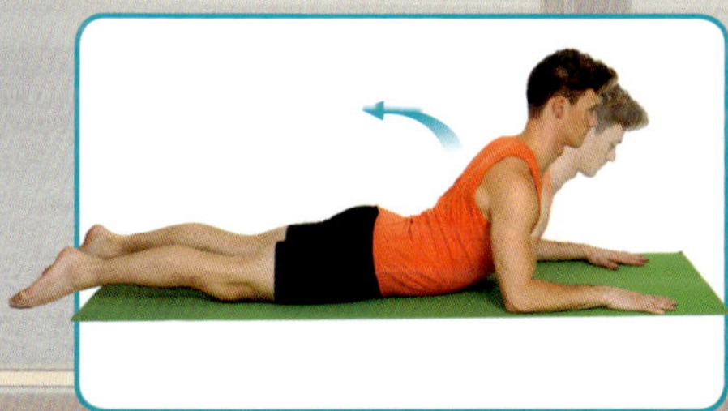

14 코브라 자세 p. 53

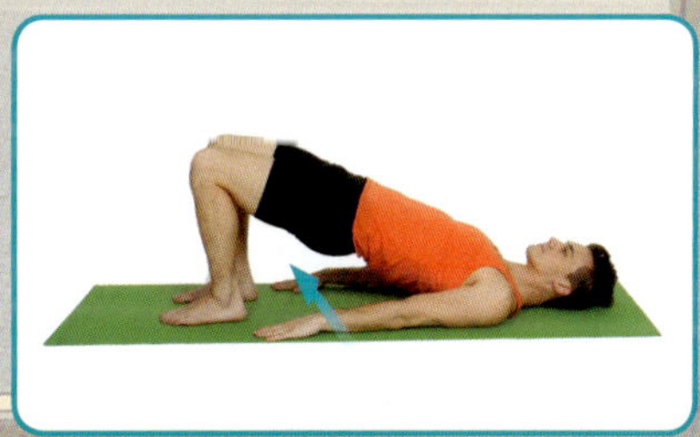

15 다리 자세 p. 62

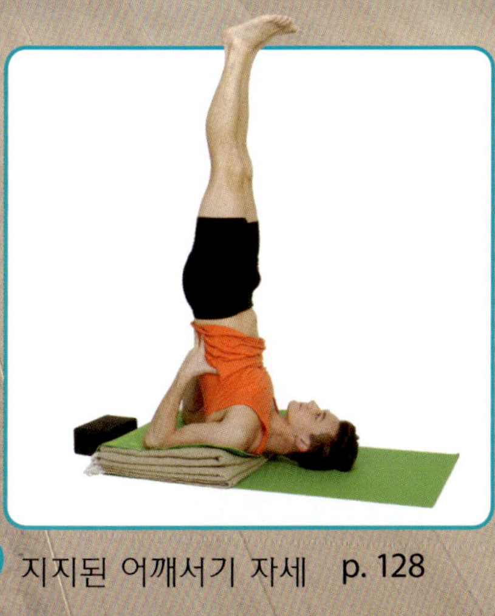

16 지지된 어깨서기 자세 p. 128

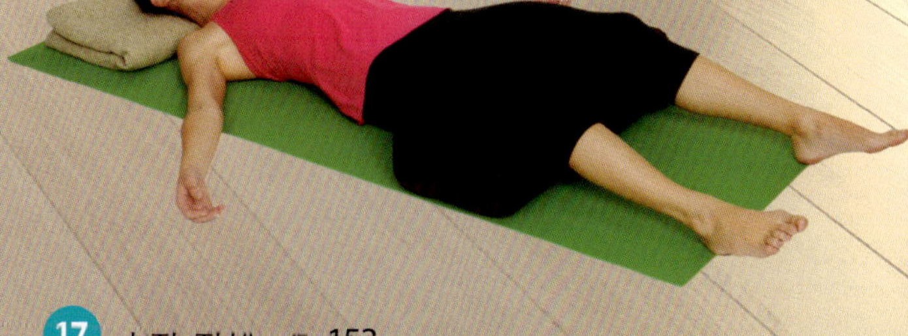

17 송장 자세 p. 153

도움 주신 분들
Acknowledgments

Photography

Photography by Jonathan Conklin

www.jonathanconklin.net

Illustrations

All illustrations by Hector Aiza/3D Labz Animation India, except pages 6 and 7 and the insets on pages 10, 11, 15, 16, 18, 30, 37, 39, 42, 43, 45, 46, 76, 77, 84, 85, 86, 87, 94, 99, 100, 109, 110, 111, 112, 114, 115, 116, 117, 121, 122, 123, 124, 125, 128, 129, 130, 131, 132, 133, 138, 148: by Shutterstock/Linda Bucklin.

요가 무브먼트는 간단한 움직임으로 시작하지만, 이를 통해 현재 우리의 몸 이상의 전신적 개선을 이끈다. 근력과 유연성을 위한 근육의 긴장도와 스트레칭 뿐만 아니라 들어감, 유지, 나감으로 이루어지는 각 자세(pose)의 세 단계에 집중하게 함으로서 신체에 대한 미세한 인식력을 일깨우도록 도우며 마음을 반복적으로 어지럽히는 잡념을 사라지게 한다. 요가를 통해 우리의 마음은 생각의 속도가 느려지면서 더욱 명료해진다. 신경계는 균형을 되찾고 잇따라 다른 계통들(순환계, 호흡계, 면역계, 내분비계)의 균형이 잡히게 된다. 이러한 눈덩이 효과는 건강, 정서 안정, 활력 증강, 그리고 신체적, 감정적, 심리적 수준의 전체적인 긍정적 효과를 가져온다.

역자서문

역자의 임상 경험을 돌아보면 안타깝게도 잘못된 자세로 운동을 하다가 손상을 입어 물리치료실을 찾는 경우를 흔히 볼 수 있다. 동작에 대한 충분한 이해 없이 요가를 하게 되면 단순히 손상에 쉽게 노출될 뿐만 아니라 요가의 효능과 가치를 극히 제한적으로 인식하게 되기도 한다. 가령, 요가는 스트레칭 및 이완을 위해서만 적합하다, 남성보다는 유연성이 뛰어난 여성에게 더 유용하다, 정적인 아사나가 요가의 전부이다 등의 오해들이 그러하다. 이 책은 기존의 잘못된 선입견을 깨고 올바르게 접근할 수 있는 요가 지도서이다.

이 책의 큰 특징은 다음과 같다.

첫째, 모든 동작에 대해 **변형동작**을 제시하여, 난이도의 완급 조절이 가능하다. 요가입문자는 좀 더 쉽게 동작을 취할 수 있고, 숙련자는 좀 더 완성도 있는 동작을 취할 수 있도록 하였다. 둘째, 모든 동작에 **고려할 점**과 **주의사항**을 두어 독자 스스로 본인에게 적합한 동작을 선별하고 안전하게 요가를 수행하도록 하였다. 셋째, **작용 근육**을 동작과 함께 그림으로 제시하여, 요가지도 뿐만 아니라 재활치료에도 응용 가능하다. 실제 역자는 요가 동작을 결합한 재활 치료를 적용하여 그 효과를 몸소 느껴왔다. 넷째, 이 책의 후반부에 있는 **"동작과 호흡"**, **"연속 동작 프로그램"**을 통해 유산소운동으로서 활용이 가능하다. 다섯째, 아사나 동작 전과 후에 **"이완, 호흡, 명상"**을 적용하면, 요가의 효과를 배가할 뿐만 아니라 시작에서부터 끝까지 한 운동세션의 유기적인 조합이 가능하다.

마지막으로, 운동을 시작하기에 앞서 서문을 잘 숙지하기 바란다. 동작을 하는 동안 발생 가능한 **부상을 예방**하고, 동작을 하는 동안 경험할 수 있는 신체의 감각이 유해한지 아닌지를 식별하는 데 도움이 될 것이다.

모두의 건강과 행복을 기원하며…

김미영 PT, Ph.D.

역자서문

본 교재는 요가를 입문하고자 하는 모든 분들이나 현재 요가를 배우고 지도하는 분들에게 적극 추천 합니다. 이유는 30년 이상 다양한 종류의 요가를 지도하고 있는 역자로써 가장 중요한 것은 요가를 하는 대상의 다양한 체력과 기술 수준에 맞추어 최우선적으로 안전하게 동작을 선택하여 단계적이며 지속적으로 학습 할 수 있도록 만들어져 있기 때문입니다!

본 교재는 모든 요가 동작들을 개인 수준에 맞추어 안전하게 동작 하는 방법과 사용되는 근육들을 누구나 쉽게 이해할 수 있도록 잘 설명되어져 있습니다.

본 교재의 내용을 소개하면 요가 동작에서 중요한 중심화와 준비운동에 대한 소개와, 많은 에너지를 사용하는 선 자세와 균형 자세 요가 동작들을 소개 하였고, 인체 후면 근육들이 강하게 작용하는 후굴 자세와 균형을 위해 반대 근육을 작용하는 전굴 자세 및 고관절 열기 자세와 비틀기 자세 그리고 역전 자세들에 대한 다양한 동작들을 안전하게 동작과 사용되는 근육들을 배울 수 있도록 자세하고 친절하게 소개 하였습니다.

또한, 요가에서 가장 우선 시 되고 중요한 이완, 호흡, 명상에 대한 소개와 파트너와 함께 할 수 있는 동작들과 마지막에는 실제 현장에서 지도할 수 있는 연속 동작 프로그램들을 소개 하였습니다.

본 교재가 요가를 사랑하는 많은 분들께서 널리 사용되어 모든분들에게 심신이 건강해 지는데 도움이 되는 소중한 교재가 되길 기도드리면서......

끝으로 이 책이 번역 출간 되는데 큰 도움을 주신 영문출판사 존경하는 박병조 사장님과 직원분들게 깊이 감사 드립니다.

정 연 옥

저자 소개

Yoga Haven 설립자이자 원장인 Betsy Kase는 1991년부터 요가를 수련해왔다.

그녀는 1995년 요가 교사 트레이닝을 시작하여 3년 뒤 뉴욕에서 요가수업을 열게 된다.

오늘날 Yoga Haven은 뉴욕 내 Tuckahoe와 Scarsdale에 자리하고 있으며,

모든 수준의 학생을 대상으로 매주 75개가 넘는 수업을 제공하고 있다.

몸의 쓰임을 바르게 해주는

요가 무브먼트

2022년 1월 10일 초판인쇄
2022년 1월 17일 초판발행

지은이 : Betsy Kase
옮긴이 : 김 미 영 · 정 연 옥 외
발행인 : 박 병 조
발행처 : 도서출판 영문출판사
등 록 : 1987년 12월 21일 제2-419호
주 소 : 서울시 강남구 삼성동 69-1
전 화 : (02) 514-5590, 776-5590
팩 스 : (02) 756-8943
E-mail : yeongmunsa@empas.com
홈페이지 : www.ymsbook.net
정 가 : 18,000 원
ISBN 978-89-7224-510-0 93510

※ 파본은 교환해 드립니다.